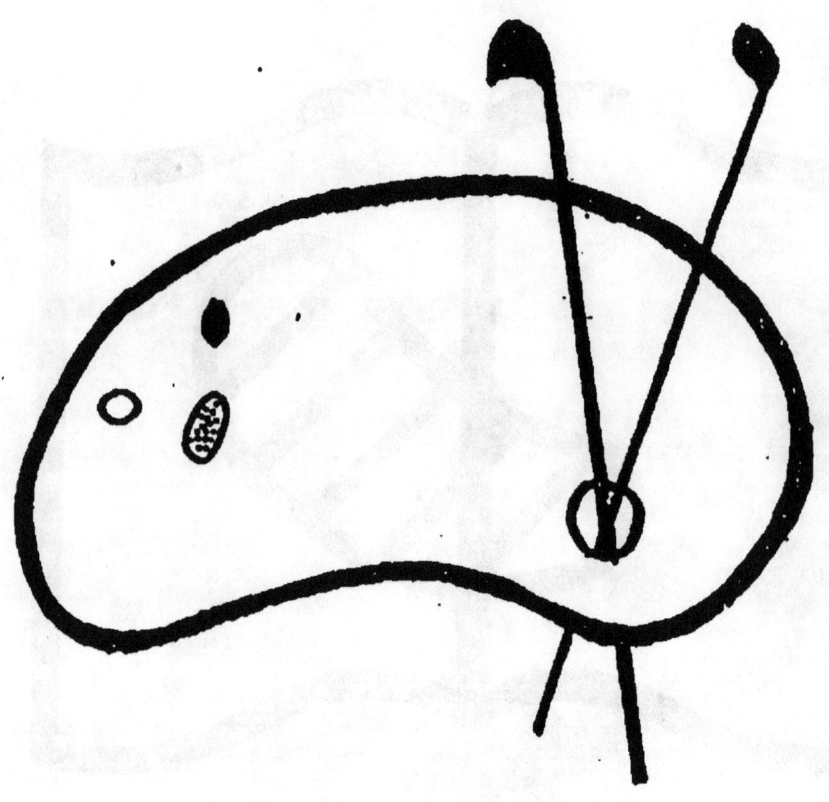

COUVERTURE SUPERIEURE ET INFERIEURE
EN COULEUR

ÉPUISEMENT
NERVEUX

GÉNITAL

CAUSES ET REMÈDES

Avec 152 Observations inédites

ET UNE PLANCHE

PAR

LE Dr P. GARNIER

PARIS

GARNIER FRÈRES, LIBRAIRES-ÉDITEURS

6, RUE DES SAINTS-PÈRES, 6

Paris. — Imp. P. Mouillot. 13, quai Voltaire. — 68006

ÉPUISEMENT
NERVEUX
GÉNITAL

OUVRAGES DU MÊME AUTEUR

CHAQUE VOLUME. . . . 3 FR. 50

Le Mariage dans ses devoirs, ses rapports et ses effets conjugaux. 1 vol. avec figures; 15e édition.

La Génération universelle : Lois, secrets et mystères chez l'homme et chez la femme. 1 vol. avc figures; 7e édition très augmentée.

Impuissance physique et morale chez les deux sexes : Causes, signes, remèdes. 1 vol. avec figures; 7e édition refondue.

La Stérilité humaine et l'Hermaphrodisme. 1 vol. avec figures; 4e édition.

Célibat et Célibataires chez les deux sexes : Caractères, dangers et hygiène. 1 vol. de 542 pages; 3e édition.

Anomalies sexuelles, apparentes et cachées, par aberration physique ou morale. 1 vol. de 544 pages avec 230 observations; 2e édition.

Le Mal d'amour : Contagion, préservatifs et remèdes. 1 vol. de 404 pages et 112 observations; 3e édition.

Onanisme seul et à deux, sous toutes ses formes et leurs conséquences. 1 vol. avec 130 observations; 9e édition, refondue et augmentée d'une forme inédite.

Le Magnétisme animal (Hypnotisme et suggestion). Étude historique et critique, par le Dr J.-S. Morand, ouvrage orné de plusieurs gravures. 1 vol. in-18, 2e édition. . . . 3 fr. 50

SAINT-DENIS. — IMPRIMERIE H. BOUILLANT, 20, RUE DE PARIS.

ÉPUISEMENT
NERVEUX
GÉNITAL

CAUSES ET REMÈDES

Avec 152 Observations inédites

ET UNE PLANCHE

PAR

LE Dr P. GARNIER

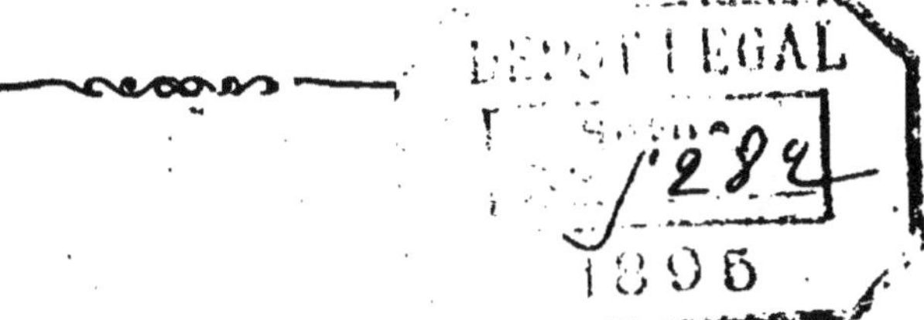

PARIS
GARNIER FRÈRES, LIBRAIRES-ÉDITEURS
6, RUE DES SAINTS-PÈRES, 6

AVIS PRÉLIMINAIRE

Un rôle important a été attribué de tout temps à l'abus des plaisirs sexuels dans la production des troubles nerveux et les maladies en résultant. La raison en est toute simple : le sens érotique étant fixé dans le cerveau et le centre génital localisé dans la partie inférieure de la moelle épinière, dont émanent directement les nerfs présidant à la fonction sexuelle, ils ne peuvent manquer d'en être immédiatement influencés et surexcités. De là les douleurs locales, l'affaiblissement et la lourdeur des membres inférieurs, avec atonie et paralysie consécutives aux excès vénériens.

Les abus contre nature sont les plus dangereux et redoutables à cet égard, comme on l'a constaté depuis des siècles. Telles sont les excitations manuelles ou par frottement, coïts incomplets, onanisme conjugal, pédérastie active, succion et les diverses autres pratiques anormales décrites en détail dans l'*Onanisme seul et à deux, sous toutes ses formes et leurs conséquences*. Afin de mettre ces troubles nerveux de plus en plus en évidence, une neuvième forme d'onanisme est même ajoutée à la nouvelle édition, augmentée et refondue, de cet ouvrage qui vient d'être publiée.

Il est logique d'admettre, en effet, dans ces différents cas, l'existence d'un trouble anticipé, une perversion du sens érotique, pour rechercher et se livrer à ces excitations contre nature. Le terrain est donc préparé d'avance pour favoriser l'éclosion des accidents nerveux résultant de ces abus dès qu'ils se prolongent. Nos 230 observations, relatées dans les *Anomalies sexuelles*, en sont une démonstration péremptoire dans la plupart des cas.

De là notre insistance croissante à mettre en relief cette action directe et essentielle du système nerveux cérébro-spinal, afin d'attirer et de fixer de plus en plus l'attention des médecins et du public sur cette fonction prééminente de la génération. On s'occupe de toutes les autres avant elle sans y penser. C'est seulement quand le mal est rendu évident par l'anaphrodisie, l'épuisement, l'impuissance, la stérilité ou les maladies locales que force est absolument d'en parler et d'y regarder. Les rééditions récentes et successives de l'*Impuissance physique et morale* et la *Stérilité humaine* signalent ce système comme la cause des plus graves excès et des plus dangereux effets. L'étude et l'observation constante de cette influence nocive sur les aberrations et les perversions génitales nous a conduit à réagir ainsi contre l'opinion des médecins qui en font généralement des actes d'aliénation ou de folie.

Il s'agit de montrer actuellement ici comment l'épuisement nerveux de l'appareil génital, le trouble de l'esprit et des fonctions sexuelles en résultent. Ce sujet est aujourd'hui à l'ordre du jour en Europe par l'importation récente des idées et des travaux du médecin américain, G. Beard, sur la *Nervous exhaustion* ou épuisement nerveux, qu'il croyait spécial à ses compatriotes. Il l'appelait *American nervousness*, nervosité américaine, comme, un demi-siècle avant lui, Cheyne en faisait la maladie anglaise. Preuve de l'unité de race et de vues personnelles des deux pays.

Ce terme d'épuisement nerveux était pourtant

communément employé et usité en France, dès le commencement de ce siècle. Belliol en fit ainsi le synonyme d'impuissance prématurée dans ses *Conseils aux hommes affaiblis*. Mais le peu de crédit scientifique accordé à ce volumineux et fastidieux *in-octavo* ne permit pas de fixer l'attention sur ce mot. Il était dès lors oublié quand l'auteur américain le ressuscita sous le nouveau titre de *Neurasthenia*. Sa traduction facile en français : Neurasthénie ou affaiblissement nerveux, le fit aussitôt accepter partout ; tandis que sous le titre allemand de *Nervenschwache*, employé dès 1845 par le médecin hanovrien Reinbold, il était passé inaperçu. Néanmoins, nous l'avons employé dès 1889 dans les *Anomalies sexuelles* avec dix observations inédites à l'appui.

La découverte de la maladie désignée sous ce nom est due évidemment à l'attention spéciale accordée aux affections nerveuses depuis une trentaine d'années. Les diverses études et les nombreux travaux suscités partout à ce sujet, pour en découvrir la nature et le siège, ont contribué à débrouiller le chaos du nervosisme français, à en élucider quelques points. Notre *Dictionnaire annuel des progrès des sciences et institutions médi-*

cales[1] en offre surtout le témoignage frappant et authentique.

Neurasthénie n'étant pas encore un mot vulgarisé, est remplacé ici par son équivalent. La neurasthénie est, en effet, une altération fonctionnelle et générale du système nerveux, se manifestant partout par l'appauvrissement, la débilité et une faiblesse générale des divers organes. En s'exerçant et agissant par une sorte d'élection et avec la plus grande intensité dans l'acte de la génération, elle y marque spécialement son empreinte par les abus et les excès qui en sont faits sur tout l'appareil génital des deux sexes. D'où la Neurasthénie sexuelle, désignée ici par le titre d'Épuisement nerveux génital; simple localisation spéciale de la neurasthénie générale. De là l'indication de faire connaître préalablement celle-ci dans ses principaux traits distinctifs par une sorte d'introduction.

* * *

L'afférence de ce nouveau sujet avec nos précédents ouvrages sur l'hygiène de la génération, m'a conduit à m'en occuper spécialement. Que cet épuisement nerveux génital soit la cause, la consé-

[1] 24 vol. in-12 de 1861 à 1887 chez l'auteur.

quence ou l'effet de ces divers états, leur indication ou leur contre-indication, ses rapports immédiats ou éloignés, directs ou indirects, sont si intimes avec eux qu'il en est presque inséparable dans la *Génération humaine*. Traiter de ce sujet spécial sera donc une revue condensée de tous les autres, montrant leur connexité avec cet épuisement. La raison en est que tous les abus, les défauts et les vices sexuels se tiennent dans cette aire restreinte de l'appareil génital et son fonctionnement.

Mais, distinction capitale et rassurante : il ne s'agit ici ni d'impuissance, d'anaphrodisie et encore moins de stérilité réelles. Tout en les simulant parfois, l'épuisement nerveux est moins fatal, sombre et triste. L'apparence s'évanouit bientôt par la restauration du système nerveux local et général. Cette maladie est toujours susceptible de guérison. C'est faute de la connaître, de la distinguer et en la confondant avec ces infirmités qu'elles se sont trouvées souvent guéries par hasard.

Afin de le mettre clairement en évidence, l'épuisement nerveux génital doit être précédé de détails préliminaires sur la Neurasthénie générale, dont il est une des principales formes. Ces généralités, empruntées aux divers et récents ouvrages de plusieurs jeunes médecins français, serviront ainsi de préface à sa connaissance, l'interprétation de ses causes spéciales, ses dangers et ses signes particuliers.

Il sera ainsi mieux compris, en le montrant ensuite sous son aspect original, d'après la *Sexual neurasthenia* de Beard, avec ses exemples et les nôtres à l'appui. L'hygiène et le traitement à suivre termineront cet ouvrage, qui continuera, nous l'espérons, l'immense succès de ses aînés.

P. GARNIER.

Paris, avril 1893.

GÉNÉRALITÉS

SUR

LA NEURASTHÉNIE

Littéralement francisé, le mot anglais de *Neurasthenia* n'indique pas bien clairement, à l'oreille française, la nature de la maladie qu'il désigne. La priorité de l'adjectif sur le substantif, selon la règle grammaticale anglaise, contrairement au français, suffit à produire l'imbroglio. « Ici, l'on voit toujours venir d'abord, dit Fénelon, un nominatif substantif qui mène son adjectif comme par la main. » Neurasthénie est l'expression la plus significative de la sensibilité nerveuse, selon son auteur. Asthénie nerveuse se comprendrait mieux ; cet état constitutionnel ou maladie chronique et fonctionnelle du système nerveux n'est pas autre chose que son affaiblissement, son appauvrissement ou la débilité de la force nerveuse. Telle est la signification réelle de ce mot.

Avant de décrire cette maladie locale, appliquée

aux organes sexuels et leurs fonctions, il est indispensable de montrer préalablement qu'elle atteint le système nerveux partout ailleurs. Elle se manifeste même de préférence dans ses principaux centres : le cerveau, contenu dans le crâne, et la moelle épinière, en dépendant, placée dans la colonne vertébrale. La variété génitale, pour en être une des plus graves et fréquentes, si elle se montre primitive et isolée, peut aussi être produite directement par les autres et coexister simplement avec elles. D'où la nécessité de quelques explications démontrées par la planche ci-contre pour l'intelligence du sujet.

*
* *

Deux grands centres nerveux donnent naissance à tous les nerfs qui président aux actes et aux fonctions de l'organisme humain. Ce sont : le cerveau, organe de la pensée, l'intelligence, l'esprit, l'imagination, la mémoire, la volonté, la parole même, et la moelle épinière qui en dépend. Formés d'un tissu pulpeux, blanc au milieu et gris à la surface, ces centres sont renfermés dans des membranes minces et souples les enveloppant de toutes parts sous les os.

De là émanent tous les cordons ou filets nerveux qui, en se divisant et se subdivisant à l'infini, se distribuent aux divers organes et président à leur fonctionnement. Les sens de la vue, l'ouïe, le goût ont ainsi leurs nerfs spéciaux, comme le mouvement et le sentiment de tout l'organisme. La moelle épinière donne ainsi naissance à vingt-quatre paires de nerfs

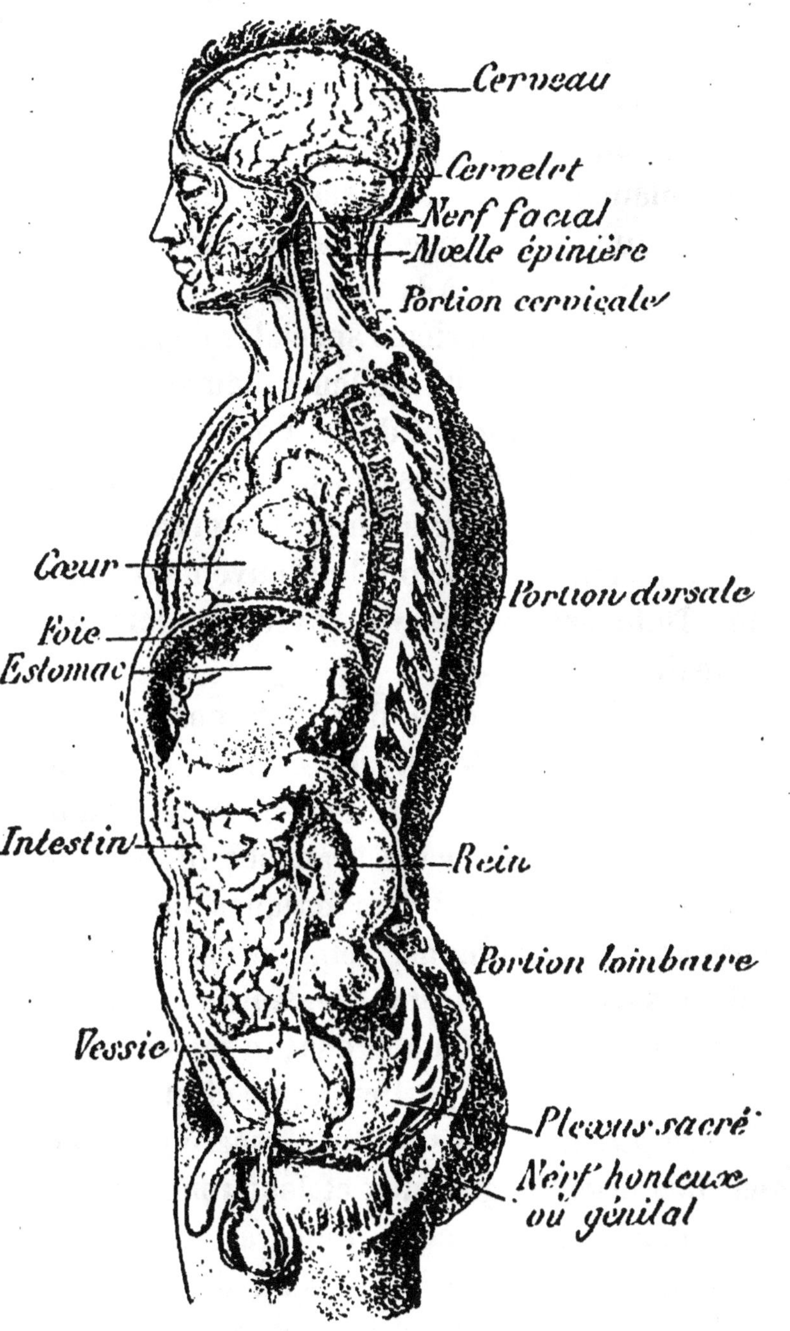
Cerveau
Cervelet
Nerf facial
Moelle épinière
Portion cervicale
Cœur
Portion dorsale
Foie
Estomac
Intestin
Rein
Portion lombaire
Vessie
Plexus sacré
Nerf honteux
ou génital

qui, en passant de chaque côté par les trous latéraux de la colonne vertébrale, se divisent en deux branches à leur sortie : l'une se dirigeant en arrière, l'autre en avant. Celle-ci, naissant le plus profondément de la substance blanche, préside au sentiment, à la sensibilité, tandis que l'autre, née de la substance grise, est essentiellement dédiée à la motricité, au mouvement des organes. Ces propriétés spéciales dépendent donc de la nature différente de leurs éléments.

A mesure qu'ils s'éloignent de la moelle centrale, ces deux espèces de nerfs finissent par s'épanouir en fibrilles imperceptibles à l'extrémité des organes et des tissus, en distribuant partout le mouvement et la sensibilité. Telle est la base du système nerveux cérébro-spinal.

De l'anastomose ou réunion des filets nerveux de ces deux centres à l'intérieur du corps, un autre système nerveux mixte en résulte : c'est le grand sympathique distribuant par ses branches le mouvement et la sensibilité aux divers organes internes. Cœur, estomac, foie, poumons, reins et vessie sont innervés de la sorte, comme tous les autres viscères internes, pour remplir et exécuter chacun séparément leurs fonctions distinctes et particulières : circulation, digestion, assimilation, respiration, sécrétions et excrétions. Les organes génitaux et leur fonctionnement participent ainsi à cette innervation mixte, quand l'imagination, le désir émanant du cerveau viennent à leur secours. Il est donc probable et presque assuré que ce système nerveux interne et unique du grand sympathique participe aux diverses variétés de neurasthénie et souffre de la même manière que les deux centres dont il émerge par défaut de réserve de la force nerveuse.

*
* *

Cet aperçu sommaire permet de juger, sans détails plus techniques, comment l'intégrité du système nerveux général est la base du fonctionnement régulier de tous les organes indistinctement et comment aussi le moindre trouble qui y est apporté, en plus comme en moins, suffit, en altérant son harmonie, à produire la souffrance et la maladie. Le cœur même, centre de la vie par le sang qu'il envoie dans tout l'organisme et distribue par milliers de vaisseaux accompagnés partout de nerfs, ne pourrait pas plus l'entretenir que la respiration et la digestion, qui font le sang même, si le système nerveux ne venait à leur secours pour leur fonctionnement normal. L'innervation précède la circulation et les hypérémies ou stase du sang dans la neurasthénie sont aussi l'effet de l'affaiblissement nerveux local ou général. D'où l'extrême importance de son équilibre pour la santé et la vie, compromises dès qu'il est troublé, altéré, ici ou là, dans son parcours, à sa source comme à ses extrémités, par le fonctionnement irrégulier ou nul des organes atteints.

Il est aisé de comprendre dès lors que le cerveau, organe central de tant de fonctions multiples et diverses, soit le plus exposé à être troublé et altéré. Excès intellectuels, violentes émotions morales, chagrins et peines, comme les joies et les jouissances extrêmes, les passions ardentes, la contention d'esprit, de la pensée, de l'imagination et du cœur, tous les sentiments vifs en un mot, en agissant directement sur ce centre, tendent à le surexciter ou à l'opprimer, à le fatiguer et le surmener, en altérant les sens qui en émanent, la vue et l'ouïe en particulier.

A défaut de connaître cette distribution générale des nerfs par tout le corps et leur action sur tous les organes, les effets divers en étaient encore confondus, au XVIIe siècle, sous le nom d'esprits animaux et même de vapeurs. Impossible dès lors de prévenir ni combattre ces entités imaginaires par les moyens rationnels employés actuellement.

Le surmenage des forces musculaires par un travail forcé, exagéré, prolongé et continu, se faisant aux dépens du système nerveux du mouvement de la moelle épinière, l'affaiblit et l'épuise spécialement. Tout effort de travail manuel, ouvrier, vient de là et si l'on a le soin d'en réparer les fatigues par le repos nécessaire, et les pertes par une alimentation tonique, une nourriture réconfortante, proportionnée aux dépenses, aux pertes de chaque jour, les forces décroissent rapidement et l'on se sent arrêté bientôt par leur épuisement. Cet effet sera encore plus rapide si l'on cherche surtout à les réparer dans les intervalles, en s'excitant par des liqueurs et des boissons alcooliques. Cette excitation instantanée est plus nuisible qu'utile et promptement suivie d'une dépression plus considérable du cerveau.

Ces excitations alcooliques entre les repas sont surtout dangereuses et malfaisantes pour l'innervation régulière de l'estomac par le nerf grand sympathique.

Les digestions s'altèrent, l'appétit diminue, devient capricieux, les forces se perdent et c'est ainsi que l'on croit à un mal local, alors qu'il est simplement dans la mauvaise habitude de se remonter artificiellement entre les repas par des excitants alcooliques.

Le cerveau, la moelle épinière et l'estomac sont les trois centres principalement exposés à ressentir les effets de l'asthénie ou débilité nerveuse, quand ils sont surmenés. Dès qu'ils manifestent de la paresse ou de la difficulté à fonctionner, il faut toujours interroger cette cause de l'excès de fatigue, à défaut d'autre plus évidente ou immédiate, et chercher à y remédier avant tout par le repos. Lors même que cette débilité se manifeste ailleurs, sans cause locale appréciable, il faut toujours chercher si elle ne vient pas de l'un de ces centres.

La neurasthénie, dit Beard, est, au début, un état maladif plutôt qu'une affection définie et géométriquement localisée et limitée. Impossible d'en déterminer le siège précis ici ou là, ni la lésion anatomique, même par la douleur et l'affaiblissement local. En dehors de son essence nerveuse, tout n'est que conjectures, suppositions et hypothèses.

En la localisant exclusivement plus tard dans le cerveau par le défaut de contrôle mental, l'incapacité de concentrer son esprit sur un sujet quelconque sans une fatigue, une irritation mentale et le désespoir, Beard s'est évidemment mépris. Les symptômes morbides de craintes et d'impulsions, de dépression, d'insomnie, d'idées vagues, céphalée, perte de mémoire, de la pensée et de la réflexion, observés chez les neurasthéniques, ne sont pas assez concluants pour avancer une telle assertion. Ce sont là de simples probabilités. Aussi n'en fit-il plus à la fin qu'un défaut d'équilibre entre l'usure et la réparation du tissu nerveux; ce qui est plus admissible.

Cette essence nerveuse de la neurasthénie, affirmée par son auteur, a été confirmée en France par les expériences physiques de M. Féré démontrant :

1° Que *toute impression des sens* se manifeste par une vibration physique, mathématiquement correspondante à la sensation éprouvée sur l'ouïe quant aux sons et sur la vue quant aux couleurs. D'où résulte une excitation proportionnelle à ces sensations sur l'énergie musculaire, l'activité du cœur et de la respiration, démontrées par une augmentation de volume des membres et l'abondance équivalente des sécrétions; en un mot, une excitation de tout l'organisme. De même des impressions extérieures, perçues ou non, sur les extrémités ou papilles terminales du système nerveux. Lumineuses ou sonores, thermiques ou mécaniques, gustatives ou odorantes, conscientes ou non, elles produisent une excitation proportionnelle à l'impression reçue.

2° Que *les phénomènes intellectuels* ou moraux produits par l'étude, l'audition, la vue, le toucher, la réflexion, s'accompagnent des mêmes effets physiques et sensibles aux instruments quant à la circulation, la respiration et les sécrétions. Les hommes livrés aux travaux de l'esprit jouissent ainsi d'une plus grande force de pression dynamique, d'une élévation supérieure de température du cerveau et d'une plus grande rapidité des échanges nutritifs.

3° Que l'*exercice musculaire* a les mêmes conséquences. Des mouvements faits avec un pied sur une pédale, pour mouvoir une roue, augmentent la pression dynamométrique de la main d'un cinquième et plus. Il active de même la pensée et l'activité cérébrale. Beaucoup de penseurs marchent pour activer et concentrer les efforts de leur intelligence. En rencontrant un samedi le pasteur A. Coquerel se promenant, je lui demandai où il allait. « Composer mon sermon pour demain, me dit-il. »

4° Que *les émotions morales* retentissent également sur tout l'organisme. C'est l'influence « du moral sur le physique. » Agréables, ces émotions augmentent l'amplitude des mouvements respiratoires ; « on respire. » Au contraire, on éprouve une sensation de constriction de la poitrine, de serrement à la gorge, si l'émotion est triste ou pénible. Le pouls et la circulation en sont aussi profondément modifiés comme les sécrétions : l'eau à la bouche, une sueur froide, la gorge sèche, la diarrhée, les larmes, traduisent ces divers états émotifs suivant les personnes.

Chaque acte de la vie nerveuse retentit donc sur toutes les fonctions essentielles de l'organisme. Aussi bien cette excitation est-elle suivie d'une diminution, d'un affaiblissement proportionnel. Une prostration subite, un épuisement des forces suit ainsi toute grande excitation nerveuse. La neurasthénie en est de la sorte la conséquence, lorsque ces alternatives fatales se prolongent, que ce soit par l'étude, le travail musculaire ou le plaisir à outrance. Il n'y a pas d'autre mystère à l'épuisement nerveux et à la douleur et l'impuissance qui en sont les corollaires inséparables.

Elle se manifeste aussi uniformément par l'action primitive et directe de certains agents sur les centres nerveux qui en sont anesthésiés, paralysés. L'exercice de plusieurs professions exposent même les ouvriers à en ressentir immédiatement l'influence sur les organes génitaux par exemple, de même que par l'usage de certains médicaments. Parfois c'est en agissant sur le sang, en le diminuant ou l'appauvrissant, que le système nerveux en est affaibli, prostré. Une fatigue maladive en résulte par l'épuisement des éléments nerveux et leurs propriétés. Ses signes distinctifs essentiels sont presque toujours associés à d'autres maladies nerveuses qui l'ont fait longtemps confondre avec elles. D'où sa distinction et son existence propres.

Sans siège précis ni lésion positive connue, cette névrose n'en est pas moins évidente. Toutes les névroses, d'ailleurs, s'affirment et se dévoilent surtout par leurs caractères extérieurs. Les plus anciennes et apparentes, bien connues par des convulsions effrayantes : la chorée ou danse de Saint-Guy et l'épilepsie notamment, n'en ont pas davantage. Celle-ci en particulier, qui semblerait devoir provenir surtout des nerfs moteurs de la moelle par ses accès épouvantables, ne paraît plus devoir y siéger exclusivement. Depuis la découverte récente des localisations motrices du cerveau, des lésions apparentes ont été rencontrées dans cette région, à la suite des accès épileptiformes survenant après les fièvres éruptives et autres maladies du tube intestinal. Beaucoup d'autres causes déterminent encore ces accès : blessures, fatigue, coït, émotions, alcoolisme et diverses intoxications ; la convulsion, produite par les nerfs moteurs de la moelle, n'en est pas d'ailleurs l'unique caractère. Elle est toujours accompagnée de la perte soudaine et complète de connaissance et de sensibilité qui émanent directement du cerveau. Les signes extérieurs répondent donc à ce double siège.

L'épuisement nerveux ne se localise pas, mais se manifeste en différents points et un peu partout à la fois. Il n'a que des sièges d'élection particuliers : la tête, la colonne vertébrale, l'estomac et les organes génitaux. Les douleurs en résultant sont également vagues, diffuses, sourdes et jamais aiguës, locales et persistantes comme dans les névralgies : la sciatique et les douleurs atroces de la face, par exemple. C'est la différence fondamentale et le trait distinctif entre ces deux grandes classes des maladies nerveuses : névralgies et névroses.

Les personnes atteintes de neurasthénie, d'après Beard, sont trop faibles pour avoir des névralgies. Celles-ci, comme la goutte, exigent une plus forte constitution que les neurasthéniques ne l'ont d'ordinaire, quoique cette règle comporte des exceptions. Mais un fait instructif et important, confirmé par ceux qui ont étudié ce sujet en dehors de toute idée préconçue, prouve que les neurasthéniques souffrent exceptionnellement de tic douloureux, de gastralgie ou de névralgie faciale et d'aucune douleur forte localisée n'importe où. Et par la même raison qu'ils sont trop faibles pour endurer une telle souffrance, leur organisme manque aussi de résistance pour accumuler une perturbation nerveuse assez intense pour produire une véritable névralgie positive et persistante. Ces malades souffrent souvent, et cruellement, de vagues sensations douloureuses, diffuses et passagères, qu'ils appellent névralgiques, mais qui n'en sont pas au sens vrai et strict du mot. Les victimes du tic douloureux ou de la sciatique sont comparativement robustes, sinon très forts, au moins à un degré intermédiaire, comme les ivrognes.

La neurasthénie en particulier, distinguée et séparée récemment des autres névroses, en est une toute spéciale. En s'accompagnant souvent de troubles et de lésions des principaux organes, on l'attribuait par erreur à ces complications, en raison de leur importance. Telles sont les palpitations du cœur, les lésions de l'estomac, du foie, des reins, la spermatorrhée, l'anémie ou chlorose, certaines diathèses arthritiques ou rhumatismales. Elle n'en provient jamais, même lorsqu'elle survient après ; au contraire, elle les produit souvent. Ces complications sont assez graves, en se confondant avec la neurasthénie, pour la rendre méconnaissable et la faire négliger dans certains cas.

« Théoriquement, la neurasthénie existe avant que « le malade puisse en être déclaré atteint. L'obser-« vation le confirme. Les feuilles et les radicules, « les bourgeons et les extrémités des branches d'un « arbre peuvent se faner et se sécher alors qu'il « paraît encore sain et fort. De même la maladie dans

« ses progrès de haut en bas, selon sa loi, attaque « quelques-unes des principales branches ou le tronc. « Si c'est l'estomac, base du cerveau et de la colonne « épinière, l'homme est aussitôt conscient d'être ma- « lade. L'indigestion, l'insomnie, la faiblesse sont les « premiers signes éprouvés par les neurasthéniques, « longtemps avant que les plus hautes fonctions de « l'intelligence et de la reproduction soient atteintes. » (*Beard*, page 69.)

*
* *

A cette proclamation d'une maladie si vague et sans siège connu, des médecins et des journalistes d'Europe, en France et ailleurs, n'ont pas manqué, pour se donner de l'importance, de révoquer sa réalité et de la mettre en doute. « Qu'est cette nouvelle maladie qui nous vient d'Amérique ? se sont-ils écriés, une entité informe ! » Ils ont ainsi montré leur ignorance. A l'origine même de l'observation médicale, en effet, Hippocrate, en observateur exemplaire, la signalait, sans la nommer, par ses traits les plus caractéristiques et ineffaçables : insomnie, anxiété nerveuse, troubles de la vue, tintements d'oreilles, vertiges, angoisse de la respiration, maux de tête, picotements ici et là, jambes pesantes, faibles, et affaissement consécutif. (Leclerc, *Maladies d'Hippocrate*, livre II.)

Pomme en parle à Paris dès 1349 et Cheyne la vise en Angleterre en 1733, en la désignant sous le nom de vapeurs, suivant la mode du temps, entendant par là l'abattement, le découragement, le gonflement de l'estomac, les renvois, le manque d'appétit, les bourdonnements ou tintements d'oreilles, l'agitation, les inquiétudes, les anxiétés ou angoisses, la mélancolie, la tristesse, l'inconstance, l'insomnie qui sont les premiers signes de toutes les maladies nerveuses.

Confondues ensemble jusqu'au commencement de ce siècle, toutes ces névroses consistaient essentiellement en un trouble fonctionnel, parfois aigu, souvent chronique, du système nerveux, sans altération ni lésion apparente, ni siège précis, bien que des agents matériels et extérieurs parussent les produire dans certains cas, comme blessures, chutes, l'émotion, la commotion et le retentissement simultané du cerveau se manifestant toujours.

Depuis lors, elle a été successivement désignée par les modernes sous les titres d'éréthisme nerveux, en 1819, névropathie ou vapeurs en 1825, d'hystérie, hystéricisme en 1832, d'irritation spinale en 1850, de névrose protéiforme en 1841, de névrospasmie ensuite, puis de nervosisme, de maladie nerveuse, etc., soit une vingtaine de dénominations diverses durant ce XIXe siècle, jusqu'à celui venu d'Amérique, qui doit la fixer définitivement. Toute la nouveauté est donc simplement dans ce dernier titre.

Causes

La neurasthénie atteint de préférence les nerveux, qu'ils le soient par hérédité, constitution, tempérament ou le deviennent par les conditions de leur vie ou d'autres maladies. Les enfants, nés de parents notoirement nerveux, doivent ainsi être élevés particulièrement pour l'éviter. Elle ne se manifeste guère avant la puberté, soit de quinze à vingt ans ; le temps ne manque donc pas pour s'en préserver.

Les enfants nerveux se reconnaissent à leur impressionnabilité excessive et une extrême sensibilité. Colères, emportés, irritables, vifs et irascibles, ils agissent souvent sans réflexion. Prédisposés aux accidents nerveux, bruit ou rire des amis les irrite, même leurs jeux ; ils sont agacés, énervés par les moindres faits et se mettent en colère pour des riens, s'inquiètent et s'agitent de la moindre futilité.

Des enfants calmes et patients peuvent présenter ces phénomènes accidentellement, étant fatigués ou surmenés ; mais avec cette différence caractéristique qu'ils se dissipent bientôt par le repos, tandis qu'ils persistent chez les nerveux. Il n'y a donc pas de confusion possible.

Le tempérament nerveux, source des maladies nerveuses en général, la neurasthénie en particulier, est souvent héréditaire, même par atavisme, c'est-à-dire à la deuxième ou troisième génération. La prédisposition neurasthénique, sans être aussi directe et immédiate, se transforme alors en une source de névroses diverses, qui se tiennent et s'engendrent réciproquement, de manière à ne pouvoir les distinguer. Les enfants nerveux, héritiers de ces tares, sont particulièrement exposés à s'adonner de bonne heure aux diverses formes de l'onanisme qui les mène directement à l'épuisement génital. Ces nerveux héréditaires y sont ainsi les plus prédisposés et les premiers atteints. Elle se borne alors aux simples phénomènes classiques de l'épuisement nerveux et se révèle, dès le premier âge, sans cause appréciable, par une émotivité exagérée, des migraines précoces, des terreurs morbides inexpliquées et une grande susceptibilité à la fatigue musculaire. Cette forme est par ce fait même l'une des plus rebelles au traitement.

*
* *

Le tempérament nerveux et la neurasthénie s'acquièrent aussi et cette forme en est évidemment la plus commune par les nombreuses causes qui peuvent les développer. La vie menée à outrance actuellement dans l'étude comme dans le travail manuel, dès que l'enfant est à peine susceptible de s'y livrer, comme les plaisirs à toutes guides ensuite, sont de puissantes causes d'épuisement. Des enfants parfaitement sains et robustes deviennent nerveux de l'adolescence à la puberté, sous l'action de l'une ou l'autre de ces causes déprimantes. Il suffit que leur système nerveux soit surmené dans ses diverses manifestations intellectuelles, morales, sensitives et végétatives pour devenir malades. C'est une affection nerveuse ou tout autre accident selon leur prédisposition native, sinon ils sont épuisés, usés avant l'âge et dans l'incapacité de rien faire d'utile. Telle est la règle, sauf quelques exceptions, de ce qui s'observe actuellement.

L'habitude déplorable de l'éducation hâtive suffit à fatiguer et surmener, dès le premier âge, le cerveau si délicat et facilement impressionnable de l'enfant. On se fait trop souvent un jouet de ce petit être et, sous prétexte de l'amuser, de développer plus vite ses facultés, on l'excite de bonne heure par toutes sortes de manœuvres, à essayer ses premiers gestes et à proférer ses premières paroles.

Ce danger est d'autant plus grand qu'il se réalise de préférence chez les enfants vifs, précoces, c'est-à-dire nerveux et excitables. Les plus éveillés et intelligents donnent surtout ces premières réactions ou manifestations de la vie nerveuse qui sont autant de causes de fatigue.

Vient ensuite le surmenage scolaire par la surcharge du programme des études à tous les degrés d'instruction. Les mauvais effets en ont été manifestes par les accidents nerveux survenus. Tel le mal de tête des adolescents, ayant provoqué presque immédiatement une réaction contraire pour les exercices physiques. Autant de causes propres à développer le tempérament nerveux et à prédisposer à la neurasthénie ensuite.

Les émotions morales, sans avoir chez l'enfant l'intensité qu'elles ont plus tard, la frayeur, si souvent incriminée comme cause d'accidents nerveux, n'en ont pas moins leurs dangers. Les récits terrifiants, les contes fantastiques, les craintes religieuses exagérées peuvent devenir le point de départ d'une impressionnabilité extrême et maladive, surtout chez les enfants craintifs, faibles et timorés. Les mauvaises habitudes solitaires ou partagées y contribuent spécialement, en agissant sur l'appareil génital et la dépression générale qui s'ensuit.

Ainsi se forme le tempérament nerveux, favorisé chez l'adolescent par la lecture des histoires de sentimentalité, de romans absurdes, le développement de l'instinct sexuel, une éducation religieuse excessive allant jusqu'au mysticisme parfois. Plus tard, le surmenage moral y contribue surtout par le développement des passions. Puis le remords, la jalousie, la haine, l'envie, l'avarice, l'ambition, les chagrins prolongés, les revers de fortune,les déceptions du jeu et de la politique, toutes passions dépressives, dit Bouchut, altèrent notablement la santé et prédisposent aux désordres nerveux.

Les excitations agréables et gaies du plaisir, par leur répétition et leur intensité, y contribuent de même. Tout plaisir est en effet une excitation suivie fatalement d'un épuisement proportionnel. La musique, chez certains névropathes, détermine parfois des syncopes, des angoisses, des crises de larmes et même des souffrances aiguës. L'étude en est surtout énervante et fatigante pour les nerveux et les névropathes, quand elle est savante et recherchée, en exigeant une tension intellectuelle excessive pour son exécution. Elle est donc une cause de fatigue et d'épuisement nerveux.

De même de certains théâtres et spectacles, lorsqu'au lieu de reposer l'esprit et l'attention des gens affairés, soucieux ou tristes qui s'y rendent pour changer le cours de leurs idées par des scènes gaies, ils tiennent l'attention fixée sur des sujets réalistes, des passions ou des vices malsains, des maladies même les plus navrantes, des plus noires misères ou des folies extravagantes, jusqu'à mettre en scène l'hystérie, l'épilepsie et la folie. Dans ces conditions, le théâtre, au lieu d'être une distraction, un amusement et un repos, devient une excitation morale très nuisible qui s'ajoute aux mauvaises conditions hygiéniques de l'air et de l'éclairage des salles, la fatigue des yeux. Il est donc essentiellement nuisible aux nerveux déjà prédisposés.

Le surmenage des divers sens par des excitations intenses et répétées, que la sensation en soit perçue ou non, amène et produit un ébranlement du système nerveux tout entier. Or, les expériences dynamométriques précitées montrent que cet ébranlement par excitation périphérique est toujours suivi d'une dépression et d'une fatigue proportionnelles à l'intensité et à la multiplicité des excitations.

Telles sont les impressions d'une température trop vive et prolongée sur la peau ; les excitations abusives du goût par les raffinements d'une cuisine variée et épicée ; les émanations de parfums capiteux ou de vapeurs irritantes sur l'odorat ; les sensations lumineuses intenses, multiformes ou multicolores, sur la vue ; les bruits assourdissants, violents, multiples et prolongés sur l'ouïe. C'est en excitant et en surmenant ainsi les sens qu'ils s'affaiblissent et s'épuisent.

De même de toutes les fonctions de l'organisme : exercices musculaires, physiques, exagérés dans le travail comme dans le plaisir, le jeu, et surtout les travaux modernes des professions manouvrières et des grandes industries. La fatigue corporelle en résultant et l'effort des fonctions circulatoires et respiratoires, digestives même par les excès de table, pour entretenir et augmenter momentanément ces forces, aboutissent à un affaiblissement fatal de l'organisme pouvant conduire à l'épuisement du système nerveux.

Il est aussi favorisé par les maladies chroniques, qui altèrent essentiellement l'alimentation et la nutrition générale. Les affections de l'estomac et les troubles gastriques en résultant par le défaut d'appétit, les mauvaises digestions et l'obstacle à l'assimilation par les douleurs et les souffrances consécutives, jouent le principal rôle. De même celles qui, en débilitant l'économie par l'appauvrissement ou la diminution du sang — ce modérateur naturel des nerfs — mettent également en branle tout le système nerveux avec ses douleurs et ses troubles. Telles sont les hémorrhagies d'où qu'elles viennent et l'anémie qui en est la conséquence. Enfin, les maladies infectieuses : fièvres paludéennes ou des marais, diabète, arthritisme, syphilis, en envahissant tout l'organisme, troublent toutes les sources de la vie. D'où l'état nerveux qui complique si souvent leur convalescence et l'affaiblissement, la diminution de sa résistance y succédant.

Il est rare qu'aucune de ces différentes maladies, agissant isolément, détermine la neurasthénie. Si des auteurs systématiques en ont localisé autrefois la cause dans l'estomac — comme des modernes, ayant fixé leur attention sur la dilatation de cet organe, l'y fixent encore, tandis que d'autres la font dériver exclusivement de la diathèse rhumatismale ou arthritique — c'est faute d'observer tant d'autres causes étrangères y contribuant. C'est en se réunissant qu'elles la déterminent surtout dans les grands centres d'agglomération humaine, les foyers de civilisation où la lutte pour la vie est plus intense. De là sa fréquence dans les grandes villes où les causes multiples de cette maladie se trouvent concentrées. La multiplicité de ses signes variés en est la démonstration.

* * *

La neurasthénie acquise s'observe ordinairement de vingt-cinq à cinquante ans, c'est-à-dire aux périodes actives et laborieuses de la vie, où le surmenage par excès de fonction des diverses activités nerveuses est surtout à redouter. Les excès passionnels et professionnels, intellectuels et physiques, en sont les principales causes déterminantes.

Le *surmenage intellectuel*, ici comme chez l'adolescent, est le plus puissant à la provoquer. Les longues méditations, a dit Tissot, épuisent comme feraient des évacuations abondantes. C'est le travail le plus fatigant de l'activité nerveuse par les efforts de volonté et d'énergie morale qu'il exige. Sauf les rares favorisés, pouvant exécuter aisément ces travaux divers de l'imagination et de l'esprit, la très grande majorité de ceux qui s'y livrent avec excès en subissent une sorte d'épuisement. D'autant plus que la plupart, pour soutenir ces efforts d'études diverses et développer leurs facultés, ont recours à des excitants : café, thé, tabac, alcool, quand ce ne sont pas d'autres poisons comme l'opium ou la morphine dont l'abus suit trop souvent l'usage.

L'emploi habituel de ces stimulants se complique

souvent de liqueurs : absinthe, bitter, ou autres aussi malfaisantes. L'éther, la cocaïne, le chloroforme sont même employés par les nerveux avec excès pour calmer leurs souffrances. Tous ces moyens sont plus dangereux qu'utiles, en affaiblissant graduellement le système nerveux. En l'exaltant, par l'habitude d'en augmenter les doses, les nerveux arrivent bientôt à son épuisement. Ce sont là de véritables intoxications ou empoisonnements, l'alcool et le tabac surtout qui, en portant une action spéciale sur la substance nerveuse, peuvent déterminer la dégénérescence du cerveau.

Les carrières libérales et artistiques y prédisposent spécialement, en exigeant, une grande dépense intellectuelle pour réussir. Un véritable surmenage du cerveau résulte souvent des concours et des examens qu'elles imposent et nécessitent, aussi bien dans les lettres que dans les sciences et les arts. Combien de jeunes étudiants succombent ainsi victimes d'excès de travail ou deviennent neurasthéniques !

Il s'en rencontre également parmi les grands industriels et les grands commerçants, les inventeurs, les financiers et les politiques, par la suractivité fiévreuse d'intelligence qu'ils sont obligés de déployer pour suffire aux responsabilités pécuniaires et sociales dont ils sont chargés.

L'ouvrier, à l'existence précaire, n'est pas exempt de cet ordre de causes cérébrales, quand vient s'ajouter, à la fatigue physique de son travail de nuit, l'attention surexcitée pour le jeu régulier de machines compliquées, la responsabilité qu'il encourt et la crainte continue des accidents et des chocs pouvant se produire à chaque instant. Autant de causes d'excitation et de fatigue du système nerveux qui rendent la neurasthénie aussi fréquente dans la classe ouvrière que dans les classes privilégiées, a dit Charcot : d'autant plus que l'hérédité nerveuse règne parmi elle comme chez les désœuvrés de la vie mondaine et aristocratique. Les conséquences perturbatrices des émotions morales et pénibles, l'anxiété qui s'attache pour les ouvriers les plus prévoyants aux difficultés de la vie, les exposent plus peut-être encore à cette maladie.

Les abus et les excès vénériens, de toutes sortes, artificiels et naturels, surtout lorsqu'ils sont anticipés et précoces, sont la cause principale de son apparition prématurée. Leur danger s'augmente de ce que les enfants ou adolescents nerveux sont les plus entraînés à s'y livrer hâtivement. L'influence en est d'autant plus nuisible, profonde et rapide, que ces adolescents sont plus faibles, énervés et surmenés simultanément par leurs études ou leurs travaux professionnels d'apprentissage et souvent une nourriture insuffisante, sinon la négligence apportée aux affections qui en sont la conséquence.

De là la gravité spéciale de l'épuisement nerveux génital où ces causes sont amplement démontrées par de nombreux faits à l'appui.

Les grands accidents, des catastrophes subites, imprévues de chemins de fer, naufrages, incendies, chutes de cheval, de voiture, de bâtiments, mettant inopinément la vie en péril, agissent de même sur le système nerveux. Outre le choc produit sur le cerveau et la colonne vertébrale, soit directement par les coups ou blessures de ces organes, soit indirectement par la secousse, la commotion qu'ils reçoivent, les vives émotions, les perturbations morales et nerveuses en résultant sont des causes de neurasthénie. Le choc moral agit surtout, car elle s'est développée sans lésions matérielles, physiques sérieuses. Beard en rapporte quatre exemples remarquables à l'appui, dont deux dames : une jeune et une vieille qui, sans lésion notable, en furent saisies. Des exemples analogues en ont aussi été rapportés à Paris par Charcot chez deux hommes. Si les personnes nerveuses sont particulièrement menacées de ces effets, les femmes surtout, il en est qui ne l'étant pas le sont devenues ensuite d'après ces faits.

L'hystérie, commune aux deux sexes, quoique plus fréquente chez la femme, prédispose à la neurasthénie et en devient une cause évidente, manifeste, dans les cas précédents d'accidents et blessures. Elle semble jouer alors le principal rôle et la provoquer directement. Ces deux névroses s'allient ainsi, se mêlent, s'identifient, au point qu'il est difficile de les distinguer. Leurs caractères apparents, leurs signes les plus tranchés se montrent simultanément. La combinaison, l'association en est telle, selon Charcot, qu'il en résulterait un type particulier chez les ouvriers envoyés à l'hôpital à l'occasion de ces graves accidents. Il en a relaté quatre exemples : chez un boulanger de trente-et-un ans, un maçon de trente-deux et deux employés de chemin de fer.

L'effet de cette alliance est d'être particulièrement grave, tenace et presque incurable, en raison de l'hérédité nerveuse qui existe souvent dans ce cas et dont l'accident ou la blessure est la première manifestation. De là sa gravité chez les hommes vigoureux qui ont tout à redouter en pareil cas. Exemple : ce père de cinquante-trois ans, travaillant sur un toit avec son fils unique de dix-huit ans, tombé accidentellement. A la vue du cadavre mutilé et ensanglanté de ce fils, objet de toute son affection, cet homme s'évanouit et resta sans connaissance. Sa tristesse profonde transforma rapidement son caractère, des rêves entrecoupaient son sommeil avec maux de tête, affaiblissement musculaire, perte de l'appétit. Bientôt survint une apoplexie nerveuse suivie de paralysie et trouble de la parole qui le conduisirent à la Salpêtrière comme incurable. Tel est l'effet à redouter de la frayeur ou choc moral chez les nerveux.

Le *surmenage musculaire* est aussi une cause d'affaiblissement nerveux pouvant aller jusqu'à son épuisement. Les muscles ne fonctionnent qu'à l'aide des nerfs; un exercice violent, exagéré, des marches forcées chez les plus robustes, souvent très nerveux, sont suivis de courbatures douloureuses et d'autres signes neurasthéniques passagers. Ils s'aggravent et persistent par cette unique cause, dès qu'elle se renouvelle en s'accentuant. Des manouvriers, après des excès de travail physique, se sont ainsi trouvés absolument épuisés.

L'alcoolisme agit surtout sur les centres nerveux, le cerveau en particulier dont il stéatose, durcit la substance nerveuse. Il en provoque ainsi la dégénérescence démontrée par les affreuses convulsions du *delirium tremens* ou délire alcoolique.

Il affaiblit ainsi graduellement, même les plus forts et robustes, par les divers troubles nerveux qu'il détermine en persistant dans toutes les fonctions, celles de la digestion en particulier. A ce degré, il se confond parfois avec la neurasthénie et peut donner lieu à des méprises graves dans l'épuisement sexuel, d'après Beard.

La misère, le vagabondage, les émotions morales, souvent accompagnés d'anémie, d'alcoolisme chez un grand nombre de déclassés et de malheureux des grands centres, peuvent aboutir à un état complexe d'hystéro-neurasthénie qui, dans un accès de désespoir, les porte souvent au suicide. Il est ainsi surtout fréquent parmi les misérables, les loqueteux, les gens sans aveu, hôtes ordinaires et tour à tour des prisons, asiles de nuit et dépôts de mendicité.

La forme de la maladie varie selon la cause qui l'a produite. Celle-ci étant légère et passagère la rend simple et bénigne. Sa durée, sa persistance et ses complications surtout en font le danger et la gravité. Exemples :

Provoquée accidentellement par la fatigue, la douleur résultant d'un travail excessif, privation d'aliments, de repos, ensemble ou séparément, c'est un simple accès aigu qui disparaîtra bientôt avec ces causes et l'emploi des moyens opposés, si la personne atteinte est exempte d'hérédité nerveuse : épilepsie, hystérie, mélancolie, folie, alcoolisme, syphilis.

Si l'on n'y prête aucune attention, au contraire, la maladie passe totalement à la forme chronique par l'intensité croissante, la permanence ou la récidive des accidents. C'est la plus grave et dangereuse par l'affaiblissement progressif de la force nerveuse jusqu'à son épuisement.

Elle se distingue encore en espèces spéciales, selon les organes qu'elle atteint de préférence en s'y fixant : cerveau, moelle épinière, estomac, centre génital ; les blessures et l'hystérie lui impriment aussi des caractères particuliers. L'énumération suivante des signes les désigne suffisamment pour les reconnaître et l'on pourra juger comparativement de leur importance et leur gravité par la description de la *Neurasthénie sexuelle* et les faits à l'appui.

Différences entre les sexes. — Le surmenage du corps et de l'esprit est la principale cause de la neurasthénie ; peu de femmes y étant soumises au même degré que l'homme, elles y semblent moins exposées. Mais tout est relatif. Ne jouissant en général ni de sa force physique, ni de la puissance de ses facultés, ni de sa résistance morale, elles peuvent, à un degré bien inférieur d'intensité de travail, encourir les mêmes effets. D'autant qu'elles tendent de plus en plus à vouloir chercher à s'y exposer, s'y soumettre au-dessus de la mesure de leurs forces physiques et leurs aptitudes intellectuelles, malgré l'empêchement de la nature et la protection de la loi à cet égard. Sans qu'il y ait encore de statistique positive établie à ce sujet, la neurasthénie féminine semblerait donc moins fréquente de ce fait que celle de l'homme.

Mais l'affectivité, la nervosité et la sentimentalité de la femme, son émotivité et sa sensibilité excessive doivent l'exposer plus que l'homme à cette névrose par toutes les angoisses, les soucis et les tourments que lui créent ses fonctions de la maternité. Obligée de partager le lit conjugal, elle est forcée d'en supporter toutes les exigences et les excès, sinon exposée à en subir les abus et les turpitudes. Par son extrême impressionnabilité et ses fonctions spéciales, la femme est ainsi condamnée, surtout à la suite de grossesses et d'allaitements répétés, à en éprouver et en ressentir les effets sur son système nerveux plus profondément que son conjoint.

En vertu même de ces causes, il est généralement admis que la femme est plus souvent atteinte de la névropathie ou maladie nerveuse que l'homme; il en doit donc être de même de la neurasthénie. Si, en raison de sa faiblesse constitutionnelle et son défaut de résistance, elle en éprouve plutôt les moindres effets en s'exagérant les désordres sensitifs et moraux, et en s'abandonnant facilement aux sensations de fatigue, ce n'en est pas moins la même maladie que celle de l'homme, les symptômes étant identiques. La seule différence est dans leur intensité, mais elle en souffre autant, sinon plus, réellement.

La neurasthénie masculine est plus intense, grave et tenace, parce qu'à un faible degré, l'homme n'y fait pas attention. Il persiste dans ses travaux ou ses plaisirs en bravant ses premiers troubles : vertiges, syncopes ou douleurs, jusqu'au moment d'être arrêté forcément. Dès lors, il s'assombrit davantage, en ressentant des souffrances plus vives, des accidents plus marqués; il est désespéré, immobilisé, paralysé par leur intensité au cours de ses travaux.

Les formes les plus graves et accusées s'observent ainsi dans les classes ouvrières et le peuple, où la misère, les chocs traumatiques, l'alcoolisme, le tabagisme s'ajoutent aux causes de l'épuisement de la maladie. Les sujets plus délicats et plus impressionnables des classes lettrées n'offrent pas ces accidents au même degré, a dit Charcot. Ils sont moins accusés chez ceux qui se rapprochent de la femme. Aucune autre différence n'a été observée jusqu'ici entre les deux sexes.

Symptômes ou Signes.

La neurasthénie se décèle tout d'abord par l'âge du malade, vingt à cinquante ans. Plus tôt ou plus tard, cette maladie n'est pas accidentellement ni franchement acquise; elle se rattache presque toujours à une tare nerveuse héréditaire ou de naissance, sinon à des aberrations acquises de bonne heure. Tardivement, elle se manifeste chez les nerveux avec une maladie chronique de l'estomac, le rhumatisme ou la goutte, sinon par suite d'émotions ou de chagrins profonds, de grands malheurs, de pertes ruineuses ou d'autres événements analogues. Elle est frustre ou obscure alors et si l'un ou l'autre de ses signes attirent l'attention, comme le mal de tête, l'insomnie, une douleur nerveuse locale insolite, ils sont toujours accompagnés d'autres plus saillants qui lui sont étrangers.

C'est le contraire si, entre ces deux âges, une personne ayant trop travaillé, par un surmenage de ses forces physiques ou morales, de son corps, ses sens ou son intelligence, éprouve un affaiblissement du système nerveux mêlé d'irritabilité et autres malaises; elle doit penser à un accès de neurasthénie, surtout si elle est nerveuse ou née de parents nerveux.

L'aspect très divers et varié de ces malades ne permet guère de les distinguer au premier abord. Les plus déprimés sont pâles, l'œil alangui, le regard vague, les traits tirés. Sombres et tristes, ils marchent seuls, parlent peu, lentement et ne sourient guère. Refroidis, ils sont toujours fatigués, rompus, brisés. Interrogés, ils répondent qu'ils sont faibles, ayant mal partout, notamment à la tête, l'estomac.

Au contraire, d'autres ont de l'embonpoint, de la gaieté, de la vivacité, malgré leurs accidents nerveux. Ils passent ainsi pour des malades imaginaires en se plaignant. Les médecins eux-mêmes s'y trompent parfois.

Enfin, il en est d'ennuyeux pour ceux-ci par les papiers qu'ils présentent et où sont inscrits en détail leurs moindres sensations, leurs plus légers malaises.

Leurs récits sont diffus, incohérents et témoignent d'idées fixes, de craintes préconçues, d'inquiétudes sans fondement trahissant un affaiblissement intellectuel.

Les malaises primitifs sont des maux de tête ou *céphalée* avec des caractères particuliers. Au lieu d'une vraie douleur, c'est une sensation de pression, constriction ou serrement, appelée *casque de la céphalée neurasthénique*. C'est un signe significatif, surtout lorsqu'il s'accompagne des troubles digestifs spéciaux énumérés ci-devant, page 28, et page 34. En paraissant résulter directement de la céphalée spéciale, ils la confirment tout en n'en étant qu'une simple complication.

Ce signe initial de la céphalée neurasthénique est des plus fréquents et caractéristiques, comme le clou hystérique. Il s'observe quatre fois sur cinq cas. Et sa forme spéciale le distingue facilement de tous les autres maux de tête analogues. Ce n'est ni la douleur de la migraine, ni celle de la névralgie, mais la sensation d'un casque lourd et étroit serrant la tête, surtout en arrière, comme les malades le déclarent presque unanimement. Quelques-uns la comparent à la pression d'un anneau circulaire, ou un cercle de fer, sinon un bandeau de métal serrant progressivement la tête par une vis de pression placée à l'occiput, c'est-à-dire au-dessus de la fossette. Il en est qui racontent avoir autour de la tête comme une bague énorme dont le chaton très lourd, fixé en arrière, l'entraîne en bas. D'autres sentent une calotte de plomb ou sont simplement incommodés par leur chapeau, comme s'il devenait progressivement trop étroit.

Ces différentes sensations expriment bien, du plus au moins, l'intensité de la céphalée neurasthénique, à ce point que beaucoup d'hommes, dans la vie courante, accusent cette sensation du chapeau lourd et étroit lorsqu'ils ont le cerveau fatigué par un travail intellectuel trop prolongé ou sous le coup d'idées fixes ou de graves soucis, phénomène de neurasthénie instantané ou passager dont le repos et la tranquillité de l'esprit sont le plus sûr remède.

Une sensibilité exagérée du cuir chevelu accompagne et complique assez souvent cette sensation du casque à l'endroit limité où elle règne. Le contact de la coiffure la plus légère et la plus simple, le nettoyage des cheveux à la brosse et surtout au peigne en sont rendus douloureux. La longue chevelure des femmes en est plus lourde et pesante; cette sensibilité est souvent plus persistante que la céphalée même, au point de rester permanente parfois.

Outre cette plaque de derrière la tête, le plus fréquent et le meilleur signe de cette maladie, le maximum de la pression a lieu parfois ailleurs. Le front en est rarement le siège et la pression douloureuse règne alors sur toute sa surface et même au-dessous, sur la figure. Elle est si pénible que la vue en est gênée par l'effort nécessaire pour ouvrir les paupières et les tenir relevées. Elle se localise aussi sur les côtés de la tête, plus souvent que sur le front, et avec les mêmes caractères.

N'importe où il siège, ce mal de tête n'est heureusement jamais continu. Il règne exclusivement le jour et rarement d'une manière permanente et sans trève; il cesse ordinairement pendant la nuit. En général, il est atténué par le calme, le repos et l'alimentation. Au contraire, toute tentative de travail intellectuel l'exagère, ainsi que les émotions pénibles et toutes les influences qui ont déterminé la maladie.

Telle est la règle du stigmate capital de la neurasthénie, sauf quelques exceptions inséparables des affections nerveuses surtout. Sans être douloureux en général, ce mal de tête se traduit, dans quelques cas rares, par une douleur lancinante qu'un mouvement brusque, un faux pas, la descente d'un escalier, rendent très pénible. D'autres fois, au lieu de la sensation de casque ou de serrement de la tête, c'est celle de vide ou de légèreté qui se manifeste par un malaise indéfinissable : « Je ne puis exprimer ce que j'éprouve, » disent les malades. Des bourdonnements d'oreilles, avec ou sans vertiges, des éblouissements avec picotements des yeux, des mouches volantes et autres accidents passagers, paraissent liés au mal de tête en apparaissant et disparaissant avec lui. Il devient dès lors un véritable tourment, quand il s'y joint de l'obtusion intellectuelle, une paresse d'esprit et d'anxiété morale empêchant les malades de travailler, de penser et de parler comme d'habitude, ce qui augmente encore leur irritabilité ordinaire.

Il est rare que la céphalée, premier phénomène de la neurasthénie, s'établisse d'emblée avec toute son intensité et ses complications. Elle débute plutôt par accès, de plus en plus rapprochés et de mieux en mieux caractérisés. Quand elle n'est pas très grave au début, elle est plus favorable qu'inquiétante en formant une sorte de dérivation aux accidents cérébraux plus dangereux. Sa brusque disparition exposerait à de sérieuses complications, d'après Beard qui en cite un exemple de paralysie agitante, consécutive à la disparition subite du mal de tête. C'est un symptôme très pénible par l'état cérébral et l'impuissance intellectuelle où il réduit les malades; mais sa diminution progressive sous l'influence du traitement est ordinairement l'indication de l'amélioration générale et la promesse d'une guérison définitive.

Dans certains cas, ces accidents affectent une moitié du corps plus que l'autre. La douleur siège souvent d'un seul côté, à gauche plutôt qu'à droite, comme l'affaiblissement nerveux. La paupière gauche est ainsi plus faible et tombante, alors que le clignotement est souvent uniforme, tandis que les troubles de la vue, les taies même existent de ce côté, comme ceux de l'oreille. L'engourdissement du bras et de la jambe existent aussi, particulièrement à gauche, comme le tremblement, la faiblesse et le froid, les fourmillements et les picotements y sont aussi plus intenses. Cette différence est presque constante.

Malgré son importance, cette céphalée est si commune dans d'autres affections que les malades peuvent toujours la confondre avec la névralgie douloureuse, la migraine, le mal de tête des adolescents, hystérique, syphilitique, urémique et celle qui résulte des tumeurs du crâne. Il serait donc superflu de les différencier ici, le médecin pouvant seul les distinguer avec certitude.

Insomnie. — Un sommeil troublé, incomplet et non réparateur est, après la céphalée, compliquée surtout de mauvaises digestions, le signe le plus fréquent et grave, pour en affirmer le caractère neurasthénique. Il en est la conséquence et les malades incertains de leur état, par la bénignité des premiers accidents, doivent être fixés définitivement.

Les troubles du sommeil s'opposent encore plus que son insuffisance à la réparation de la force nerveuse, dit M. Féré. Si fatigué soit-il, l'homme sain dort en général d'un sommeil calme et répare ainsi la fatigue de la veille qui ne saurait s'accumuler sans l'affaiblir. Chacun éprouve, en se remettant au travail après un sommeil insuffisant, qu'il n'est pas assez reposé. Mais l'homme surmené, ou le nerveux héréditaire, ne goûte qu'un sommeil imparfait, agité, troublé, surtout si l'excès d'excitation ou de fatigue persiste. Une profonde inquiétude, des peines vives et surtout des abus sexuels, en amenant l'insomnie, déterminent bientôt l'épuisement génital. La neurasthénie augmente ou se développe ainsi par défaut de réparation. Exemple :

« Nous donnons en ce moment nos soins à une jeune « malade, que des peines morales vives et des revers de « fortune ont jetée dans la neurasthénie. Elle souffre, « depuis plusieurs mois, d'une insomnie persistante et de « névralgies fugaces, qui ne suffiraient certes pas à carac- « tériser spécifiquement l'état neurasthénique ; mais de « temps en temps, sous l'influence de fatigues intellec- « tuelles et morales, elle a un accès passager de céphalée « à casque frontal, avec hyperesthésie du cuir chevelu et « quelques troubles gastriques qui permettent de donner

« à son insomnie l'étiquette de neurasthénique. Un séjour « à la montagne ayant amélioré le symptôme dominant, « c'est-à-dire l'insomnie, l'état général a subi une amélio- « ration parallèle et supprimé pendant ce séjour en Suisse « tous les autres accidents. » (Levillain, *la Neurasthénie*, page 82.)

Loin d'être absolue et réelle, cette insomnie neurasthénique est relative. Au lieu d'une privation complète, totale du sommeil, elle en est plutôt la difficulté, l'instabilité et le trouble par les cauchemars, les rêves et les réveils. Elle varie d'ailleurs dans ses manifestations. Des malades s'endorment rapidement pour s'éveiller bientôt, sans pouvoir se rendormir, malgré le besoin qu'ils en éprouvent avant de se lever. D'autres ont la plus grande difficulté à s'endormir, malgré les artifices et les moyens employés pour garder et obtenir le repos; le sommeil est impossible et une lourde somnolence s'empare d'eux vers le matin dont ils sortent plus fatigués que la veille. Il en est d'autres qui dorment seulement par fragments, arrachés par de mauvais rêves à la douce quiétude du repos. D'aucuns, en proie à ces cauchemars toujours pénibles et fatigants, peuvent même rester endormis, sans en être plus reposés en se levant.

Les rêves sont donc l'escorte ordinaire et la cause de l'insomnie fatigante et fiévreuse des neurasthéniés. D'autant plus qu'ils ont pour caractère d'être pénibles et douloureux, comme l'expression organique de l'épuisement. Des cauchemars effrayants et une somnolence lourde, accablante, en est la conséquence.

Il est d'observation journalière que ces malades rêvent de morts, d'assassinats, de peines morales de toutes sortes, plutôt que de sociétés agréables, de prairies vertes et de jardins, dit Beard, et qui sont l'équivalent physiologique de la force et de l'excitation, selon M. Féré.

Ces rêves pénibles ont lieu particulièrement à la suite de surmenage moral : émotions, chagrins, accidents. Le rêve cauchemar est spécial aux blessés, reproduisant l'accident dont ils ont été victimes.

L'insomnie est surtout fréquente à la suite de surmenage intellectuel, chez les neurasthéniques préoccupés d'une solution quelconque, artistique, commerciale ou scientifique. Cette préoccupation empêche surtout le sommeil de venir par l'agitation ou l'obsession en résultant. Les excès de la veille y donnent également lieu.

Les neurasthéniques s'exagèrent ainsi leur insomnie. En général, ils dorment plus qu'ils ne croient et le disent, parce qu'ils rêvent beaucoup et sont souvent réveillés. Ne se sentant pas reposés en s'éveillant, sinon plus fatigués le matin en se levant, ils se figurent n'avoir pas dormi.

Ce signe de la fatigue matinale, avec courbature musculaire, céphalée frontale, impuissance intellectuelle, plus accusée le matin que le soir, est spécial à cette affection nerveuse. Il nuit essentiellement à son amélioration et est l'un des plus difficiles à faire disparaître par les raisons suivantes : un sommeil agité, pénible, plein de rêves, d'obsessions et la fatigue en résultant ; puis le défaut même du repos nocturne

3.

augmentant les phénomènes de l'épuisement, étant démontré que, chez les nerveux, le défaut d'excitation le produit comme son excès.

Le docteur Cowles a consacré un long article à ce signe, sous le nom de *Morning tire* ou *Misery*, comme le plus évident de la neurasthénie. Longtemps observé dans la mélancolie, il en fait le symptôme le plus commun, apparaissant de bonne heure dans les cas légers. Ce réveil en détresse, dont le mécanisme est le problème le plus complexe de la physiologie du sommeil, le rythme du repos nocturne, le relâchement du jour et la pathologie de la nuit, forme, dit-il, la première condition spéciale résultant de l'altération des sensations produites dans cette maladie. Or c'est justement, d'après Haig, à ces heures matinales que l'excès d'acide urique est le plus grand dans le sang et ses effets sur la tension artérielle les plus marqués. (*Boston med. and surg. journ.*, 20 août 1891, n° 8.)

Cette insomnie neurasthénique est très rebelle aux narcotiques habituels. L'opium, au lieu de procurer le sommeil comme d'ordinaire, joue parfois le rôle stimulant du café. Il est de ces malades qui supportent mieux l'alcool qu'à l'état normal. C'est pourquoi un si grand nombre s'adonnent aux stimulants par le bien qu'ils en éprouvent. Effet des bizarreries de leur système nerveux.

De même des grands bains et de l'exercice, la marche en particulier; leurs effets varient, comme de remplacer la nuit par le jour pour mieux dormir. Ces divers moyens peuvent être essayés, l'insomnie étant le plus grand obstacle à la guérison des neurasthéniés. Il est impossible de rien fixer sur leur succès ; l'usage seul peut l'apprendre.

Ce signe, seul et isolé, même avec rêves et cauchemars, au point d'inquiéter ceux qui l'éprouvent, n'est pourtant pas absolument spécifique. La moindre excitation physique ou morale : une indigestion ou trouble digestif quelconque, un simple malaise, une contrariété suffisent à le produire et l'entretenir chez les personnes impressionnables, durant plusieurs nuits, si la cause persiste. Il n'a d'importance et de gravité qu'en s'accompagnant des symptômes précédents et de ceux qui suivent.

Cette forme cérébrale est la plus commune et fréquente. Elle manque rarement de se manifester la première avec plus ou moins d'intensité et prédominance de l'un ou l'autre de ses symptômes, dont quelques-uns peuvent manquer parfois.

Une douleur le long de la colonne vertébrale, avec sensibilité de la peau au toucher ou à la pression, en est aussi l'un des principaux signes. Ses rapports avec les plaques de la céphalée sont marqués par la sensibilité même du cuir chevelu parfois. Le passage de l'éponge mouillée, chaude ou froide, le contact de la douche, l'électricité, suffisent à la déceler. Le simple contact des vêtements peut même en devenir douloureux. De là une gêne pénible, une raideur de toute la colonne vertébrale, qui en immobilise les articulations, pour éviter la douleur de leurs mouvements, comme s'il s'agissait d'un rhumatisme ou lumbago.

La marche en est gênée, impossible même. Des douleurs aiguës s'ensuivent parfois dans les jambes, comme dans les affections de la moelle. Mais la persistance de ces accidents au repos suffit à montrer qu'ils dépendent exclusivement de la neurasthénie.

Cette douleur se localise parfois dans certains points, le dos en particulier, entre les épaules et au niveau des reins. Il ne faut donc pas la confondre avec une maladie de ces organes, le rhumatisme ni le lumbago. Elle se manifeste aussi au cou par une sensation de points douloureux et la fatigue des bras, ou au niveau du sacrum par celle des membres inférieurs. Elle règne plus bas encore chez la femme, c'est-à-dire au coccyx, sans doute en raison de ses fonctions spéciales.

Comme toutes les affections nerveuses, ces pénibles sensations ont pour caractère distinct de varier d'un jour à l'autre de lieu, de place et d'intensité, de se modifier en simulant le torticolis au cou et le lumbago aux reins; leur siège seul est invariable. D'où l'affaiblissement considérable des membres condamnant les malades à un repos presque absolu, tandis que le cerveau et l'estomac sont libres, l'intelligence apte au travail, sauf un mal de tête passager. Malgré les douleurs en éclair, les sensations d'étincelles électriques, de coup de couteau ou de fouet dans les membres inférieurs, les malades n'ont qu'à se rassurer, d'après l'exemple suivant relaté par Beard :

1. — Un clergyman de grande réputation, d'une ex-

trême activité, avait été déclaré atteint d'une maladie de la moelle épinière par un praticien d'un excellent renom, après une simple consultation, pour savoir s'il devait continuer ses occupations actives. Ce diagnostic, en le démoralisant, le fit renoncer à ses devoirs professionnels. Une observation consécutive prolongée du docteur Rockwell montra que, malgré quelques symptômes d'ataxie, ce malade présentait surtout des troubles fonctionnels nerveux. Il acquit ainsi la preuve qu'il n'y avait pas la plus légère évidence de lésion organique et conseilla au malade de reprendre graduellement ses occupations. Une amélioration progressive et continue montra la justesse de ce diagnostic.

Toutefois, ajoute l'auteur, il ne faut se prononcer dans un sens ni dans l'autre sans une minutieuse et longue observation des malades en pareil cas, l'erreur ayant eu lieu également dans le sens opposé dont voici la relation succincte :

2. — Consulté, en écrivant ces lignes, par un homme qui avait reçu les soins d'un excellent confrère, dont l'opinion mérite confiance et respect, je constatai qu'il avait éprouvé depuis plusieurs années tous les symptômes ataxiques que ses médecins appelaient neurasthéniques. Deux conditions, un peu obscures, rendaient, il est vrai, le diagnostic difficile ; mais une enquête complète l'éclaircit absolument. Il fut ainsi pénible de dire la vérité sur l'état de ce malade, comme dans le fameux cas de Cooper, où le diagnostic de parésie progressive des aliénés fut affirmé par moi et d'autres collègues. A l'appel de la cause, ce fut l'amusement de la cour et du jury, mais aussi le désespoir des intéressés, de voir que deux médecins avaient certifié que cet homme était simplement atteint de neurasthénie !

L'enseignement de ces faits contradictoires est de ne jamais conclure à cette maladie nerveuse sur les seuls accidents de rachialgie de la colonne vertébrale, pas plus que sur l'insomnie. Mieux vaut suspendre son jugement et attendre, quand il n'en existe pas d'autres à l'appui. L'affaiblissement, sinon l'épuisement nerveux génital, résultant le plus souvent et directement de cette forme médullaire, il faut y prêter une grande attention. Elle ne suffit pas toujours à conclure dans ce sens, d'après les faits relatés plus loin.

Troubles de la peau. — A la suite des stigmates précédents de la tête et de la colonne vertébrale, des plaques sensibles surviennent souvent, même douloureuses, par la pression à la surface du corps, la face et les membres surtout. Généralisation atténuée et secondaire de la sensibilité du cuir chevelu et qui rend parfois le contact des vêtements insupportable, au point de ne pouvoir endurer les objets usuels qui se placent dans les poches. Le rapprochement est impossible. Au lieu du chatouillement, ordinaire aux nerveux, c'est un état de crise et d'angoisse qui fait fuir les neurasthéniques, par les fourmillements, les picotements, la démangeaison et la brûlure en résultant. Ces sensations sont augmentées par le serrement d'un cordon, ceinture ou vêtement. La station sur un siège dur est parfois intolérable. Des craintes de goutte, de paralysie sont même suggérées à tort par l'engourdissement prolongé qui s'ensuit.

La circulation inégale du sang à la face amène des rougeurs et des bouffées de chaleur, comme le chaud et le froid aux extrémités. Ces phénomènes passagers chez les gens en santé, par une excitation quelconque, sont durables et permanents chez les neurasthéniques en étant produits par l'appauvrissement, la faiblesse du système nerveux local. La circulation lente du sang en résultant produit une congestion fixe et passive, comparée par Beard à l'eau dans les lagunes ou étangs, les fossés ou les marais.

Des phénomènes spéciaux résultent aussi du trouble des sécrétions produites par la même cause. Une sécheresse, allant jusqu'à la desquamation des mains, des oreilles; les ongles, de rosés, deviennent pâles, d'une blancheur distincte, puis se cassent ; Beard a même vu les cheveux et la barbe devenir secs et gris et tomber par places, comme dans l'observation 127.

Des sueurs abondantes, exagérées, succèdent aux bouffées de chaleur au visage après les repas et se localisent surtout aux mains et aux pieds, suivies de sueurs froides de tout le corps. Une rougeur marquée de la peau peut même s'ensuivre.

La carie des dents et leur chute rapide a même été constatée dans cet état nerveux par l'affaiblissement général de la constitution.

L'affaiblissement musculaire est une conséquence directe des douleurs primitives de la colonne vertébrale. En s'étendant aux membres, il produit une courbature douloureuse, fatigue générale, sensation de brisement, comme après une longue course, un exercice fatigant, sans avoir rien fait et même en se levant. Un sentiment de brisement profond et douloureux des masses musculaires des membres et du tronc avec élancements comme des éclairs, un coup de couteau ou de fouet, une étincelle électrique peut s'y joindre. La pression du nerf sciatique ou d'autres troncs nerveux, avec élancements, picotements ou engourdissements, se présente aussi.

Ces accidents sont annoncés au début par une fatigue considérable en marchant; après la moindre course, les jambes ne peuvent se mouvoir, sans qu'une douleur sourde se montre au bas des reins. Une véritable impotence fonctionnelle en est même résultée, les genoux ploient et les jambes fléchissent en essayant de marcher. De là l'apathie et la paresse des malades ne se trouvant bien que les membres allongés et immobiles, sans éprouver le moindre soulagement de cet alanguissement. Loin d'être reposés, ils s'affaiblissent de plus en plus, les membres s'alourdissent, s'atrophient, et, s'ils ne luttent et réagissent, ils se trouvent bientôt paralysés par l'affaiblissement croissant des nerfs moteurs. Les mouvements des bras et de la main pour l'écriture, les travaux de couture et d'autres usages peuvent en être gênés, altérés, au point de simuler des paralysies attribuées faussement à une maladie de la moelle épinière.

Les plus petits muscles des organes, comme les plus volumineux des membres et du tronc, participent à cet affaiblissement graduel. Leur atonie, en se généralisant, envahit ainsi l'estomac, les intestins et jusqu'aux parois du ventre. D'où les troubles digestifs et intestinaux venant souvent le compliquer. La voix même peut en être affaiblie, atone et inarticulée.

De là aussi les troubles de la motilité : spasmes,

secousses et contractions musculaires si fréquentes en s'endormant par tressautements locaux ou généraux. Les paupières et d'autres muscles de la face en sont aussi le siège dans le jour. Elles sont simplement gênantes comme les *tics*, sans être douloureuses, non plus que celles des membres et certaines palpitations du cœur.

Les crampes et tremblements, au contraire, sont toujours douloureux et plus durables. Ils réveillent la nuit et se manifestent surtout au mollet et sous les pieds. Les écrivains, violonistes, télégraphistes nerveux en sont aussi atteints comme un signe de neurasthénie lorsqu'ils persistent sans autre cause appréciable.

Il suffit d'observer ce qui provoque ou améliore ces divers accidents pour ne pas s'en alarmer. Produits ou aggravés par une simple promenade exagérée, un excès de travail, une émotion ou excitation, tandis qu'ils s'améliorent ou disparaissent par le repos, la tranquillité d'esprit, un bon repas, une nouvelle agréable, c'est la preuve qu'ils dépendent de l'état nerveux. Quelques calmants et des toniques suffiront à les améliorer.

D'autres complications : démangeaison du cuir chevelu, de la face, du tronc ou des membres après une surexcitation quelconque, douleur des dents et des gencives à la pression, au moindre refroidissement ne doivent pas inquiéter davantage. L'état nerveux suffit à les produire et à les expliquer. Plutôt que de courir chez le dentiste et les divers spécialistes de ces accidents, mieux vaut se tranquilliser et les calmer par quelques sédatifs, bains doux et l'usage des bromures, que de se tourmenter par de tristes appréhensions.

Troubles de l'estomac. — Des digestions lentes, laborieuses avec gaz, renvois, pesanteurs, gonflements après le repas et suivis de bâillements, bouffées de chaleur au visage, somnolence, incapacité de travail en sont le tableau ordinaire. Purement nerveux, ces accidents, variables et inconstants, sont plus ou moins légers ou graves selon les cas, jusqu'à la régurgitation des aliments parfois, selon l'intensité des signes neurasthéniques précédents, l'exagération des causes qui les produisent ou du traitement pour les combattre. Ils compliquent souvent les effets nerveux d'excès, maladies ou troubles génitaux : impuissance, stérilité et l'onanisme sous ses formes variées qui en provoquent l'épuisement en s'y ajoutant. Le danger est de les attribuer à une maladie essentielle de l'estomac, malgré l'absence de vomissements, crampes et douleurs locales et de les traiter comme tels.

Ces troubles digestifs, fréquents et sérieux parfois chez les neurasthéniques, les nerveux surtout, ont fait admettre par des médecins qu'ils étaient la cause même de cette maladie. Mais l'observation de neurasthéniques ayant l'estomac intact au début, contredit formellement cette opinion. L'affaiblissement nerveux local et général de tous les muscles les explique suffisamment pour ne pas s'inquiéter, sinon que cette complication, empêchant l'alimentation et la nutrition, est un obstacle sérieux à la guérison de la maladie principale. C'est seulement dans les cas de dyspepsie nerveuse persistante, ayant anémié, débilité les malades, qu'il y a lieu d'en tenir compte pour la traiter exclusivement. On la distingue au bien-être que les malades éprouvent après le repas, tandis que le contraire a lieu chez les neurasthéniques.

Troubles cérébraux. — Une maladie aussi essentiellement nerveuse, arrivée à un certain degré, ne peut manquer de retentir sur le cerveau et en troubler les fonctions, surtout chez les héréditaires d'une tare cérébrale ou un trouble de l'esprit. Cette complication correspond le plus souvent à l'affaiblissement musculaire précité. L'attention ou tension de l'esprit, l'intelligence en sont diminuées. Les hommes de lettres et les artistes y sont les plus exposés, contraints d'interrompre leurs travaux et même obligés de les abandonner. L'ouvrier aussi n'a plus de goût à son travail et le laisse souvent inachevé.

La diminution de la mémoire pour les noms propres et les mots est un fréquent accident de ce genre. Nié ou mis en doute par la plupart des auteurs, ce symptôme est, selon Beard, le premier et le plus fréquent des maladies nerveuses. Les malades qui s'en plaignent, avant que l'âge puisse en être la cause, sont ordinairement traités d'hypocondriaques, ce qui est vrai parfois. Lorsqu'elle est fugace, inconstante et moins prononcée que dans la démence, cette diminution n'est pas seulement le premier signe de cette névrose, il est aussi certain que les pustules dans la variole et la crépitation des os dans les fractures. Elle se révèle souvent en faisant l'addition d'une colonne de chiffres.

Le caractère change, faiblit, devient indécis. L'énergie morale manque, le découragement s'empare du malade, il se figure avoir les maladies les plus graves du cœur ou de l'estomac et désespère d'en guérir. C'est une préoccupation, une idée fixe qui le rend hypocondriaque et se porte sur les organes génitaux quand il en a commis des excès ou éprouvé des maladies.

La moindre amélioration de la neurasthénie suffit souvent à modifier et faire disparaître cet état d'esprit, ce qui est un signe favorable pour le rattacher exclusivement à cette maladie; mais il reparaît de même dans les conditions opposées et peut s'aggraver jusqu'à engendrer des idées de suicide. L'indécision et l'hésitation d'esprit de ces malades les empêchent heureusement d'exécuter leurs idées, malgré les angoisses, l'anxiété qu'ils en éprouvent. La crainte, la peur d'accomplir les moindres actes les retient.

*
* *

Ces principaux signes de la neurasthénie sont si évidents et positifs, en émanant directement des centres nerveux, qu'ils permettent, isolés ou réunis, de la reconnaître presque infailliblement. Ce préambule pourrait donc finir ici, s'ils apparaissaient toujours les premiers dans l'ordre décrit. Au contraire, ils sont le plus souvent précédés, accompagnés ou suivis chez les nerveux, hystériques, anémiques ou efféminés, de symptômes accessoires s'y rapportant qui en cachent et obscurcissent la signification. La plupart viennent des troubles du cerveau et par leur action sur les sens : vue, ouïe, goût, odorat, voix, et l'altération des principales fonctions par excès ou défaut de la sensibilité, de la circulation, du mouvement, peuvent tromper les malades. Impressionnables et craintifs, comme ils sont d'ordinaire, ils s'exagèrent la portée de ces phénomènes secondaires de la neurasthénie en en ignorant le nom et la nature nerveuse. Beaucoup s'adressent ainsi aux oculistes, dentistes et autres spécialistes des maladies du cœur, de l'estomac, de la peau, des oreilles, de la poitrine, les reins ou la vessie, suivant le phénomène particulier dont ils souffrent, sans parler de leur état général. Trompés inconsciemment, ces spécialistes peuvent prescrire des remèdes s'adressant aux accidents signalés et faire ainsi plus de mal que de bien. D'où l'urgence de signaler brièvement ces accidents.

Craintes, Frayeurs. — Certains nerveux héréditaires craignent, hésitent à traverser une place, faire une course un peu longue, se trouver au milieu d'une réunion nombreuse, et même d'aller consulter le médecin sur l'état ou le mal qui les préoccupe. Sorte d'aboulie plus ou moins marquée, que le vulgaire leur applique sous le nom de *maboules*, c'est-à-dire privés de raisonnement et de volonté.

D'autres ont peur de leurs semblables et sont pris d'une simple timidité craintive en face d'individus isolés. Il en est qui au milieu de la foule sont pris d'étouffement et d'angoisse au point de perdre connaissance. D'aucuns ne peuvent regarder ni parler à personne en face, sans inquiétude. Ils fuient toute compagnie et toute conversation, comme s'ils avaient le sentiment de leur infériorité. Le regard fuyant du neurasthénique, se détournant avec une sorte de honte ou de timidité inquiète, est un signe permettant d'apprécier son état général, selon Beard. Sa hardiesse croissante est une preuve d'amélioration.

Bien d'autres craintes puériles, des frayeurs, des peurs irréfléchies s'observent chez de simples nerveux, les femmes et les efféminés surtout, jouissant d'ailleurs d'une santé parfaite. Les uns ont essentiellement peur de la solitude et de l'isolement. Ce sont les monophobes ne pouvant sortir sans être accompagnés. D'autres ont une frayeur maladive du tonnerre et des éclairs, au point de s'enfermer dans l'obscurité et se boucher les oreilles, sans pouvoir s'en défendre. Ceux-là se distinguent en sentant venir l'orage par l'accablement et la fatigue qu'ils éprouvent. Une véritable crise nerveuse avec angoisse, tremblement, affaissement musculaire ou agitation extrême, mal de tête avec sensibilité et serrement du cerveau chez quelques-uns.

La peur des maladies est telle, chez quelques personnes, que l'on ne peut décrire ni même parler devant elles de certains symptômes nerveux surtout, sans qu'elles s'en croient immédiatement atteintes, qu'elles en rêvent ou n'en dorment pas. C'est une sorte d'hypocondrie héréditaire produite par l'épuisement. Il en est même qui ont peur d'avoir peur.

Tout événement les obsède pour eux ou leur entourage. Telle mère ne peut être privée de la présence de son enfant sans en être troublée, malade d'inquiétude. Ceux-là sont plus que des neurasthéniques, ce sont des aliénés conscients.

Bien d'autres frayeurs sont du même genre. La peur de la saleté comme celle du microbe, devenu actuellement l'ennemi général, empêche ces malades d'esprit de prendre des aliments ou de boire des eaux, de toucher des personnes ou des objets, de fréquenter certains lieux par crainte d'être contaminés. La zoophobie ou peur d'animaux innocents : souris, rats, araignée, ver, couleuvre, est de la même origine en amenant une crise nerveuse. Toutes ces peurs indiquent un affaiblissement de l'énergie morale entraînant parfois l'inconscience, l'impulsivité et même des hallucinations. La neurasthénie seule laisse d'ordinaire ses malades conscients, ils raisonnent et essaient de fuir devant ces craintes, ces appréhensions exagérées, comme un autre demande à guérir son mal de tête, du cœur ou de l'estomac. Dès qu'ils ne sont plus conscients, c'est qu'elle se complique d'une hérédité psychologique ou que par sa persistance et ses rechutes, sa longue durée, elle a altéré le cerveau, la pensée et la raison.

Vertiges, Étourdissements. — Cet accident si commun et fréquent peut ouvrir brusquement la scène de la neurasthénie, après un surmenage plus ou moins prolongé. Une sorte d'éblouissement survient après un excès de fatigue avec sensation de mouvement dans la tête et obscurcissement des objets environnants. Les yeux se ferment instinctivement, la tête appuyée dans la main et tout est fini en quelques secondes. Il y a simple absence ou syncope momentanée avec conscience de ce qui s'est passé.

Ce vertige neurasthénique se distingue par une sensation de déplacement brusque du malade ou des objets qui l'entourent. Ce déplacement, dit Krishaber, est giratoire, les objets tournent, ou bien le sol se soulève, se creuse ou donne la sensation d'un bateau; parfois les objets oscillent, se lèvent et s'abaissent ou bien apparaissent comme un tourbillon.

Il ne doit être confondu ni avec celui des oreilles, accompagné de bruits, ni les accès vertigineux de l'estomac vide, avec nausées et vomissements, ni celui de l'hystérie, précédé d'aura et suivi d'accès.

Troubles de la vue. — La sensation de brouillard, de mouches volantes, d'images flottantes s'observent dans le cours de la neurasthénie; des yeux rouges avec bouffissure, picotement et cuisson, en sont un signe d'aggravation. Le blanc des yeux s'injectait, chez un malade de Beard, comme s'il eut reçu un coup d'ait, dès qu'il souffrait davantage. La pesanteur des paupières s'y joint par l'affaiblissement des muscles. Les pupilles se dilatent et se resserrent d'un instant à l'autre par simple effet nerveux, d'un seul côté ou des deux. La fatigue résultant de cette irritabilité peut rendre impossible la lecture, l'écriture, la couture et tout travail, sans que les lunettes y suppléent. La durée de ces troubles est relative à l'intensité de la neurasthénie et la congestion des centres nerveux. D'où l'aspect fatigué des yeux chez ces malades. Ils ne doivent jamais s'adresser aux oculistes sans révéler leur état nerveux. Tous les collyres sont inutiles; le repos de l'organe et la tranquillité suffisent à la disparition de ces accidents nerveux.

Bruits, Bourdonnements d'oreilles. — La surexcitabilité de l'ouïe chez les nerveux leur rend tous les bruits pénibles et fatigants. Les neurasthéniques sont agacés à l'intérieur par le moindre frôlement ou grincement, le bruit même de l'horloge ou la pendule. Des bourdonnements s'ensuivent chez les plus malades, avec battements ou souffles chez les vertigineux, surtout au lit et empêchant le sommeil. Des sifflements, tintements, des bruits de vent ou d'eau, des explosions même, les surprennent dans la plus grande tranquillité. Simples sensations nerveuses dont il ne faut pas s'inquiéter et qui s'améliorent et disparaissent en traitant la maladie principale.

Le goût est aussi parfois bizarre, dépravé, chez les neurasthéniques. Ils trouvent souvent aux aliments le goût qu'ils n'ont pas, se dégoûtent de ceux qui leur conviennent et recherchent les fruits acides ou crus. Dépravation nerveuse à combattre, si l'estomac est dans l'état normal.

L'odorat peut être troublé, perturbé de même, en raison de la faiblesse et l'irritabilité spéciale des malades. Certaines odeurs leur sont insupportables et déterminent de l'anxiété, des syncopes. D'autres rencontrent partout une odeur fixe qui n'existe pas. Si rares soient-ils, ces troubles nerveux doivent être signalés pour n'en pas concevoir d'inquiétude.

Les palpitations nerveuses du cœur sont des plus fréquentes dans la neurasthénie, sans lésion de cet organe, altération ni diminution du sang. Un effort physique, une émotion, une préoccupation, une mauvaise digestion suffisent à les déterminer. Elles surviennent même spontanément et par accès. D'où l'inquiétude des victimes se croyant atteintes ou menacées d'une affection réelle du cœur. Leur émotion est telle qu'en consultant à ce sujet, ces palpitations ont lieu subitement avec tant de violence et de telles vibrations continues et sans repos que le médecin, non averti de l'état nerveux général, peut croire à une altération locale. Le malade doit donc avant tout l'informer de son état ordinaire et des causes qui peuvent l'avoir provoqué.

Des faiblesses passagères, pouvant aller jusqu'à perdre connaissance par arrêt du cœur, avec ou sans pâleur de la face, se produisent sous l'influence des mêmes causes nerveuses.

Des douleurs nerveuses du cœur ont aussi lieu par accès; sorte d'angoisse ou sensation d'étranglement, de suffocation, qui en marque le début et la fin avec malaise et lassitude ensuite. Ces accès sont si douloureux pour le malade et effrayants pour les assistants qu'ils ont été comparés, confondus même, avec l'angine de poitrine, maladie du cœur qui tue instantanément ses victimes par arrêt subit des battements et de la circulation du sang.

Cette névralgie s'en distingue essentiellement par sa durée une partie du jour ou de la nuit et ses retours périodiques. Les battements du pouls, quoique petit, rapide ou ralenti, sans vigueur et toujours irrégulier, en sont le signe le plus rassurant, car malgré la douleur et la gravité de ces crises, elles sont purement nerveuses et disparaissent avec la neurasthénie dont elles dépendent.

Des bouffées de chaleur à la face, avec rougeurs diffuses ou en plaques, sont l'effet de ces troubles de la circulation du sang. Les extrémités, oreilles, mains, pieds sont tour à tour brûlants ou froids. Une certaine oppression s'y joint rarement. Accidents si fréquents, dit Beard, que la moitié des neurasthéniques s'en plaignent, sans que leur ressemblance avec ceux des femmes au retour d'âge puisse les faire confondre. En voici un exemple chez l'homme.

3. — Un commerçant très actif et robuste, à tête volumineuse et cerveau actif, d'une santé parfaite, mais surmené par ses affaires, était pris subitement trois à quatre fois par an — toujours après des excès de fatigue intellectuelle ou de vives préoccupations — d'un accès unique de fièvre avec frisson et chaleur de 3 à 4 heures, sans crise de sueur marquée.

Il s'accompagnait de la sensation d'un bandeau de fer étreignant le front avec sensibilité exquise du cuir chevelu, rendant le contact du peigne et du chapeau pénible, courbature générale avec brisement des membres et rachialgie lombaire, empêchant tout travail durant 36 à 48 heures. La face antérieure des cuisses était en outre si sensible, que le contact du pantalon et des objets durs contenus dans les poches était insupportable. Ces phénomènes neurasthéniques montraient donc clairement la nature nerveuse de ces accès traités jusque-là comme paludéens. Le surmenage semblait bien évidemment la déterminer plutôt que la neurasthénie chez cet homme et il lui suffit de ne plus s'y soumettre pour les voir disparaître.

Altération des liquides. — La sécheresse de la peau et des sueurs exagérées, signalées page 50, sont l'effet apparent de ces altérations, comme les troubles digestifs si fréquents en sont la conséquence cachée. Des maladies graves s'ensuivent même directement, sans que leurs victimes soupçonnent que les accidents nerveux dont ils sont atteints puissent en être la cause. En voici la démonstration :

4. — Un jeune homme choréique, en traitement dans le service du professeur Bouchard, rendait des urines albumineuses dans le jour, tandis que celles de la nuit ne l'étaient pas. Mais lorsque le malade était repris de mouvements choréiques dans la nuit avec insomnie correspondante, les urines devenaient albumineuses. Les mouvements musculaires involontaires étaient donc la cause de cette albuminurie. (*Soc. de Biologie.*)

L'albuminurie se manifestant par des urines abondantes, blanches et mousseuses, est ainsi fréquente chez les neurasthéniques. Une fatigue intellectuelle, une émotion morale, une débauche quelconque, suffisent à la provoquer. Ce signe se montre ainsi dans ses accès d'aggravation et disparait par son amélioration, sans que les reins soient malades; leur sécrétion seule est troublée par l'altération de l'état général.

Le sucre se rencontre également dans les urines, sans diabète. Jusqu'à dix à douze grammes par litre, il n'y a pas à s'alarmer. Dès que ces urines sucrées sont passagères et variables, intermittentes, elles sont un simple effet de l'état nerveux, le cerveau et la moelle épinière étant surtout surmenés.

L'oxalate de chaux s'y constate aussi dans les mêmes conditions. Il suffit que la digestion et l'assimilation soient troublées pour que ce phénomène ait lieu. D'autres sels peuvent encore s'y trouver, les urates notamment chez les rhumatisants et les goutteux, par un simple défaut de la nutrition générale.

Il suffit, dans tous ces cas, de calmer le système nerveux par la tranquillité et le repos et rétablir les fonctions troublées par des moyens appropriés pour que les urines redeviennent normales.

Aliénation mentale. — La folie dépendant toujours d'une faiblesse du système nerveux, la neurasthénie est surtout dangereuse chez ceux qui sont prédisposés de naissance à perdre la raison. Ce danger n'a été signalé en France que dans ce cas. Il est donc prudent de s'inquiéter, chez un neurasthénique, s'il n'y a pas de tare héréditaire de ce genre dans sa famille. Les ennuyeux par leurs petits papiers, leurs histoires sans fin, à idées et craintes folles, préconçues, ayant commis des actes sans raison ni réflexion, mal équilibrés, bizarres, *maboules*, sont les plus exposés à cette grave complication.

Elle est si fréquente aux États-Unis, surtout dans le Nord et l'Est, que la neurasthénie et la folie sont proclamées connexes par l'association des névroses et des psychoses ou troubles de l'esprit, d'après les aliénistes Cowles et Dana. Les plus notables symptômes en sont, d'après Beard, l'insuffisance ou défaut de contrôle mental, l'incapacité de concentrer l'esprit sur aucun sujet, une fatigue rapide du cerveau dès qu'on s'y essaie, l'irritabilité mentale avec désespoir profond s'ensuivant. La défaillance de l'intelligence et de l'esprit est surtout menaçante avec un profond degré d'épuisement neurasthénique.

L'alcoolisme et la syphilis affectant spécialement le système nerveux, leur transmission héréditaire aux enfants les prédispose à la neurasthénie. L'attention et la mémoire étant les principales activités du cerveau, le défaut de mémoire des mots et des noms surtout, la lassitude du corps, la langueur de l'esprit avec difficulté du mouvement, sont des signes de stupeur morale comme dans la mélancolie. D'où son analogie avec la neurasthénie en pareil cas.

Ces complications mentales coïncident principalement avec les symptômes cérébraux, relatés en première ligne, et s'observent le plus souvent dans la neurasthénie sexuelle, c'est-à-dire l'épuisement nerveux produit par les abus, les excès et les maladies vénériennes, comme on le verra plus loin d'après les faits.

⁂

Outre ces conséquences directes, immédiates, la neurasthénie ouvre la porte à une série de troubles nerveux quand elle est négligée ou mal soignée, la mélancolie en particulier, dont les mères de famille sont surtout menacées. Elle entraîne fréquemment aussi à l'alcoolisme et le morphinisme, en recourant aux stimulants pour relever les forces, soutenir l'énergie, et aux calmants contre les douleurs, l'insomnie. D'où l'habitude graduelle de ces poisons.

Il est même à prévoir, d'après les troubles divers et prolongés de la digestion et la circulation, des sécrétions du foie et des reins, qu'il n'en puisse résulter à la longue des altérations et des maladies des divers organes qui en sont le siège. Son hérédité est aussi à redouter d'une génération à l'autre. D'où le danger de la méconnaître et la négliger. Ses causes étant connues, on devrait même prendre des précautions pour s'en mettre à l'abri et l'éviter.

ÉPUISEMENT NERVEUX
GÉNITAL

La neurasthénie générale, précédemment décrite, siège exclusivement, comme on l'a vu, dans le système nerveux, dont le cerveau et la moelle épinière sont les principaux centres. Ils forment ainsi les deux variétés principales de cette maladie par les symptômes primitifs qui en émanent dans la généralité des cas. C'est également en distribuant leurs filets nerveux dans les organes les plus essentiels à la vie : le cœur, l'estomac et les organes de la génération, que trois autres variétés de cette maladie en ont été spécialement distinguées. La fréquence et la gravité des accidents qu'elle produit sur la digestion et la circulation ont montré, en effet, l'importance de cette distinction pour éviter la confusion de cette névrose avec les diverses autres maladies de ces organes.

La troisième, dont il n'a pas encore été parlé, est une variété spéciale, très distincte des précédentes et en différant essentiellement par ses causes et ses effets. Elle provient constamment d'abus, d'anomalies, d'excès, de maladies ou de perversions fonctionnelles des organes génitaux. Beard, le premier, l'a distinguée, séparée de la neurasthénie générale, en la décrivant dès 1884 sous le nom de *sexual neurasthenia* ou neurasthénie sexuelle, la considérant comme très fréquente et une des plus importantes de l'épuisement nerveux. D'où le titre ci-dessus, en bon français, d'épuisement nerveux génital, qui fera le sujet particulier de ce livre.

Jusqu'ici, il n'a pas été décrit séparément en France. Les divers auteurs qui ont traité de la neurasthénie dans ces dernières années, n'ayant sans doute pas trouvé à cette forme spéciale une fréquence, une gravité ni un intérêt supérieurs à celles du cœur et de l'estomac pour lui mériter cette distinction. Elles sont souvent réunies sans doute et coïncidentes; celle-ci peut même succéder parfois à celles-là et aussi les déterminer. Les *Généralités*, formant la préface de cette neurasthénie sexuelle, ont précisément pour but d'éclairer préalablement sur ce fait que les diverses causes, effets ou signes qui y sont énumérés, peuvent se présenter simultanément avec ceux de l'épuisement sexuel. Le moindre écart de régime dans la vie génitale, chez les jeunes gens surmenés du cerveau, suffit à faire éclater divers accidents nerveux à la fois. Ils résultent uniformément d'excès naturels ou de continence à des degrés différents, suivant l'âge, la constitution, le tempérament, sinon d'abus artificiels, d'aberrations ou de perversions érotiques.

Cet épuisement mérite mieux que toutes les autres

variétés, à notre avis, une description distincte et séparée. Le sens érotique et l'imagination qui incitent les désirs vénériens, procédant du cerveau, leur unique siège, il est toujours le premier et le principal intéressé aux abus et aux excès qu'il provoque. Quels qu'ils soient, ces désirs naturels ou artificiels sont conçus, imaginés par le cerveau, la pensée, leur exécution restant subordonnée à la volonté personnelle et à l'intégrité des organes sexuels.

C'est en agissant sur ceux-ci, en effet, par l'intermédiaire de la moelle épinière jusqu'à sa partie inférieure, où le centre génital et les nerfs de l'appareil sexuel sont placés, que ces organes sont impressionnés, surexcités par le désir et la volonté, au point de leur obéir activement.

Sans que le siège précis de ces deux centres soit encore démontré anatomiquement dans le cerveau ni la moelle, il ressort évidemment des faits. L'hémorrhagie ou le ramollissement du cerveau peut amener la paralysie et la contracture des membres d'un côté ou de l'autre, sans que le fonctionnement sexuel soit lésé. La pulpe nerveuse ou cervelle peut être désorganisée, au point d'entraîner la perte à peu près absolue du mouvement, sans que les organes sexuels subissent aucune atteinte appréciable. Un homme ayant perdu, par suite d'un ramollissement de ce genre, l'usage de l'intelligence, de la parole et des jambes, entrait en érection dès qu'une femme approchait de son lit ou de son fauteuil et faisait tous ses efforts pour attirer son attention et la solliciter à des attouchements lubriques. Un autre malade, de soixante-quinze ans, parvenu à la dernière période d'un ramollissement cérébral, mourut assassiné par les complaisances odieuses de la gouvernante préposée à sa garde. (*Nouvelle édition de l'Impuissance physique et morale*, Paris 1893.)

Au contraire, l'usage abusif de ces organes, par un fonctionnement exagéré et immodéré, ne peut manquer de déterminer leur faiblesse et leur épuisement graduel en se manifestant en bas par l'impuissance sans que les désirs érotiques fassent défaut, tant que le sens génital reste intact. C'est précisément le fait attesté par les plaintes répétées de tous les faibles ou impuissants avant l'âge, après l'abus ou l'excès de leurs organes, en les surexcitant ou en empêchant, arrêtant, réfrénant leurs manifestations naturelles. Les désirs ne manquent pas, disent-ils, sans pouvoir les satisfaire par la paresse des organes n'y répondant plus. Preuve de la distinction de ces deux centres et du danger de les confondre, les exciter, les stimuler l'un pour l'autre.

L'atteinte réciproque, simultanée des deux extrémités opposées de ce grand centre nerveux, moral et physique de l'espèce humaine, entraîne ainsi fatalement la perte de l'un et de l'autre à la fois. D'où son extrême gravité.

Cette influence nerveuse, signalée dans tous nos précédents ouvrages, est inséparable des abus, aberrations et dépravations, excès et perversions génésiques. Elle les produit, les entretient et les exagère. Est-ce à dire qu'elle donne lieu uniformément à des effets spéciaux, particuliers, qui en font les signes et les symptômes d'un état nerveux et d'une maladie nouvelle : la neurasthénie sexuelle ? Non ; l'affaiblissement, l'épuisement nerveux, tant à la mode aujourd'hui, et dont on fait actuellement en Europe le grand épouvantail de tous les abus et les excès sexuels, n'est que la copie réduite, résumée, synthétisée, venant en ligne directe des États-Unis, du grand tableau auquel ont coopéré, depuis des siècles, les médecins, anciens et modernes, de tous les pays. Une lettre reçue de la Drôme, en écrivant ces lignes, en offre la preuve. C'est un jeune onaniste, retiré du collège pour cause de *neurasthénie* en préparant son baccalauréat. Ayant lu l'*Onanisme* et reconnaissant tous les accidents qu'il éprouve, il demande que je dévoile son vrai mal à ses parents, afin de pouvoir lui indiquer les moyens de s'en débarrasser.

Des accidents nerveux analogues n'ont-ils pas lieu de même chez tous les jeunes amoureux se livrant à des excès sexuels normaux ? L'affaiblissement des nouveaux mariés pendant la lune de miel en est une manifestation évidente. On les voit maigrir, pâlir, perdre leurs couleurs et leurs forces, et accuser divers accidents nerveux multiformes. Ils portent le béguin, dit-on vulgairement à ces signes. Les unions cachées, clandestines en produisent encore de plus marqués par tous les abus anormaux résultant de ces rapports illégitimes pour mieux en assurer le secret. De là le danger et la gravité croissante des aberrations et des perversions génésiques, selon qu'elles troublent et perturbent davantage le système nerveux local et général, d'après l'intensité et la nature de ces abus et surtout l'âge, la constitution et le tempérament de ceux qui s'y livrent.

*
* *

Lorsque cet épuisement génital est direct, primitif, isolé, on ne peut le confondre avec aucune autre forme de neurasthénie. D'autres abus d'alcoolisme, tabagisme, surmenage de travail, de fatigue, misère, privations, peuvent exister simultanément comme il arrive souvent ; d'où l'hésitation sur l'origine du mal, sa cause principale ou déterminante. Le meilleur guide est alors son début. S'il a commencé par la faiblesse génitale, une diminution croissante de la virilité, accidents, échecs ou faillites dans son fonctionnement, la cause principale en est là ; les autres, s'il en existe, sont seulement accessoires.

« Le sens sexuel ou érotique, selon Beard, est « comme tous les autres : l'évolution d'une sensation « connue et sujette à des variations selon le tempérament et la disposition individuelle. L'orgasme du « coït est analogue à la sensation éprouvée en grattant « une violente démangeaison ou prurit. Une vive et « profonde égratignure ou écorchure en résulte, « comme le coït excessif irrite et affaiblit la constitution. De là le rapprochement du coït avec le goût « provoquant aussi parfois un orgasme réel. » (Page 66.)

De simples intrigues amoureuses, même platoniques, entre jeunes gens des deux sexes, impressionnables et nerveux, suffisent en persistant à déterminer un effet identique. Préoccupés sans cesse de l'objet de leur amour, ils en ont le sens érotique du cerveau et l'imagination surexcités le jour et la nuit. En retentissant sur le centre génital, une sorte d'onanisme mental de la moelle épinière en résulte, au point de provoquer, sous l'influence de rêves libidineux ou de cauchemars lascifs, la surexcitation des organes génitaux et des pollutions involontaires. Ces pertes sont les plus dangereuses et malfaisantes en se renouvelant fréquemment.

Les lectures ou les conversations érotiques, les vues lubriques, les caresses lascives, produisent le même effet. Le sommeil en est bientôt troublé, le mal de tête, puis l'insomnie y succèdent, des palpitations de cœur surviennent, l'appétit se dérange, faiblit, se trouble et dès lors la neurasthénie s'établit. On en cherche vainement la cause, en combattant tour à tour ces divers accidents, sans pouvoir la découvrir si les malades cachent leur passion ou leurs habitudes secrètes et leurs effets. Il n'y a pas à douter cependant de l'origine génitale de cet épuisement nerveux ; rien n'est plus clair.

L'épuisement sexuel se localise parfois, de même qu'un trouble fonctionnel local suffit à mettre tout le système nerveux en branle, dit Beard, avec cet exemple à l'appui :

5. — Un garçon de quatorze ans commence à se masturber et continue presque tous les jours jusqu'à vingt-sept ans, tout en ayant des rapports sexuels à l'occasion. Ne ressentant aucun accident de ces excès, il se marie bientôt et redouble d'excès sexuels sans faiblesse ni prostration jusqu'à trente-huit à trente-neuf ans. Il n'avait pas encore quarante ans, que son impuissance l'avait privé absolument de rapports avec sa femme depuis six semaines. Il était atteint d'une irritabilité générale très apparente, malgré son impuissance toute locale, déterminée par les abus commis pendant de si longues années.

Assez fréquemment, cette localisation s'observe sur les yeux par une plus grande sensibilité de la vue. A en juger par le fait précédent, c'est particulièrement chez ceux qui l'ont faible ou qui l'ont trop fatiguée. L'usage des conserves et le repos sont les meilleurs moyens hygiéniques à employer alors, avec cessation de tout excès vénérien. Ils suffisent en général et l'on ne doit recourir à l'oculiste qu'à la condition de lui révéler toute la vérité.

Combien de maladies chroniques, apparentes ou cachées, des organes génito-urinaires, supposées même parfois, d'anomalies ou vices de conformation de ces organes, en troublant ou empêchant leur fonctionnement normal et régulier, perturbent l'esprit et la raison de ceux qui en sont atteints et deviennent également des causes d'épuisement nerveux! La blennorrhée ou goutte militaire, les rétrécissements de l'urèthre, les affections de la prostate et des testicules, la syphilis prolongée, récidivante, et même fausse, comme il en existe des cas, agissent spécialement sur le moral de leurs victimes par la crainte de la contagion, les difficultés, la douleur ou les échecs, sinon l'impuissance qu'ils éprouvent à s'exonérer ou du mal en résultant.

Chez tous les neurasthéniques, dit Beard, je m'enquiers de l'état du système génito-urinaire, parce que s'il n'est pas l'unique cause de leurs troubles nerveux, il en est au moins une complication très fréquente. J'ajoute que leur traitement même, lorsqu'ils s'adressent à des charlatans, y contribue aussi par les drogues incendiaires, les injections caustiques et surtout les cautérisations du canal de l'urèthre et soi-disant de la prostate auxquelles ils sont soumis pour les guérir plus directement et sûrement. Toutes ces opérations charlatanesques, exécutées pour frapper l'esprit faible et troublé de ces malades, ne font qu'entretenir de plus en plus leurs idées hypocondriaques et les amener ainsi graduellement à l'impuissance par épuisement nerveux génital.

Il suffit en effet, sans que les organes génitaux soient malades, que leurs fonctions naturelles, altérées, perverties, troublées, ne s'exercent plus normalement et régulièrement, pour que l'esprit et la raison en soient bientôt affectés et en ressentent le plus vif contre-coup. Un véritable choc moral résulte pour ces malades en constatant la diminution de leur virilité, sinon sa perte. L'imagination s'exagère les sensations éprouvées et s'égare en en faisant souvent les plus graves maladies. Toutes les aberrations sexuelles, qu'elles s'exercent de préférence avec plaisir et volupté, par perversion du sens génésique, démoralisation, libertinage ou calcul, finissent, en persistant même sans excès, par affaiblir le sens moral, c'est-à-dire altérer le système nerveux cérébral et déterminer avant l'heure l'affaissement génital, sinon l'épuisement nerveux.

C'est encore pis pour ceux qui, étant naturellement

incités à ces perversions sexuelles par atrophie ou déviation du sens érotique, résistent à s'y laisser aller par honte, moralité, pudeur, raison ou religion dont il y a des exemples incontestables. Seuls, isolés, incapables de tout acte sexuel régulier, ils n'ont que le secours de la main ou du frottement pour se délivrer du prurit qui les tourmente, sinon des remèdes pour calmer le centre génital. D'une manière ou de l'autre, le système nerveux est ainsi menacé, sinon épuisé.

Il en est encore de plus malheureux, ce sont les anaphrodites. Parfaitement constitués, sans malformation ni difformité génitale apparente, ayant des érections spontanées et des pertes séminales involontaires, exempts d'onanisme et aimant avec passion l'autre sexe qu'ils ont toujours recherché exclusivement, leurs organes n'en peuvent être impressionnés d'aucune manière normale. L'acte sexuel leur est absolument impossible et inconnu. Essayé dans les meilleures conditions et les plus favorables, la femme étant connue, aimée, estimée, et vivant avec elle comme essai et en vue du mariage, ils ont été incapables de l'exécuter, même avec des excitants, des aphrodisiaques, la cantharide... à dose médicinale, sans danger possible.

Aussi ont-ils l'esprit le plus vivement frappé de leur état. Ils en perdent la tête et en conçoivent le plus grand désespoir pour l'avenir, cette impuissance morale, par l'absence du sens érotique, les empêchant absolument de se marier. Ils sont sans boussole, ne rêvant plus que suicide et mort. Si des trois exemples observés minutieusement pendant des mois, des années même, chez des garçons de vingt-huit, trente-six et quarante-trois ans, grands et forts, très intelligents, l'un n'eut résisté par ses devoirs de famille et de chrétien et les deux autres par une vie très active d'affaires et d'exercice, cette imperfection cérébrale les eût fait disparaître certainement.

*
* *

La publication de nos huit ouvrages sur l'Hygiène de la génération et leur diffusion en plusieurs langues dans le monde entier, nous a permis d'observer ces divers exemples en nombre considérable. 230 observations, déjà consignées en détail dans les *Anomalies sexuelles*, en témoignent, sans compter toutes celles qui sont disséminées dans les autres volumes par les rééditions faites depuis leur apparition. La *Sexual Neurasthenia* de Beard qui est probablement, dit-il, avec toutes ses complications, la plus importante, m'a ainsi frappé et j'ai compris aussitôt que l'épuisement nerveux génital, loin d'être une forme négligeable de la neurasthénie générale, en était au contraire la principale, non seulement par sa fréquence et sa gravité, mais en déterminant la plupart de toutes les autres, par les abus sexuels ou vénériens. Ils y conduisent si directement par leur action élective sur le cerveau et la moelle épinière, puis le cœur et l'estomac en sont si vite impressionnés ensuite, qu'il n'est pas douteux, malgré le silence des malades à ce sujet, quand ils ne s'adressent pas spécialement au médecin pour s'en accuser, qu'ils n'en soient la source cachée dans la plupart des cas. Les 43 observations de Beard avec les détails caractéristiques, inédits encore en français, seront reproduites pour en faire la démonstration. En y ajoutant celles qui nous sont personnelles, nous espérons prouver ce fait. Le récit de ces histoires n'est-il pas le meilleur et le plus sûr moyen d'éclairer ceux qui en souffrent et la confondent avec l'impuissance ?

Toutes ces différentes raisons nous ont déterminé à traiter séparément de la neurasthénie sexuelle, à l'exemple du médecin américain. Sans traduire littéralement son livre, c'en sera du moins l'écho en France, où il est inconnu.

*
* *

Il n'est pas douteux en effet, comme le montre l'observation précédente, que la fonction génitale soit la première à déceler le trouble du système nerveux, de même que le faîte de l'arbre montre l'atteinte de ses racines. C'est aussi un fait bien avéré que l'altération de cette fonction peut exister isolément sans s'étendre à tout l'organisme. Une impuissance légère et même grave existe souvent sans affecter d'autres fonctions, tandis que les maladies du cerveau ou de l'estomac troublent aussitôt l'économie entière.

Voici la cause de cette différence. La fonction de la génération se développant la dernière ne dépend d'aucune autre ; ce n'est qu'un bourgeon et non une branche-mère, comme l'estomac et le cerveau. Elle est périodique et susceptible d'une longue inactivité, contrairement à l'activité continue des autres fonctions ne pouvant s'arrêter sans que tout le corps en souffre et que la vie soit rapidement menacée. Si l'on peut vivre en santé sans penser sérieusement ni reproduire, c'est parce que ces deux fonctions se développent également tard.

Il existe cependant pour chaque individu un degré de cette faiblesse ou débilité génitale qui ne peut être dépassé sans réagir sur tout le corps ou ses principaux organes. L'affaiblissement nerveux génital détermine ainsi des troubles de l'estomac avec constipation ou diarrhée, la congestion du cerveau avec maux de tête, insomnie, frayeurs, impulsions maladives, troubles de la vue, de l'ouïe et de la gorge. Les tempéraments émotifs, impressionnables y sont spécialement prédisposés, contrairement aux individus forts, calmes et de sang-froid. Plus la constitution est forte, énergique, mieux elle résiste aux impulsions nerveuses et plus aussi une maladie locale est susceptible de devenir générale. Les anciennes constitutions typiques étaient plus lentes à s'émouvoir et moins promptes à la réplique que les nouvelles, chez les Américains notamment. Les maladies locales graves étaient ainsi plus fréquentes autrefois, tandis que les affections légères et générales sont plus communes actuellement.

De là l'intérêt scientifique et pratique de cette distinction. Beard explique ainsi la prédominance actuelle des diverses variétés neurasthéniques aux États-Unis ; leur fréquence relative et leurs complications ; leurs manifestations en Europe, même en Allemagne. Le corps de l'homme nerveux, impressionnable, est un microscome d'actions réflexes et les trois grands centres de l'irritation réflexe étant le cerveau, l'estomac et le système génital, il y a, entre ces trois messagers du bien et du mal, de nombreuses correspondances dans le sommeil comme dans la veille. Ils forment littéralement une véritable trinité : trois en un et un en trois, qui ne peuvent être isolés.

C'est en correspondant avec eux que des sous-centres : la colonne vertébrale, les yeux, les dents, le gland chez l'homme et les ovaires chez la femme, sont notamment si souvent atteints ou impressionnés isolément. Aussi est-il dangereux, dans l'étude des maladies nerveuses, de traiter séparément celles de ces organes, surtout chirurgicalement. On fait ainsi disparaître un effet, en laissant subsister la cause qui ne tarde guère à se manifester ailleurs.

DÉFINITION

DISTINCTION AVEC L'IMPUISSANCE

La neurasthénie sexuelle consistant toujours et exclusivement en un trouble primitif, sinon immédiat du système nerveux, et la faiblesse ou débilité génitale en résultant invariablement, le nom d'épuisement nerveux génital nous a paru traduire cet état plus clairement que celui de neurasthénie, trop technique et peu connu. D'autant mieux que la nature exacte des lésions intimes qui le produisent est encore inconnue. Est-ce défaut de nutrition des éléments nerveux ou défaut d'équilibre entre l'usure et la réparation de ces éléments? Peut-être les deux à la fois.

La neurasthénie n'est pas une maladie nouvelle; son nom seul est nouveau. Les cas de faiblesse génitale, relatés dans l'*Impuissance*, l'*Onanisme* et les *Anomalies sexuelles* surtout, en sont des exemples. D'où le titre d'Épuisement que nous avons substitué pour le rendre plus compréhensible à tout le monde.

En tout cas, cet épuisement diffère essentiellement de l'Impuissance pouvant résulter de tant d'autres causes apparentes; il ne saurait être confondu avec elle, quoique pouvant y conduire également. Il se confondrait mieux avec les grandes névroses : l'épilepsie, la chorée, l'hystérie, dont les secousses violentes et les épouvantables convulsions imprimées au système nerveux ont leur retentissement sur le sens érotique du cerveau. L'anaphrodisie surtout en est le type, en supprimant absolument ce sens et en privant ses victimes, heureusement très rares, de ce qu'elles désirent tant. D'où leur état d'affaissement et de tristesse dans leur morne célibat, d'après les exemples relatés dans les *Anomalies sexuelles* et la récente édition de l'*Impuissance*. Trois nouveaux cas, observés depuis, seront signalés pour en montrer les différences symptomatiques avec l'épuisement génital.

Ce titre ne pouvait donc être remplacé par celui de Névroses génitales. Si des anomalies fonctionnelles sont souvent la conséquence de celles-ci, leur caractère uniforme de localisation sur les organes génitaux permet toujours de les différencier. Il suffit de lire les observations de Neurasthénie par fraudes aux *Anoma-*

lies sexuelles, pour les distinguer de celles par névroses, malgré la ressemblance de leurs effets. De là l'urgence de les connaitre pour les différençier et leur appliquer le traitement distinct qui leur convient.

La névrose génitale par faiblesse nerveuse a, seule, une ressemblance frappante avec la neurasthénie sexuelle. Ce n'est pas l'épuisement nerveux génital, c'en est seulement le premier degré par trouble ou affaiblissement. Il n'est pas mieux connu dans son essence que l'épuisement. Haller avait bien reconnu ce fait en proclamant que cet affaiblissement du système nerveux amène l'impuissance et annoncé, prévu, qu'il en est probablement l'une des plus fréquentes causes. A défaut de pouvoir l'expliquer, on le caractérisait en lui attribuant les faillites passagères et les échecs imprévus, répétés, des hommes nerveux et la faiblesse nerveuse des efféminés. Le féminisme était la caractéristique de cette névrose. Roubaud l'expliquait encore au milieu de ce siècle par le défaut d'innervation. Cette raison puérile a été réfutée en montrant que ces impuissants relatifs dans le coït obtenaient une érection complète et durable à volonté par la masturbation, d'après les exemples cités dans l'*Impuissance,* page 117.

Cet affaiblissement nerveux essentiel ne doit donc pas être confondu avec celui qui dépend d'affections ou de lésions locales ni générales du système nerveux ou de maladies organiques des divers organes. Admettre encore, avec les organiciens exclusifs d'il y a un demi-siècle, que tous les symptômes ou effets nerveux dépendent toujours de maladies locales, comme d'aucuns l'opposent à l'interprétation actuelle de la neurasthénie, c'est n'avoir rien oublié et surtout rien appris des nouvelles découvertes sur les propriétés inhérentes au système nerveux. C'est méconnaître qu'il manifeste ses troubles isolés, son affaiblissement ou son épuisement idiopathique par des signes spéciaux, sans que les organes où il siège y prennent aucune part. Telle est l'essence même de la neurasthénie.

La faiblesse nerveuse déterminant la neurasthénie sexuelle est donc localisée au fonctionnement affaibli, troublé, perturbé du système nerveux. Elle en fut le premier degré et en forme le début. Si ce nom de neurasthénie ne lui a pas été donné dans l'*Impuissance,* c'est parce qu'il était encore inconnu, ignoré lors de sa publication. Un avantage en résultera en montrant des causes physiques spéciales et l'usage d'agents particuliers pouvant contribuer à la déterminer, sans avoir été explicitement signalés jusqu'ici. Beard, son inventeur, ne les signale même qu'en passant sans s'y appesantir. Des causes matérielles d'impuissance physique peuvent ainsi produire simultanément la neurasthénie sexuelle, comme on le verra à ce mot.

Sans être l'impuissance, l'épuisement nerveux en est souvent la cause. Il est une des formes qui la produit, comme une addition aux *altérations nerveuses* en particulier.

Tandis qu'il s'agit là de lésions tangibles et visibles des nerfs, souvent incurables, leur affaiblissement, leur épuisement résulte exclusivement de leur défaut ou d'une altération imperceptible de leur fonctionnement, soit dans la circulation du fluide nerveux, soit dans un abaissement de la vitalité de sa pulpe. Ces lésions inappréciables, microscopiques, ne peuvent être admises que théoriquement ou par supposition, d'après le trouble ou l'altération des autres fonctions, celles du cerveau et de la moelle épinière en particulier, c'est-à-dire l'altération des sens et les autres symptômes nerveux qui caractérisent la neurasthénie, comme on le verra à *Faiblesse nerveuse*.

L'épuisement nerveux génital n'a de commun avec l'épuisement physique que d'être produit également par l'excès des plaisirs de l'amour et l'abus de l'onanisme sous ses différentes formes. Mais avec cette différence que l'épuisement neurasthénique est semblable à l'affaissement qui résulte passagèrement d'abus ou d'excès vénériens, tandis que celui de l'impuissance est absolu, durable et souvent définitif. Le défaut ou la perte d'érection est surtout le caractère évident et manifeste de celle-ci, tandis qu'elle peut encore persister avec celui-là. Des altérations, des lésions physiques ou des maladies apparentes accompagnent en général l'impuissance ; elle leur est subordonnée et ne disparaît que par leur guérison. Au contraire, un fonctionnement irrégulier des principaux actes vitaux : digestion, assimilation, circulation, respiration, exercice, travail du corps ou de l'esprit, suffit à produire l'affaissement nerveux génital jusqu'à son épuisement. Quelles qu'en soient les causes, générales ou locales, il peut se rétablir à l'insu même des malades, par leur disparition. L'impuissance, en un mot, est une maladie organique; l'épuisement nerveux, un simple trouble fonctionnel. Tout défaut, abaissement ou diminution de virilité, sans lésion appréciable, doit ainsi faire penser à l'affaiblissement nerveux et rechercher le trouble moral ou physique susceptible de le produire.

Cette différence capitale montre l'importance de cette distinction, afin de ne pas établir de confusion entre cet ouvrage et le précédent. L'impuissance morale seule, par les troubles ou perversions mentales qui la produisent, peut se confondre et se confond souvent avec l'épuisement nerveux. Ils sont même inséparables dans certains cas : la syncope génitale par exemple et l'extase amoureuse dont les exemples figurent à ce mot. Sa production et sa disparition instantanées montrent que le système nerveux n'est ni affaibli ni épuisé, il ne subit alors qu'un simple choc, émanant du sens érotique du cerveau. L'impuissance morale forme ainsi l'intermédiaire entre l'impuissance physique et l'épuisement nerveux génital.

Cet affaiblissement nerveux se manifeste surtout chez les jeunes enfants, dès qu'ils se livrent à la masturbation. Ils s'étiolent, maigrissent, pâlissent, deviennent engourdis, stupides, dès qu'ils en ont l'habitude. Il suffit que la fonction génitale soit artificiellement excitée avant l'âge, pour que le corps dépérisse aussitôt.

Une surexcitabilité génitale spontanée existe chez les enfants nerveux. Elle se décèle en grimpant à l'arbre dans les campagnes, comme en faisant de la gymnastique dans les villes avec la corde raide entre les jambes. La sensation sexuelle qu'ils en éprouvent les fait revenir à cet acte de préférence comme un jeu et devient une source de masturbation spontanée. De là aussi le frottement de leurs cuisses à l'école et ailleurs sous la table. La révélation faite de ce mode d'onanisme et ses conséquences aux *Anomalies sexuelles*, page 329, nous dispense d'y revenir, sinon pour montrer, d'après l'observation 229 de cet ouvrage, que quand cette habitude n'est pas réprimée à l'origine, elle peut conduire jusqu'à la sodomie et au célibat qu'elle entraîne.

L'équitation et surtout la bicyclette du jour sont aussi dangereuses par la même raison chez les adolescents. De là ma recommandation, page 231 de l'*Onanisme*, d'interroger avec soin le système nerveux des enfants avant de les soumettre à ces amusements ou de les leur faire partager. L'observation XIII de Beard offre la preuve que ces mauvaises habitudes sont universelles.

6. — Un homme d'environ quarante ans, bien élevé et actif dans sa profession, avait contracté l'habitude à sept ans de grimper aux arbres par la sensation sexuelle, agréable et parfois pénible, qu'il en éprouvait, tellement qu'il la perdit en ne pouvant plus s'y livrer. A quatorze ans, il se masturbe et des pertes séminales s'ensuivirent bientôt comme d'ordinaire. Il en était presque troublé chaque nuit pendant ses études, par une sorte d'onanisme mental à l'aide de rêves érotiques.

Ces pollutions disparurent après son mariage, mais pour revenir bientôt en sautant et en montant un cheval dur. Lors de sa consultation, il tremblait des mains et en suait, malgré le refroidissement des mains et des pieds surtout en jouant au whist. Pénis difforme, rentré, avec rougeur du méat et émissions spontanées, en voyageant à cheval comme sa profession l'exigeait, de même que par le travail et l'excitation mentale. Coït normal plus affaiblissant que les pertes spontanées. Moral déprimé, irritabilité, bourdonnements d'oreilles, mémoire infidèle et faiblesse de contrôle mental. Il avait la fièvre des foins et était devenu si impressionnable que le thé était un poison pour lui.

L'excitabilité infantile dans ce cas, indépendante de toute mauvaise habitude, était héréditaire. Un garçon fort, robuste et bien portant, n'en aurait pas été troublé. Sa passion vint de sa faiblesse, sa débilité, analogue à celle que produit la dyspepsie nerveuse et l'activité anormale de l'esprit chez ceux qui sont sur le chemin de la folie.

Le dangereux effet de monter à cheval est un traitement routinier constamment recommandé à ces malades, comme aujourd'hui la bicyclette, alors qu'il est souvent une cause excitante et toute mécanique de pertes séminales et de neurasthénie sexuelle. Le malade reconnut en effet qu'en montant à cheval, il serrait ses cuisses fortement contre l'animal, ce qui déterminait une sensation de la région génitale.

La neurasthénie en général et l'épuisement nerveux génital en particulier constituent une prédisposition réelle à l'alcoolisme, d'après Beard. Des gens qui n'avaient auparavant aucune idée d'intempérance, s'adonnent ainsi aux liqueurs fortes par le bien-être, le plaisir et le soulagement qu'ils éprouvent de ces excitants. Les nerveux et débilités en sont surtout menacés. Les soubresauts survenant en s'endormant, considérés comme une nouvelle forme larvée d'épilepsie, sont simplement des symptômes neurasthéniques quand le cerveau ou la partie supérieure de la moelle sont atteints. De même des secousses ou contractions musculaires soulevant le corps du lit. Il en donne l'exemple suivant :

7. — Un homme fort et vigoureux, présentant ces accidents avec faiblesse de contrôle mental, voix aiguë, flûtée, et de fréquents besoins d'uriner, eut ainsi pendant deux mois d'été, juillet et août, un véritable accès d'ébriété qui le rendait passionné du *whiskey*. Il a guéri de cet accès comme dans plusieurs cas analogues.

L'épuisement nerveux génital est le plus souvent précédé d'abus de l'enfance ou de la jeunesse ; c'est en les aggravant par des excès sexuels après la puberté qu'il se manifeste de vingt-cinq à cinquante ans comme la neurasthénie, c'est-à-dire à l'âge de la pleine virilité masculine. Dans la majorité des cas, il est annoncé généralement par des vices de conformation ou de fonction : échecs ou faillites, érections capricieuses, lentes et tardives, pertes séminales, éjaculations précoces ; anomalies ordinairement produites par la faiblesse ou débilité génitale, période préliminaire de l'épuisement : l'affaiblissement nerveux.

Deux périodes se distinguent ainsi d'ordinaire dans la neurasthénie sexuelle. La première : faiblesse ou débilité génitale, n'existe pas toujours isolément ; au contraire, elle est souvent l'effet ou une simple coïncidence avec une neurasthénie générale, c'est-à-dire affaiblissement analogue du cerveau, de la moelle épinière ou des organes digestifs avec leurs symptômes particuliers. D'où la nécessité de la séparer et la différencier de l'épuisement, mais auquel elle peut conduire.

La prédominance des troubles génitaux dans ce cas est toujours d'un mauvais augure. Elle indique souvent une surexcitabilité nerveuse maladive, conduisant aux abus et aux excès qui la produisent et aboutissent fatalement à la spermatorrhée et l'impuissance; ce qui assombrit notablement le pronostic d'une neurasthénie ordinaire.

Chez la femme, l'existence de lésions génitales peut être également, au début, une cause de préoccupations morales ou de désagréments physiques qui entretiennent l'affaiblissement nerveux et en retardent la guérison. Il se manifeste par des troubles, des dérangements de la menstruation. L'absence des règles a lieu dans les cas graves, avec mélancolie, et cette rétention du sang est même profitable parfois. C'est le contraire d'autres fois, son écoulement abondant et même hémorrhagique, surtout chez les anémiques, peut entretenir un état indéfini d'épuisement par ces pertes mensuelles de tout le sang gagné dans l'intervalle. Les irrégularités dans l'apparition du sang sont aussi très communes.

En général, les femmes souffrent plus que les hommes du mal de tête, des névralgies et des complications hystériques. Leurs maladies particulières peuvent être causes ou effets de neurasthénie et les symptômes de ces dérangements fonctionnels doivent toujours être étudiés, observés avec soin, comme une expression probable d'une neurasthénie générale.

Chez la plupart des femmes alitées, Beard a constaté les symptômes d'une neurasthénie générale ou locale avec convulsions hystériques, cris et rires involontaires, boule hystérique, débilité morale, urines abondantes et autres signes exclusifs de l'hystérie. Il en admet ainsi deux variétés : physique et morale.

La première résulte de causes physiques locales ou générales, troubles ou désordres sexuels, ordinairement chez des femmes anémiques ou nerveuses. C'est une maladie de débilité. Au contraire, des causes psychiques, agissant sur des personnes émotives et superstitieuses, fortes et sanguines, déterminent surtout l'hystérie morale. Mais elles sont parfois réunies avec leurs traits caractéristiques, la neurasthénie étant la plus large porte ouverte à l'hystérie.

*
* *

Toute règle étant susceptible d'exception, il est nécessaire de montrer immédiatement que celle-ci n'est pas absolue. L'exemple cité des deux jeunes amants, employant tous les artifices et les précautions pour tromper la nature et cacher leur inconduite, en est la preuve. (*Onanisme*, page 478.) Au lieu de la femme, ce fut l'homme, employé de vingt-cinq ans, nerveux, atteint auparavant de pollutions spontanées, sans idées érotiques, qui fut atteint de neurasthénie. Le mal augmentait, malgré tous les remèdes employés, lorsque obligé de cesser son travail, il suffit qu'il se mariât, sur l'avis du médecin connaissant la vérité, pour se rétablir aussitôt.

Exemple frappant de l'influence prépondérante des abus, fraudes et excès sexuels, sur la production de l'épuisement nerveux génital, pour servir d'introduction à tous ceux qui suivront.

L'épuisement nerveux génital existe ordinairement seul ou du moins sa prédominance ne fait distinguer les autres accidents neurasthéniques coïncidents qu'à la suite. Tous les excès et les abus retentissent si exclusivement sur la fonction sexuelle pour l'affaiblir, l'épuiser, la ruiner prématurément, que le qualificatif génital s'impose pour le distinguer, comme on le fait pour le cerveau, le cœur, l'estomac. Si l'impuissance n'existe pas ostensiblement chez la femme, en pareil cas, la douleur et les accidents nerveux qu'elle éprouve localement dans son rôle passif équivalent presque à l'absence de cette fonction. C'est là toute la différence ; les organes et la fonction sont à peu près également incapables d'accomplir leur office.

L'avantage de cette distinction est d'appeler l'attention des intéressés dès que la tonicité nerveuse diminue et s'affaisse, c'est une indication de cesser immédiatement les rapports sexuels normaux ou artificiels et surtout les fraudes.

Chez beaucoup de personnes nerveuses, les rapports sexuels normaux sont un poison comme l'alcool, le tabac, le chloral, l'opium, la belladone ou leurs alcaloïdes, dit Beard. Elles semblent manquer de forces pour s'y livrer, tandis qu'elles sont souvent capables d'exécuter de grands travaux physiques et de remplir diverses fonctions exigeant beaucoup d'activité et de responsabilité. La faiblesse ou débilité de ces personnes impressionnables paraît limitée à cette fonction spéciale, en leur laissant assez de forces pour remplir les autres avec utilité sinon avec bonheur. Il est à noter, en outre, que ce ne sont pas des vieux ni des incapables, mais des jeunes ou d'âge moyen variant de vingt à quarante-cinq ou cinquante ans; ces décades dorées et argentées, durant lesquelles le pouvoir reproducteur est à son apogée, comme le cerveau et les muscles pour l'exécution rapide de leurs meilleurs travaux. (*Page 153.*)

De là l'action malfaisante du coït normal chez certains hommes comme un effet neurasthénique attribué aux troubles du nerf grand sympathique et dont Beard cite le cas suivant.

8. — Célibataire de quarante-six ans, sujet à des maux de tête habituels depuis plusieurs années. Leur disparition était suivie de douleurs à l'occiput et au cou avec vertiges, douleurs d'estomac et coliques, surtout à gauche; frissons, même dans l'eau chaude, et contractures musculaires. Spermatozoaires nombreux dans l'urine avec pus abondant. Il ne pouvait se livrer au coït, sans que tous ces symptômes n'augmentassent dès le troisième jour.

Si rare et étonnant qu'il paraisse, ce fait, d'après l'auteur, est assez fréquent aux États-Unis et n'est peu connu des médecins que par la discrétion des malades, n'en comprenant pas toute l'importance. Il mérite une grande attention, comme la présence des spermatozoaires dans l'urine. Il a lieu chez les mariés et les célibataires, jeunes et vieux, même dans le lit conjugal. Que le coït soit pratiqué une ou deux fois par mois ou tous les trois mois seulement, il n'est pas plus malfaisant, sans procurer jamais aucun bien. La souffrance ne survient pas immédiatement après ni dans la nuit même; au contraire, ces malades dorment mieux parfois. C'est du second au troisième jour seulement que survient l'avalanche des symptômes suivants : Augmentation des craintes morbides avec maux de tête et insomnie, douleurs, battements, palpitations ou démangeaisons au périnée et autour des parties génitales, sensibilité de l'urèthre, urination fréquente et rare, constipation. Langue parfois chargée, indigestion, irritation des yeux rendant la lecture pénible.

Cet accident génital correspond aussi avec la neurasthénie générale et doit être classé et étudié avec les craintes morbides, l'insomnie, la dyspepsie, l'asthénopie nerveuse, le bourdonnement des oreilles, la sueur des mains et du scrotum pendant, pénis rentré, testicules sensibles, douleurs lombaires, contractures musculaires des extrémités avec refroidissement des mains et des pieds, frissons, dépression mentale. C'est, en un mot, l'expression d'une banqueroute nerveuse, ni plus ni moins. (Page 146.)

***

Ces détails étaient nécessaires pour faire connaître et distinguer cet effet de l'épuisement génital et sa signification. D'autant plus que des exemples analogues nous paraissent inconnus en Europe. Des personnes se disent bien peu portées à l'acte sexuel par faiblesse génitale, en être fatiguées, mais non malades ensuite, à moins que les organes s'y refusent. Jamais aucun homme ne s'est plaint à nous d'en éprouver un ensemble d'accidents aussi dangereux et remarquables.

Mais il en est qui ont peur du coït sans le connaître et qui n'osent pas s'y essayer par cette seule crainte. Certaines difformités légères n'y pouvant mettre obstacle la font naître, sinon la préoccupation de ne pas réussir, comme dans beaucoup de cas. Les pertes séminales, de mauvaises habitudes y contribuent aussi, avec le défaut d'érection. Le plus souvent, il s'y joint, chez ces névropathes, une aberration de l'esprit, sinon du sens érotique même, comme on le verra aux *Aberrations*.

C'est le contraire des femmes dont Beard ne parle pas distinctement. Sans que la faiblesse sexuelle se présente comme chez son conjoint, au même degré et pour des raisons différentes, beaucoup manifestent une répugnance marquée pour cet acte, à cause des souffrances qui s'ensuivent. On observe alors des règles profuses en fréquence ou en abondance ; raisons suffisantes pour expliquer cette frigidité et le malaise consécutif à l'acte sexuel. La cause est donc toute différente.

En tout cas, il est également essentiel de ne pas faire renaître le mal à plaisir, en observant la continence et en le traitant d'une manière distincte.

SIGNES

L'affaiblissement, le trouble ou l'épuisement nerveux génital commence parfois à se manifester par des accidents nerveux d'autres parties du corps. Ceux de la neurasthénie générale précédemment exposés peuvent ainsi exister avant ceux-ci. Tous les principaux appareils et organes en sont menacés, mais quelques-uns y sont particulièrement exposés ; l'estomac entre autres. Il n'y a donc pas de raison de passer en revue toute la pathologie comme Belliol, dans son volumineux in-8° d'environ 1,000 pages, pour montrer l'épuisement nerveux des organes génitaux. Il suffira d'en retracer les principaux signes pour le reconnaître.

Il en est un tout d'abord qui saute à première vue de tout médecin expérimenté observant des malades qui ont mené une vie très dissipée en ce qui concerne spécialement les plaisirs de l'amour. Beard les divise en deux classes distinctes : ceux qui ont une maladie locale, organique et ceux qui souffrent de troubles nerveux généraux seulement. Les premiers sont généralement forts et sanguins et les seconds plutôt faibles, impressionnables et surtout nerveux. D'où il suit que les mêmes excès fonctionnels, quels qu'ils soient, produiront des affections organiques et locales chez les uns en rapport avec leur constitution, tandis qu'elles seront générales, nerveuses chez les autres. Il serait donc facile de distinguer celles-ci de celles-là.

Mais ces différences extérieures ne sont pas aussi accentuées à tout âge. Les plaisirs, les fatigues, les luttes de la jeunesse et les affections, les tares héréditaires changent, modifient et transforment l'apparence des personnes. L'enfance et l'adolescence offrent des garants plus sûrs à cet égard. Une surexcitabilité anormale dans l'enfance, indépendante de toute mauvaise habitude, vient d'une sensibilité héréditaire. Un gars très fort, gros, rubicond et plein de santé, ne sera jamais troublé comme le premier, en grimpant aux arbres, de la sensation voluptueuse découverte par le simple frottement des organes génitaux.

Les faits relatés à l'onanisme par frottement en témoignent. Cet excès de passion ne vient pas de la force, mais de la faiblesse, la débilité organique ; c'est l'analogue de la dyspepsie nerveuse et l'activité anormale de l'esprit chez ceux enclins à la folie et qui la côtoient.

Le même signe se produit chez ces nerveux lymphatiques lorsqu'ils montent à cheval ou sur bicyclette par mode ou coutume, sinon comme moyen hygiénique. Une fluxion à demeure s'établit au siège correspondant aux organes génitaux qui peut les porter à l'onanisme ou à des rapports sexuels anticipés.

Les anomalies fonctionnelles des organes génito-urinaires sont en effet les premiers symptômes locaux de la neurasthénie sexuelle primitive et idiopathique. Quand elle est précédée d'autres accidents nerveux d'organes éloignés, elle est secondaire et souvent symptomatique de ces accidents.

Les troubles génitaux chez l'homme ont une importance considérable par l'affaiblissement en résultant et les préoccupations morales qu'ils font naître. Au début, il existe une hyperexcitabilité marquée du centre génital, une sorte de priapisme permettant des coïts fréquents et répétés. Cette vigueur passagère, inconstante, n'est que le prélude de la diminution de la puissance génitale qu'elle prépare comme dans la congestion, l'hypérémie de la moelle précédant son ramollissement. En effet, au bout d'un temps variable, les érections deviennent rares, incomplètes, l'éjaculation se produit avec rapidité, presque au moment de l'intromission. D'autres fois, l'acte sexuel ne peut s'accomplir, l'érection est inefficace et ne persiste pas le temps voulu. Enfin, la nuit est marquée par des pertes séminales; une véritable spermatorrhée peut même survenir, cause de fatigue pour l'organisme et de désespoir pour le malade.

Ces accidents, indiquant l'action malfaisante du coït normal, sont encore plus graves en coïncidant avec la neurasthénie générale. L'épuisement nerveux génital n'est évidemment pas le principal, puisque le coït est possible et s'exerce même parfois normalement. Son retentissement seul sur toutes les autres fonctions amène le désarroi général. Il est donc moins grave que l'impuissance totale.

9. — Beard en a observé l'exemple suivant chez un manufacturier, marié, ayant joui d'une parfaite santé jusqu'à trente ans. A trente-cinq ans, il se plaignait de bourdonnements et de sifflements presque constants dans les deux oreilles, sommeil imparfait. Il avait cessé de fumer

sans résultat, mais il en était moins troublé après le repos du dimanche. Depuis trois ans, sa copulation était imparfaite et quelques pertes séminales s'ensuivirent, même à côté de sa femme. Il avait eu une goutte militaire ou prostatorrhée. Bourses très relâchées comme signe de masturbation antérieure. (Page 149.)

Ces bruits des oreilles, survenant sans cause appréciable à l'examen, sont analogues, d'après l'auteur, à l'irritabilité de la prostate, des seins, de la colonne vertébrale, du cerveau, des dents, des yeux, de l'estomac qui coïncide souvent avec ces bruits.

Une extrême sensibilité nerveuse du canal de l'urèthre en est un autre signe, selon Beard. Elle se distingue de la douleur produite par l'inflammation en contractions internes s'étendant profondément avec écoulement involontaire de gouttes d'urine après la miction. Le pénis est froid et souvent très rétracté, rentré par l'évacuation du sang de l'organe. Le simple passage de la sonde, même enduite de calmants, est si sensible que la douleur persiste encore le lendemain, malgré l'usage des bains de siège. Ils augmentent plutôt la souffrance comme tous les autres moyens usités.

L'irritabilité excessive de la prostate est un symptôme analogue. L'introduction du doigt dans le fondement suffit à constater la sensibilité de cette glande en pressant dessus avec son extrémité. Rarement sensible, il en résulte une douleur aiguë si violente parfois qu'elle donne la sensation pénible d'une plaie, quoique sans être engorgée ni augmentée de volume.

La partie profonde du canal de l'urèthre, correspondant à cette glande, est seule associée à cette sensibilité exquise. De là la faiblesse du jet de l'urine, bavant et s'écoulant par gouttes, avec besoins fréquents et répétés, surtout à la suite d'abus ou d'excès vénériens.

Cette irritabilité s'étend même à la peau correspondant aux organes sexuels. Les bourses et les testicules deviennent presque douloureux au toucher, comme celle des ovaires chez la femme. Les seins y participent aussi et il est probable que cette irritabilité nerveuse locale est le secret que certains garçons efféminés trouvent dans l'excitation manuelle de leurs petits mamelons par la femme pour rendre leurs érections plus rapides et complètes. Les pédérastes énervés recherchent spécialement ce mode d'excitation érotique entre eux, d'après l'exemple 151 des *Anomalies sexuelles.*

L'incontinence d'urine, sinon le besoin fréquent et pressant d'uriner, se rencontre chez beaucoup de neurasthéniques par excès sexuels, comme un effet direct et consécutif, d'après les observations 86 et 118 des *Anomalies sexuelles.* Rendues en double ou triple quantité de la dose ordinaire, ces urines blanches, aqueuses, au lieu de leur couleur jaunâtre ordinaire, résultent souvent de palpitations nerveuses du cœur produites par la même cause à la suite d'abus ou d'excès vénériens. C'est un sérieux avertissement, pour la femme surtout, de ne pas récidiver.

Une urine très acide s'observe aussi avec diminution des produits excrémentitiels ordinaires, remplacés par ceux d'une oxydation incomplète. Des oxalates, phosphates et autres corps étrangers ont aussi la même signification. Des flocons spermatiques, et même des spermatozoaires, s'y rencontrent parfois chez des mariés comme chez des célibataires jeunes et vieux. En coïncidant avec des pertes séminales et la spermatorrhée surtout, ces signes méritent la plus sérieuse attention. Tôt ou tard, si l'on n'y prend soin, d'autres fonctions : digestion, pouvoir de réflexion, faiblesse musculaire, de l'intestin et surtout de l'érection, ne manquent pas de se manifester. Cette dernière se révèle surtout par la tentative infructueuse du coït après une longue abstinence.

Les névroses génitales se manifestent spécialement sur les organes sexuels par des altérations fonctionnelles sans douleur. Telles sont les érections involontaires, persistantes et durables, constituant le priapisme et devenant du satyriasis quand elles sont continuelles au point d'empêcher le sommeil. Ces perversions ou troubles du système nerveux paraissent provenir du centre génital de la moelle inférieure de la colonne vertébrale; mais le sens érotique du cerveau peut aussi contribuer à les produire, sans aucune altération ni lésion physique appréciable, même au microscope. De simples abus ou excès fonctionnels en sont les causes ordinaires. De là leur apparition après des habitudes vicieuses, une grande contention d'esprit, des impressions physiques ou morales persistantes, dont la cessation les fait disparaître également, sans laisser aucune trace apparente.

Elles se distinguent très facilement dès lors avec les maladies toujours douloureuses, les névralgies notamment, résultant de l'irritation, l'inflammation ou la lésion des nerfs. Aucune confusion n'est donc possible avec les névroses ni méprise entre leurs caractères différents.

Une réserve est pourtant à faire quant à la rachialgie et aux douleurs variées qu'elle produit (voir page 47). Après le cerveau, la moelle épinière renfermée dans la colonne vertébrale joue certainement le plus grand rôle dans l'affaiblissement et l'épuisement nerveux génital. Tous les abus vénériens et les excès sexuels, de quelque nature qu'ils soient, retentissent directement sur ce gros cordon nerveux et ses enveloppes. Les articulations de la colonne osseuse y participent même souvent du haut en bas, de la tête au coccyx, ainsi que la peau qui la recouvre. De là une gêne, des sensations pénibles, fixes ou vagues, dans un point quelconque de sa longueur et s'irradiant sur les côtés. Les malades traduisent généralement ces sensations par la douleur qu'ils éprouvent à l'intérieur et à l'extérieur dans le dos, entre les épaules, au niveau des reins et même plus bas.

Ces douleurs nerveuses, dont le caractère essentiel est d'être variables, changeantes d'intensité, de siège et de durée d'un jour à l'autre et du soir au matin, ne doivent donc pas être confondues avec les douleurs fixes et aggravantes d'une maladie locale ne variant pas de place.

La plupart des signes précités de l'épuisement nerveux des organes génitaux proviennent ainsi de la moelle épinière par les nerfs qu'elle leur fournit, de même que ceux qui vont suivre. La *coccydinie* entre autres en fournit l'exemple le plus frappant. C'est une sensation douloureuse localisée à la terminaison de la colonne vertébrale et gênant beaucoup les malades pour s'asseoir. Il semble, dit Beard, que leur colonne vertébrale soit trop longue par l'extrême sensibilité de son extrémité. Cette névrose atteint plutôt les femmes que les hommes, au moins en Amérique. Les femmes galantes, de New-York en particulier, se plaignent surtout de cette hypersensibilité spinale et même de douleurs de l'épine dorsale ; ce qui dépend probablement de certaines particularités de leurs débauches.

Des douleurs temporaires dans les jambes peuvent simuler, dans certains cas, l'ataxie locomotrice et même l'atrophie musculaire par des contractions très pénibles. Elles sont parfois si intenses que les malades comparent leurs souffrances à la sensation d'une corde serrant leurs articulations. Le président Garfield, ayant reçu un coup de feu dans les reins, comparait ces douleurs à celles des griffes du tigre, *tiger's claws* ; preuve que la moelle épinière était atteinte, comme l'autopsie le confirma.

Ce signe peut ainsi faire croire à la menace de ces terribles maladies de la moelle, les faire annoncer par erreur, alors qu'elles sont l'effet passager de l'épuisement génital. On en trouve la preuve quand ces malades, en montant à cheval ou en bicyclette, en allant en voiture ou en chemin de fer, sont pris de douleur au périnée, sinon de pollution involontaire par l'irritation mécanique en résultant sur la prostate ou les canaux éjaculateurs. L'exaspération consécutive de leurs douleurs est la confirmation qu'il s'agit de simples névroses résultant de l'épuisement sexuel.

La surexcitabilité génésique, qui s'empare à certaines périodes et sans cause appréciable de ceux qui se livrent habituellement aux excès sexuels ou à des abus contre nature, est aussi une névrose et un signe précurseur d'affaiblissement génital. Qu'elle se manifeste sous forme de turgescence ou d'érections persistantes, priapisme, satyriasis ou nymphomanie, c'est toujours une névrose plus ou moins accentuée et indolore. Les masturbateurs et les frotteurs ont ainsi de véritables accès les entraînant à leur insu à multiplier leurs pratiques, sans être maîtres de leurs mouvements, jusqu'à extinction des forces. Les pédérastes et les sodomistes n'en sont pas exempts, malgré l'accord nécessaire de deux volontés, non plus que les deux sexes dans leurs orgies et leurs saturnales. Les pollutions, la spermatorrhée et l'impuissance succèdent à ces accès par épuisement nerveux. Alors le mal redouble, comme en témoignent les confidences, les lettres ou mémoires de ces malheureux. Confirmation éclatante que la surexcitabilité génésique qui a provoqué tous ces excès et ces accidents consécutifs est purement d'origine nerveuse. Il ne faut donc pas la confondre avec le prurit ou démangeaison génitale produite par une maladie locale, apparente ou cachée, superficielle ou profonde, que la douleur suffit à déceler.

*
* *

Les signes émanant du cerveau sont en général beaucoup moins directs et localisés que ceux produits par la moelle épinière, tandis que ceux-ci, en affectant tout spécialement les organes sexuels, réagissent très puissamment sur l'esprit, l'imagination et la pensée. Si la plupart des neurasthéniques sont tristes et découragés par la faiblesse de leur système nerveux et tous les accidents et les troubles en résultant, cet état d'esprit est bien plus marqué dès que leurs organes génitaux sont atteints. Leurs fonctions préoccupent si profondément les deux sexes, dès qu'elles sont troublées, dérangées, affaiblies ou surexcitées, que leur imagination en est aussitôt frappée, perturbée. Leur découragement est si profond et leur tristesse si sombre, que d'aucuns semblent devoir tomber dans l'hypocondrie. D'autres sont hantés d'idées noires, persécutés du désir de la mort, parfois même de monomanie suicide. Il en est qui délaissent leurs travaux, quittent leur profession, abandonnent leur famille. Toutes les catastrophes sont à redouter alors, surtout chez ceux qui sont frappés d'une influence héréditaire.

Le mal de tête ou céphalée, signe prédominant de la neurasthénie, ne paraît pas avoir la même importance dans l'épuisement génital. Beard le cite dans ses observations, sans s'y appesantir d'une manière spéciale. S'il est commun que les malades accusent du mal de tête avec étourdissements, pesanteurs, vertiges, ce n'est qu'incidemment après leurs excès. Ils insistent bien plus sur leur faiblesse génitale, le défaut d'érection, les pertes séminales, la sensibilité ou la pesanteur douloureuse des testicules et autres accidents analogues. Une seule fois, un frotteur se livrant chaque nuit à cette funeste habitude, insistait sur un serrement froid derrière la tête qu'il éprouvait immédiatement après et qui l'empêchait de s'endormir. (Voy. *Frottement.*)

Les masturbateurs passionnels sont plus exposés à ressentir en s'éveillant le matin, après un sommeil lourd, traversé de cauchemars et de sursauts, un mal de tête frontal, la véritable céphalée serrant le front. Mais elle est surtout associée aux troubles digestifs dans l'épuisement nerveux génital. Il en est rendu d'autant plus grave et difficilement curable que l'insomnie s'y joint. Elle entretient l'excitation génitale et s'oppose à la réparation nerveuse.

L'insomnie produite par la congestion du cerveau et la surexcitation nerveuse résultant des excès génitaux est ainsi l'un des plus fréquents signes de l'épuisement nerveux. Sa gravité se mesure par sa continuité, sa durée. D'autant plus qu'elle coïncide souvent avec des battements forts, rapides, précipités et inégaux du cœur; palpitations nerveuses qui causent souvent une émission plus abondante d'urine incolore comme l'eau. Ces palpitations à la suite d'excès ou de perversions sexuelles suffisent même parfois à entretenir cette insomnie.

Le rêve sexuel, érotique ou lubrique, avec excitations génésiques et aboutissant à la pollution, a lieu spécialement dans l'épuisement nerveux génital. Il est doublement fatigant et malfaisant, en raison des pertes séminales dont il s'accompagne, comme on le verra à ce mot par de nombreux exemples.

La fatigue du matin, conséquence de tous les signes précédents par le défaut de repos et de réparation des forces, est le symptôme capital et prédominant de la neurasthénie sexuelle. Elle coïncide souvent avec une urine très acide et altérée.

Les troubles de la vue ou son affaiblissement avant l'âge, coïncidant avec des excès vénériens, sont aussi un avertissement direct de la congestion cérébrale, comme le mal de tête et les bruits, bourdonnements et sifflements des oreilles. La paresse de l'intelligence et la difficulté inusitée des travaux de l'esprit, la pensée ou l'imagination, sont des signes que le cerveau a été atteint par l'excès des sacrifices à Vénus.

La *phobie,* état d'anxiété de la pensée, est le signe le plus direct du cerveau dans l'épuisement génital. Beard en rapporte de nombreux exemples caractérisés par des craintes diverses, frayeurs ou peurs maladives, distinguées par divers adjectifs. La peur des foules, la crainte de la société s'appelle *anthropophobie,* comme le contraire, *monophobie,* désigne la frayeur de la solitude et de l'isolement. De même de la frayeur angoissante des espaces, des distances ou de certains endroits : église, théâtre, ponts, imprimerie, etc. La peur des maladies et la frayeur du tonnerre et surtout des éclairs sont analogues. Que toutes ces phobies puissent se rencontrer chez des nerveux, surtout héréditaires, durant un accès, une période de neurasthénie sexuelle, il n'y a rien d'étonnant, mais sans que l'on puisse en faire un signe distinctif de celle-ci. Le plus souvent même, elles sont si étranges, déraisonnables et peu fondées qu'elles sont attribuées à une affection mentale, un trouble de l'esprit ou paraissent en dépendre.

Loin d'attribuer ces craintes ou frayeurs maladives à la neurasthénie et d'admettre qu'elles en dépendent directement et exclusivement, les auteurs français les considèrent comme des névroses distinctes, spéciales, n'ayant que des rapports accidentels avec elle. Au lieu d'en être un signe, elles en seraient une complication aggravante. Elles constituent des affections nerveuses existant séparément et proviennent spécialement du cerveau, comme le docteur G. Gélineau vient de l'établir dans un livre nouveau. Si, en se confondant avec la neurasthénie parfois, elles disparaissent simultanément, c'est que leur essence nerveuse les rend souvent justiciables d'un traitement identique.

L'hypocondrie ou *spleen* des Anglais, qui est la crainte sans fondement d'une maladie quelconque, et qui fait dire après examen qu'elle n'a d'autre siège que dans l'imagination, est beaucoup plus fréquente dans la neurasthénie sexuelle. Beard, en la qualifiant ainsi, la sépare de ses *phobies*, et prétend qu'elles sont bien plus réelles et positives que celle-ci et méritent ainsi, plus d'attention. On ne saurait cependant méconnaître qu'elle constitue, dans certains cas, un état nerveux nullement imaginaire comme on le dit. Au contraire, elle est une affection très réelle et des plus douloureuses, après les pertes séminales dont elle est une complication habituelle, surtout chez ceux qui ont subi la soi-disant cautérisation de la prostate. Elle se manifeste par un souci minutieux de la santé, de l'état des fonctions, de leurs moindres troubles ou désordres; d'où leur dégoût de la vie pouvant aller parfois jusqu'au suicide. L'éminent chirurgien anglais, *sir* J. Paget, qui a si bien étudié l'hypocondrie sexuelle dans son pays, la considère aussi comme très sérieuse. (Voy. *Onanisme,* page 303.)

Les symptômes précédents se présentent surtout dans l'affaissement ou l'épuisement sexuel, parce que les accidents génitaux réagissent le plus vivement sur le moral; plus même que la neurasthénie gastrique qui s'y joint ordinairement. La peur morbide d'être impuissant est si commune et répandue chez tant d'hommes, jeunes et vieux, pour avoir subi un affront, échec ou faillite dans un mauvais moment, qu'ils en sont effrayés, préoccupés nuit et jour, avec de véritables crises d'anxiété, défaillance et tremblement. Dans la crainte folle d'éprouver le même accident, malgré des érections spontanées, nocturnes ou diurnes, ils n'osent plus s'exposer à être bafoués, même avec les prostituées. Il en est aussi qui n'osent plus s'essayer avec leurs propres femmes par crainte d'échouer et d'être méprisés. (Observ. 144.) D'où leur continence prolongée et des pertes séminales involontaires en résultant; ce qui aggrave de plus en plus leur état physique et moral.

Ces cas se rencontrent particulièrement chez ceux qui ont commis des abus ou des excès vénériens antérieurs. Les masturbateurs, les frotteurs, les fraudeurs et toutes les lubricités y prédisposent en troublant leur cerveau. De même des anomalies sexuelles apparentes : péniennes ou testiculaires. La plus insignifiante, par défaut de propreté ou de soin, est souvent l'objet de terreurs folles. Telle est la balanite par la démangeaison ou la douleur en résultant ; une simple rougeur, bouton ou érosion, suffisent à plonger dans l'inquiétude les plus simples, naïfs ou timides. Les affections vénériennes, surtout prolongées, récidivées, et les opérations pratiquées dans le canal de l'urèthre, cautérisation du canal ou de la prostate, par des charlatans pour tarir certains écoulements suspects, ont la plus dangereuse influence à cet égard, d'après trois exemples relatés sous les numéros 140, 141 et 142.

La gouttelette de mucus produite par des érections matinales, vue le matin en s'examinant, met même l'esprit en déroute chez quelques-uns, en étant prise pour la goutte militaire. (Obs. 125 et 126 des *Anomalies.*)

La syphilis spécialement et ses diverses complications, tardives surtout, sont des causes très communes et fréquentes de ces craintes morbides par la perturbation de l'esprit de ses victimes. Ils craignent surtout de se marier et de la communiquer, malgré l'assurance contraire des plus savants spécialistes. (Obs. 128 à 135.)

En dehors des phobies, sous l'obsession plus ou moins prolongée de ces craintes chimériques et les idées tristes, noires et les frayeurs, les peurs qu'ils en conçoivent, ces malades sont bientôt énervés. La réaction du système nerveux affaibli, déprimé, sur tous les autres appareils qu'il innerve, ne tarde guère à se montrer par l'altération des voies digestives. C'en est ordinairement le premier effet et l'origine de tous les autres par le défaut de nutrition et d'assimilation. La diarrhée, qui s'ensuit souvent, augmente encore les causes d'affaiblissement. De là l'anémie, la neurasthénie, la faiblesse et autres phénomènes nerveux de la tête, du cœur, l'impuissance qui leur donnent un aspect trompeur. Plusieurs accusent une sécrétion abondante du nez, des deux narires ou d'une seule, que j'ai signalée dans trois cas; de la sueur des mains, des pertes fréquentes, l'irritabilité de la prostate, etc., etc. Et quand l'air triste, désespéré, le regard fixe, mélancolique, troublé, ils énumèrent tous leurs maux, inquiétudes et souffrances, comment saisir l'origine de tant de symptômes divers dans un fait sans importance? D'autres ont l'idée fixe d'une maladie cachée, confinée dans la profondeur de la tête ou du bassin, les organes génito-urinaires, prostate ou vessie, sinon les flancs. Ce sont donc de véritables hypocondriaques, les plus difficiles et rebelles à détromper, comme des exemples en seront relatés.

A entendre ces divagations, on peut croire que ces nerveux, craintifs et préoccupés, n'ont pas leur bon sens, qu'ils sont excentriques, mal équilibrés ou toqués. Au contraire, ils ne divaguent que sur l'objet spécial de leurs craintes. Est-ce celle de l'impuissance, du défaut d'érection? cette pensée est alors si dominante qu'elle l'empêche de se produire et la fait même cesser, dès que cette crainte se présente à leur esprit, en distrayant et paralysant le sens érotique du cerveau ! Qu'ils n'y pensent pas, comme dans le sommeil, et cette érection se manifeste spontanément. C'est la meilleure démonstration à leur fournir pour démentir leurs craintes en pareil cas.

Au contraire, la plupart de ces malades, sur tout autre sujet, se montrent très intelligents et parfaitement équilibrés. Ce sont parfois des hommes d'affaires, actifs, judicieux et qui réussissent très bien dans leurs entreprises.

L'alcoolisme serait aussi, d'après Beard, le signe d'un affaiblissement latent du système nerveux génital. Les plus impressionnables, se trouvant efficacement remontés par les liqueurs alcooliques, s'y adonnent progressivement en ignorant la cause de leur faiblesse. Mais l'usage continu et prolongé de l'alcool déprime le système nerveux. Un alcoolique apparent peut ainsi n'être qu'un simple neurasthénique à l'origine, d'autant plus que des troubles gastriques peuvent exister dans les deux cas.

Des consultants, dont on ignore les habitudes et la condition sociale, se présentent en accusant une certaine émotivité avec tremblements, rêves pénibles, engourdissements et fourmillements des extrémités, compliqués de troubles gastriques, éveillant l'idée d'un alcoolique plus ou moins dissimulé. Si à cette demande, le malade répond avec embarras, le médecin ne doit pas s'en tenir à ce diagnostic, dès que le catarrhe pituitaire du matin n'existe pas. Il faut plutôt penser à une neurasthénie antérieure, surtout s'il y a mal de tête ou céphalée et affaissement de l'esprit. Il est ainsi possible de reconstituer la scène entière de cette maladie précédant l'alcoolisme consécutif; ce poison, en irritant l'estomac, peut même jouer le principal rôle dans l'épuisement nerveux génital.

Malgré la précision de ces différents signes et leur valeur ordinaire, ils peuvent être, pris isolément, de fausses apparences de l'épuisement nerveux génital. Tel de ces signes peut être l'avant-coureur, le début ou l'éclosion d'une affection organique locale de la prostate ou de la moelle épinière ne pouvant être découverte, ni signalée par le médecin le plus attentif et éclairé. Il est même de ces maladies cachées, ayant existé plus ou moins longtemps auparavant, susceptibles de produire leurs réminiscences par des manifestations nerveuses analogues, sans que le médecin puisse être rendu responsable de ces méprises.

L'une des plus fréquentes est la confusion de la neurasthénie sexuelle avec l'hystérie. Quoique d'origine distincte, ces deux affections nerveuses ont de nombreuses analogies, de grandes affinités et même des similitudes, des ressemblances, chez les deux sexes. Elles se rencontrent même alliées parfois, surtout chez la femme. Des garçons efféminés, masturbateurs, pédérastes, hallucinés, en offrent également les signes réunis. Il serait superflu de les signaler, le médecin pouvant seul les distinguer et les reconnaître par un examen attentif et répété. Cette indication suffit pour que le malade le mette en garde contre cette confusion dans le traitement, où cette distinction est capitale, essentielle. Administré indifféremment, il peut rester sans action contre l'une ou l'autre et produire même des effets opposés à ceux que l'on attendait, par suite de cette erreur.

CAUSES

L'abus de la fonction génitale n'est pas l'unique cause de son affaiblissement nerveux, comme ceux qui l'éprouvent peuvent se le figurer, d'après les excès commis. Ce serait une erreur grossière de l'admettre dans la plupart des cas. Il y a, le plus souvent, les abus connexes du tabac, de l'alcool, du théâtre, de la danse, des veilles, de la fatigue du corps ou de l'esprit qui sont l'accompagnement ordinaire des plaisirs de l'amour. Quand des jeunes gens, se voyant pâlir, maigrir, s'affaiblir et perdre leurs forces viriles, s'adressent au médecin pour savoir ce qu'il en est de leurs excès, et parfois de leurs turpitudes, il suffit de les interroger pour apprendre que l'appétit et le sommeil ont diminué simultanément. Il y a des maux de tête, des palpitations, des bourdonnements d'oreilles, perte des forces, faiblesse des jambes avec crampes et douleurs vagues ici et là.

Le surmenage intellectuel seul a produit à deux reprises cet état, chez un jeune homme se mettant avec ardeur, nuit et jour, à l'étude de ses auteurs favoris. Ce n'était évidemment pas de l'impuissance au sens vrai et organique de ce mot, puisqu'il suffit à ce malade de mettre de côté ses livres et de voyager pour guérir. C'était de la neurasthénie dont l'action se manifestait spécialement sur la virilité par l'intermédiaire du cerveau ou de la moelle. (*Impuissance*, page 327 de la nouvelle édition.)

Tous ces phénomènes ressortissant évidemment de la neurasthénie générale, on peut juger dès lors que les excès ou les abus génitaux ne sont pas seuls en cause. Il suffit que ceux de la fonction sexuelle soient prédominants sur les autres pour caractériser l'affaiblissement ou l'épuisement génital. Tant de causes variées peuvent le produire, même dans la continence et des excitations latentes purement subjectives, que ces malades se défendent justement de tout abus ou excès à ce sujet. La chasteté, la privation absolue, en agissant sur le cerveau, peuvent entraîner des accidents analogues. Tous les excès les plus extrêmes et opposés, en appauvrissant l'organisme, déterminent des effets semblables.

Diverses maladies organiques prédisposent également à la neurasthénie génitale. A voir des hommes forts et robustes physiquement, capables de grandes fatigues et de violents efforts musculaires, en être atteints, il ne faut pas juger que l'anémie n'y prédispose pas. L'épuisement nerveux génital de ceux-là dépend de causes locales, comme de nombreux exemples en témoignent. L'anémie en est une prédisposition manifeste par le défaut de sang n'incitant plus le système nerveux. L'hystérie, le rhumatisme et d'autres maladies y conduisent aussi indirectement en épuisant l'organisme. C'est dans ces conditions que des causes directes et spéciales de l'épuisement nerveux génital survenant, il se produit fatalement.

D'où l'indication d'en rechercher et scruter avec exactitude et attention tout ce qui peut avoir agi sur le système nerveux local, dès qu'il est affaibli, sidéré, pour en combattre la cause. Les abus physiques n'y contribuent pas seuls, les troubles moraux, les vives émotions, les grandes peines, les profondes tristesses, toutes les passions : envie, haine, jalousie, joies illimitées en peuvent être la cause comme l'amour chez les nerveux. Ils sont les plus exposés à en ressentir les effets par l'analyse de leurs moindres sensations, souvent aggravée en leur attribuant une importance qu'elles n'ont pas, et qu'ils rapportent à leurs abus ou leurs perversions sexuelles. C'est une aberration consécutive à celle qu'ils ont eue en se livrant à des actes qu'ils n'osent souvent avouer, si on ne leur demande explicitement. A ce défaut, les causes principales peuvent rester ignorées et le sont fréquemment.

La dépression morale, par crainte, inquiétude accablante, idées fixes *à priori* et sans fondement ni raison subjective, ont également les plus funestes effets. La syphilophobie ou peur de la vérole, l'idée fixe, la prévention que l'on en est atteint ou de toute autre maladie vénérienne occulte; rétrécissement de l'urèthre, maladie de la prostate, spermatorrhée, goutte militaire, pertes séminales, provoquent aussi l'affaiblissement nerveux en engendrant la mélancolie, l'hypocondrie et la perversion des fonctions nutritives.

La digestion, a dit Brillat-Savarin, est, de toutes les fonctions corporelles, celle qui influe le plus sur le moral. Tout en reconnaissant que le cerveau de celui qui digère mal, d'une manière imparfaite, laborieuse, fonctionne ordinairement à l'unisson, c'est pour avoir fixé exclusivement son attention sur cette fonction que le célèbre gastronome a porté un jugement aussi absolu. Un cerveau affaibli, troublé, préoccupé d'idées tristes, ne permet guère une digestion normale. L'acte de la génération, à l'état morbide, exerce certainement un empire aussi préjudiciable sur l'esprit, la pensée et la raison. Dès que l'homme est atteint dans sa faculté de reproduction, il ne raisonne plus, il divague, en s'exagérant souvent la gravité du mal et devient fou à ce sujet.

Toutes les maladies affectent l'intelligence et la moralité de l'individu ; malade, il n'est jamais le même dans ses pensées et ses sentiments que l'homme en santé. D'où cette remarque du docteur Johnson : tout homme est *rascal*, c'est-à-dire canaille, suivant l'exacte traduction de ce dur mot anglais, dès qu'il est malade. C'est la vraie définition, dans son sens flexible et généreux, sans aucune exception possible ni imaginable. Si elle est exacte de toutes les maladies à diverses périodes, cette interprétation est surtout applicable et appropriée aux affections nerveuses. La neurasthénie est démoralisante en produisant l'irritabilité, l'affaissement et la déraison.

L'esprit de la femme, quand elle est stérile ou n'éprouve aucune sensation dans le coït, en est aussi perturbé, mais à un moindre degré.

De ces deux causes, agissant sur le moral et le pervertissant, celle-ci est manifestement plus directe que l'autre. Les troubles digestifs ne sont même souvent que la conséquence des aberrations mentales produites par les abus et les excès vénériens. Au contraire, il n'est pas admissible que ceux-ci soient jamais produits par des troubles de la digestion ; ils les empêchent plutôt en affaiblissant la fonction.

La mélancolie, l'hypocondrie affaiblissent aussi le système nerveux en altérant toutes les fonctions nutritives.

Les premières causes d'épuisement nerveux se résument dans le surmenage partiel ou général des fonctions nerveuses ; les excès intellectuels, les émotions morales, les abus sexuels qui retentissent si vivement sur les centres nerveux : cerveau et moelle épinière, pour les agiter et les troubler. Ces causes ordinaires sont donc de trois ordres : intellectuelles, morales et génitales. Séparées, isolées, elles suffisent à l'amener, mais réunies, elles le produisent infailliblement.

Les deux premières : intellectuelles et morales, sont donc d'ordre purement général et peuvent atteindre l'individu sans qu'il s'en doute. Il y est soumis souvent malgré lui, par la misère notamment, et forcé d'autres fois par le devoir pour échapper à celle-ci. Il n'est donc pas toujours responsable de ces causes générales, placées en dehors de sa volonté. Il les subit fatalement, même sans qu'il y ait de sa faute : les accidents et les blessures dans les ateliers et les mines, par exemple, comme une foule d'autres causes professionnelles. Ce qu'il en est dit dans la première partie et ce qui précède suffit à faire apprécier ces causes générales, sans qu'il y ait lieu de s'en occuper davantage ici.

De même des empoisonnements latents et spécifiques, produits, soit par l'usage abusif, immodéré de l'alcool, le café et le tabac, soit par l'emploi prolongé de remèdes toxiques : arsenic, belladone, bromures, iodures, mercure, morphine, soit aussi en se livrant sans précaution aux professions dangereuses par le gaz, les vapeurs et les poisons qui s'en dégagent, comme l'oxyde et le sulfure de carbone, le plomb qui sont absorbés. Toutes ces intoxications sont surtout redoutables en agissant spécialement sur les organes génitaux, comme cela est indiqué en détail dans l'*Impuissance*, pages 228 à 277 de la nouvelle édition. C'est en réagissant sur le système nerveux central et en l'affaiblissant, le perturbant, qu'elles déterminent aussi la neurasthénie sexuelle, d'autant plus grave que le système nerveux en est lésé, altéré parfois dans sa texture. C'est pourquoi nous les signalons.

Mais il en est d'autres aussi générales, accidentelles, innées ou constitutionnelles, professionnelles même, indépendantes de la volonté. En prédisposant à l'affaissement nerveux, leur connaissance est essentielle pour mettre en garde ceux qui en sont ainsi menacés contre les causes locales et générales qui y conduisent le plus fatalement.

Les excès sexuels, portés jusqu'à l'impuissance, suffisent, en retour, à produire tous les symptômes de la neurasthénie générale : hypocondrie profonde, digestions laborieuses et imparfaites, flatuosités, acidités, diarrhée et constipation alternatives, coliques douloureuses et périodiques, frayeurs sans cause, pusillanimité extrême, dégoût de la vie, tentatives de suicide, d'après l'exemple rapporté par Pinel, page 226 de l'*Impuissance,* nouvelle édition. Preuve de l'étroite réaction de ces causes l'une sur l'autre.

Ces causes génitales, d'ordre absolument local, s'exercent exclusivement sur les organes sexuels. Leur fonctionnement anormal, irrégulier, peut tenir sans doute à des causes étrangères, c'est-à-dire indirectes, comme les lectures érotiques, la vue d'actes ou d'images obscènes, une anomalie du cerveau, un coup porté sur la tête ou la colonne vertébrale, mais en correspondant toujours et directement à ces organes. La plupart de leurs anomalies et leurs perversions fonctionnelles viennent ainsi du cerveau et c'est pourquoi elles énervent tant l'individu. L'accès d'épilepsie et l'affaissement nerveux, survenant après l'acte normal même, sont les preuves évidentes, la démonstration de son action puissante sur le système nerveux cérébro-spinal tout entier. Il s'agit donc de signaler ces causes générales en première ligne, avec les exemples qui suivent à l'appui, pour les rendre plus démonstratives.

Les plus directes et évidentes sont l'incontinence des organes génitaux, soit par un fonctionnement normal, régulier, soit par un exercice anormal et contre nature; la continence absolue, qui en est le contraire, l'opposé et la négation, affaiblit aussi directement les organes génitaux. Mais en agissant parfois primitivement, l'action de ces causes locales est toujours proportionnelle à l'irritabilité du sujet frappé et sa faiblesse native. Ce point essentiel ne doit jamais être méconnu. Les mêmes excès commis par un individu fort et résistant et un autre faible, nerveux et impressionnable, celui-ci en sera affaibli, énervé, perturbé, tandis que le premier n'en sera nullement influencé. Juger de l'un par l'autre serait une source d'erreur. De là les affirmations et les négations contradictoires sur le résultat d'un fait identique, en ne tenant pas compte de la question préjudicielle du tempérament et de la constitution.

La neurasthénie sexuelle diffère de la neurasthénie générale en ce que la cause première et principale vient d'abus naturels ou artificiels de la fonction génésique. La masturbation si commune est ainsi placée en tête des causes locales avec ses conséquences. Elles sont souvent les seules appréciables dans l'épuisement nerveux génital. Les accidents nerveux du côté de la tête, l'estomac ou le cœur, sont souvent consécutifs ou passent inaperçus chez les hommes forts et vigoureux. C'est seulement lorsque les pertes séminales ou la spermatorrhée en résultant ont affaibli et troublé toutes les fonctions que les malades s'en plaignent. Il arrive même que les victimes des aberrations, dépravations ou perversions génésiques, retenues par la raison qu'elles conservent et une santé physique assez parfaite, évitent de se plaindre de ne pouvoir plus satisfaire leur passion à leur gré. Leur moral seul est atteint, perverti ou troublé.

Il ne faut donc pas s'y tromper. Si des blessures, lésions, déformations ou maladies existent parfois sur les organes génitaux par l'abus qui en a été fait, elles ne sont jamais les causes directes de l'affaiblissement ni l'épuisement nerveux génital. Ces marques appréciables et apparentes sont simplement les témoins accusateurs des excès commis. Elles peuvent déterminer l'impuissance; mais c'est toujours par la pensée déréglée, l'imagination surexcitée, pervertie, la luxure, le priapisme qui a présidé à ces excès, qu'en surexcitant et troublant le cerveau, tout le système nerveux en a été secondairement atteint et affaibli.

La relation suivante, par ses détails et une observation minutieuse et prolongée, permettra de bien faire saisir ces différences.

10. — Garçon de trente-quatre ans et demi, très myope, de taille et de poids ordinaires, blond, légèrement coloré, quoique lymphatique, très nerveux et impressionnable. Il habite le midi de la France, où il remplit à la campagne une fonction administrative de l'État. Sans être impuissant, il se plaint de faiblesse génitale par une érection lente et difficile, qui l'a empêché de se marier jusqu'ici.

Issu de cousins germains, il a été très éprouvé par des crises nerveuses jusqu'à trois ans, dit la mère, et chétif durant toute son enfance. Sans avoir jamais été malade, il a souffert jusqu'à vingt ans de coliques vermineuses dont il éprouve encore intercurremment les suites.

A dix-huit ans seulement, il a connu les signes de la puberté, en observant une continence rigoureuse jusqu'à vingt-cinq ans, tout en habitant en liberté de grandes villes. Il a pu résister à la tentation par crainte d'accidents, et n'eut des rapports sexuels, sans grande volupté, que de vingt-cinq à trente ans, à des intervalles très éloignés. Il attribue cette froideur aux pertes séminales qu'il éprouvait depuis l'âge de vingt ans. Des ablutions froides, le fer et le quinquina avec la continence les ayant fait disparaître, il se croyait guéri et pensait sérieusement à se marier, lorsque ces pertes reparurent. Il essaya dès lors du coït pour les remplacer, mais il resta en échec et s'adonna ensuite, dans le feu de l'agitation de ses insomnies, à la masturbation cinq à six fois seulement, ce qu'il n'avait jamais fait auparavant.

Néanmoins, il en éprouva aussitôt de la douleur dans la colonne vertébrale et une grande lassitude dans les jambes. Le médecin, consulté à ce sujet, constata même des palpitations nerveuses avec douleurs sur les côtés de la poitrine. Ces nouveaux accidents nerveux disparurent par un traitement approprié, bien qu'une émotion morale ou une peine vive les fassent reparaître momentanément, indiquant son excessive impressionnabilité nerveuse.

Mais les pertes séminales persistaient, malgré l'usage de la quassine, l'iodure de fer, le quinquina, et la faiblesse génitale était toujours la même. Afin de concilier ces deux antagonistes, il fut soumis au bromure de potassium avec des aspersions froides. Environ un an après, il essaya sa virilité dans les meilleures conditions, avec une ancienne connaissance aimée, et réussit parfaitement; mais en répétant l'expérience un mois ensuite, l'érection fit défaut, malgré plusieurs attouchements; procédé très nocif en épuisant ces nerveux, sans résultat.

Un autre médecin consulté prescrivit l'arsenic conjointement avec l'hydrothérapie et le chlorhydro-phosphate de chaux. A la myopie s'ajoutèrent bientôt des troubles de la vue, des *mouches*, que le malade attribua à l'excès de travail et étrangers à son état neurasthénique, alors qu'ils en étaient une simple conséquence. Heureusement, ils disparurent bientôt, sans que la virilité s'améliorât ; deux nouveaux essais, avec d'autres femmes, restèrent infructueux comme le dernier. Il se rendit alors dans un établissement thermal où il prit trente douches froides avec usage du chlorhydro-phosphate de chaux et du phosphure de zinc simultanément.

Une année de ce traitement stimulant amena des érections nocturnes fréquentes et même diurnes par des attouchements libidineux, auxquels ce garçon a toujours été très enclin en les pratiquant fréquemment avec les femmes complaisantes. Mais en allant de nouveau s'essayer avec son ancienne connaissance, il échoua piteusement, de même que six mois après, malgré la continuation de ce traitement. Il n'avait ainsi obtenu aucune amélioration dans sa fonction génitale, après plus de deux années consécutives employées à la rétablir, comme il s'en convainquit avant de quitter la ville où il venait de le terminer, en entrant dans une maison publique... distinguée.

Désespéré d'avoir perdu tant de temps et dépensé tant d'argent, il constatait cependant l'heureuse influence qu'il en éprouvait sur sa santé générale. Il se portait bien, avec un appétit excellent, et n'avait plus de pertes séminales que tous les vingt jours. C'est ainsi, après quatre années de souffrances morales cruelles, qu'il me demandait avis sur son état à la fin de 1891, d'après les renseignements précités et en ajoutant : « que depuis six ans, il voyait très souvent une jeune fille honnête qui ne lui était pas indifférente et engagée avec un autre. Mais que les caresses qu'il lui avait volées, et quelques privautés prises, lui produisaient des sensations très agréables, alors que les autres filles ou femmes qu'il avait occasion de voir ne lui faisaient aucun effet. »

Cette révélation me parut être le mot de l'énigme, d'autant plus que depuis la cessation de son traitement et malgré un très bon régime, « il souffrait de douleurs insupportables dans la partie supérieure et moyenne de la colonne vertébrale qu'il avait souvent ressenties après des attouchements suivis d'érection. »

La faiblesse génitale ici était donc plus morale que physique, en procédant manifestement plus de la perturbation du sens érotique cérébral que du centre génital de la moelle épinière. Les désirs amoureux de cet érotomane impressionnable et irrésolu, entretenus par une passion secrète et toute platonique, en surexcitant son imagination et sa lubricité, déterminaient normalement, par l'impression du centre génital, des érections spontanées, diurnes et nocturnes. Dès qu'il s'essayait, au contraire, il ne pensait qu'à l'objet de sa passion muette et, ne la trouvant pas, l'érection ne pouvait se produire ou tombait ; d'où ses échecs et ses faillites. Il s'agissait donc de le désabuser sur sa fausse impuissance et de lui indiquer les moyens de s'en convaincre. Conseiller à cet érotomane, comme on l'avait fait, « de s'en tenir au plaisir des yeux, en attendant le reste, » est un leurre. Il reconnaissait lui-même avoir trop longtemps usé des caresses, attouchements et baisers, sans avoir jamais satisfait ses désirs.

Voici ma prescription :

1° Délaisser, fuir ou s'éloigner absolument de l'objet de son amour platonique et s'occuper activement de le remplacer par un autre plus accessible à satisfaire son cœur et ses sens ;

2° Exciter le centre génital par des injections stimulantes dans l'anus en les gardant pendant la nuit;

3° Et l'occasion favorable de s'essayer étant venue, prendre d'avance quelques dragées d'ergotine pour assurer le succès, sinon l'élixir cantharidé et safrané de Garus.

Six semaines après l'emploi de ce traitement suivi incomplètement par les difficultés et les embarras d'un célibataire campagnard, il m'annonçait avoir réussi et même gagné une légère uréthrite par ses imprudences. Il est si difficile de contenir ces nerveux dans les limites nécessaires ! Timides et irrésolus, ils ne savent ce qu'ils veulent, manquent les occasions imprévues, soudaines, les plus favorables, par crainte d'échouer, et recherchent les plus faciles où ils en sont surtout menacés. C'est ainsi que ce garçon, rassuré sur sa virilité et cherchant un mariage convenable pour l'entretenir et la conserver, est encore célibataire après deux années de tâtonnements.

Ces exemples sont très fréquents de constitutions nervoso-lymphatiques, s'affaissant dès les premiers abus ou excès vénériens, surtout quand elles ne sont pas soutenues par de bonnes conditions hygiéniques d'aération, d'exercice, d'alimentation et de travail. De là tant de garçons anémiques, hystériques, neurasthéniques, affaiblis ou impuissants dès la première jeunesse. Dans leur isolement et avec leurs craintes, leur timidité, beaucoup contractent de mauvaises habitudes génitales et aggravent ainsi leur état moral et physique. Ne voyant que celui-ci, le médecin les traite exclusivement par les ferrugineux, les toniques et stimulants, sans s'inquiéter du moral, ni des causes secrètes qui les ont réduits à cette extrémité, ni des moyens d'y remédier.

Un second exemple, parmi tant d'autres, ne sera pas de trop pour justifier le précédent.

11. — Un commis voyageur de vingt-quatre ans, lymphatique, livré à la masturbation de treize à quinze ans, *sans trop d'excès*, s'aperçut bientôt qu'il n'entrait plus aussi facilement en érection. Il cessa immédiatement et évita les femmes, pensant que cette continence suffirait à le guérir. Des pertes séminales en furent au contraire la conséquence, comme d'ordinaire. Il eut recours au coït rare pour y mettre fin. Mais, à dix-sept ans, il constate que sa faiblesse naturelle augmentait.

Son service militaire ne change rien à cet état. Un médecin, consulté à son retour, prescrit des pilules ferrugineuses en abondance, sans effet sur l'inertie des organes génitaux. Un autre, de la même ville, ordonne le phosphure de zinc et des douches sans plus d'effet. La verge est généralement molle et pendante, sauf qu'elle entre spontanément en érection une à deux fois par semaine, quinze à vingt minutes après être couché, avec ou sans rêves lubriques, le réveillant toujours et suivie d'abondantes éjaculations. Il est ainsi devenu triste, rêveur, avec des idées de suicide. Il est sobre, ne boit du vin qu'à ses repas et du café quatre à cinq fois par jour, sans alcool ni tabac.

Ce n'était donc pas de l'impuissance, mais de l'affaissement nerveux avec perturbation morale. Je le rassure et après le traitement topique anal avec distractions, prescrit le 14 juin, il annonçait le 31 juillet suivant avoir des érections plus fortes et fréquentes lui ayant permis de renouveler le coït avec une femme privée et une intromission normale trois fois en une seule nuit. L'excès en tout est la règle constante chez les neurasthéniques.

Il est indispensable sans doute de tenir compte de la constitution de ces érotomanes pour la relever, la restaurer, l'exciter au besoin par un bon régime tonique et stimulant; mais il faut surtout examiner leur système nerveux et scruter leur état moral, d'après la perversion de leurs idées, leurs craintes, leur timidité enchaînant, annihilant leur imagination et leur sens érotique qui paralysent leurs organes au moment psychologique. D'où leur faiblesse génitale et non l'impuissance qu'ils invoquent par erreur. Il faut leur montrer qu'elle ne saurait exister avec des érections et des pollutions actives, les réveillant dans leur sommeil; c'est-à-dire lorsque leur cerveau, débarrassé de ces idées tristes, ces préoccupations craintives de la veille, livre leur imagination à des rêves érotiques ou lubriques produisant leur effet ordinaire. C'est la meilleure démonstration à donner à ces infortunés: que leur prétendue impuissance ne dépend pas de leurs organes, mais de leurs pensées erronées, leurs préoccupations et leurs craintes folles, au lieu de se laisser aller, sans réflexion ni réticence, au plaisir et à la volupté résultant de l'union des deux sexes, quand on s'y livre sans faux apprêts et en toute liberté. S'ils restent froids et ne ressentent pas cette chaleur communicative résultant normalement de ce contact, c'est parce que leurs pensées, étrangères à ce qu'ils font, les préoccupent et empêchent l'afflux du sang dans l'organe copulateur. De là le secret de leurs échecs et leurs faillites répétées.

*
* *

Quelle que soit la cause, générale ou locale, qui ait affaibli le système nerveux génital, les blessures, chutes, coups ou contusions, survenant accidentellement dans ces conditions, compliquent et aggravent le plus souvent la situation. Une impuissance complète et absolue peut en résulter. Charcot a constaté ce fait chez les hystériques et Beard chez des neurasthéniques; tous deux en ont relaté des observations concluantes. Aux États-Unis, où les accidents de chemins de fer et autres sont si fréquents, l'impuissance sexuelle — *loss of power* — est invoquée en première ligne, quand le cerveau ou la colonne vertébrale ont été plus ou moins lésés, intéressés. Il suffit que ces blessés soient des nerveux affaiblis, anémiés ou épuisés, au moment de l'accident pour que femmes et hommes en éprouvent une augmentation de leurs troubles ordinaires, ceux des fonctions génitales en particulier, en raison des relations étroites du système nerveux central avec les organes qui y président.

Dans l'impossibilité de vérifier l'intensité et la réalité de ces lésions sexuelles, des dommages-intérêts considérables ont été accordés à tort aux plaignants, suivant le docteur Hogdes : 18,000 dollars — 90,000 francs — à un prétendu impuissant, convaincu de bâtardise ensuite; 50,000 francs à un autre garçon qui, marié après, devint bientôt père; 27,500 francs à l'un des blessés de l'accident de Wallaston pour cause d'impuissance absolue. Elle peut exister en effet immédiatement et durer un certain temps. Mais les lésions qui l'ont déterminée peuvent aussi disparaitre et mettre fin à l'impuissance, comme ces faits le démontrent. D'où l'indication, en pareil cas, d'attendre au moins un certain temps, soit un an ou deux, avant de statuer sur ce fait spécial de la plainte ou de la blessure, quand il n'y a pas d'autres signes positifs, après un examen contradictoire et éclairé.

L'âge critique détermine aussi l'épuisement nerveux, surtout chez les femmes nerveuses, surmenées par un travail pénible et n'ayant qu'une nourriture insuffisante. Dès que les règles cessent ou sont irrégulières, avec ou sans hémorrhagies, elles deviennent incapables de travail et d'efforts avec maux de tête, insomnie, troubles digestifs, palpitations, bouffées de chaleur de la face, survenant par accès, et suivis de refroidissement, frissons simulant la fièvre. L'appétit devient bizarre avec digestions laborieuses : gaz, renvois, ballonnement du ventre, constipation. De là l'anémie, pâleur et maigreur, éblouissements, essoufflement. Le moral se détraque et ces malades peuvent se croire atteintes de maladies du cœur, de l'estomac, des reins, selon les accidents prédominants. En réalité, c'est de la neurasthénie à traiter activement par un régime tonique, avec thé et café, vie au grand air et exercice modéré. Une occupation intellectuelle sans fatigue est favorable, ainsi que les bains. Écarter toute préoccupation et inquiétude, et favoriser ainsi, comme essentiel, un sommeil prolongé. La guérison est dès lors assurée, s'il ne s'y joint aucune maladie organique.

Afin de rendre ces causes plus appréciables, nous allons les détailler, en les divisant en trois ordres distincts selon leur mode d'action, avec les faits à l'appui pour en faire mieux saisir les différences :

Générales, procédant de tout l'organisme ;
Psychopathiques, venant du cerveau ;
Locales, siégeant dans les organes génitaux.

Cette division, selon leur siège, n'exclut pas l'affinité et une étroite solidarité de ces causes, confondues souvent entre elles ; les plus locales : masturbation, frottement, pertes séminales étant souvent produites par l'aberration des idées, sinon une altération ou anomalie constitutionnelle.

CAUSES GÉNÉRALES

CONSTITUTIONNELLES

Sous ce titre, se groupent les causes affectant tout le système nerveux, primitivement et secondairement, par suite d'altérations et de maladies des principales fonctions de l'organisme : circulation, digestion, assimilation, respiration et génération. Sans siège local, contrairement à celles qui règnent dans un seul appareil ou organe isolé, elles figurent ici les premières, comme immatérielles et inorganiques le plus souvent.

La faiblesse nerveuse, native ou acquise, est l'une des principales causes de l'épuisement nerveux génital. Ceux qui en sont atteints de naissance, ou par les mauvaises conditions de leur enfance, sont exposés ensuite à en ressentir les effets, dès que les fonctions vitales de l'estomac ou du cœur s'exercent imparfaitement. Ils s'anémient et par le défaut de sang, son altération ou sa pauvreté, les nerfs prennent le dessus, dès qu'un sang riche et abondant ne les tient plus en bride pour en calmer et modérer les accès. De là l'hystérie, le nervosisme et les divers autres accidents, désordres et troubles nerveux déterminant bientôt l'affaiblissement général, celui de l'appareil génital en particulier. Il est si instable et impressionnable qu'il se perturbe et se paralyse à la moindre influence physique ou morale. Le travail intellectuel, une impression sentimentale ou sensorielle, le plus léger trouble physique suffit à le concentrer, l'absorber. L'influx nerveux est ainsi ralenti, suspendu ou arrêté.

Dans cet état, ni abus, ni excès vénériens ne sont nécessaires pour transformer cette faiblesse en neurasthénie sexuelle; le simple usage y suffit. Que de jeunes gens, en s'exonérant ainsi de manière ou d'autre, naturelle ou artificielle, sont bientôt réduits à un véritable épuisement avec toutes ses conséquences! Combien de jeunes filles chlorotiques, aux pâles couleurs, auxquelles le mariage est conseillé sans examen, sont frappées à bref délai de cette neurasthénie sexuelle et en deviennent gravement malades ensuite par la grossesse, l'accouchement et l'allaitement.

Chez l'homme, le sens génital n'obéit plus dès lors qu'imparfaitement à ses excitants naturels; soit que l'imagination troublée ne permette pas aux désirs vénériens de se manifester avec la régularité, la force et l'intensité voulues, soit que le souvenir, une habitude viennent inopinément se présenter à l'esprit et l'occuper, l'érection diminue, languit ou tombe, selon l'ancienneté et la durée de la perturbation morale produite. Rien n'affecte et ne trouble plus l'esprit et l'imagination de l'homme que la faiblesse génitale, de même que les maladies vénériennes et des organes génito-urinaires, dès que sa virilité en est atténuée. (Voy. SYPHILIS.)

Les échecs et les faillites des novices, à l'esprit faible et impressionnable, se produisent ainsi fréquemment à leur début. Ceux qui sont affaiblis, troublés par des goûts, des appétits pédérastiques ou l'habitude plus ou moins prolongée de la masturbation, seuls ou à deux, et même du frottement, en sont surtout passibles. Exemple :

12. — Un garçon de vingt-six ans, marchand sellier en province, beau, fort, sans maladie, paraissant bilieux plutôt que lymphatique, se présente le 12 mars 1892 comme impuissant et hésitant à se marier. Livré à la masturbation de douze à treize ans, il s'est essayé machinalement à dix-sept ans avec une prostituée et a échoué piteusement. Il n'a réussi ensuite qu'en se faisant toucher. Honteux et intimidé par ce défaut d'érection, il a continué à s'exonérer lui-même, évitant de recourir deux fois à la même femme, crainte d'être bafoué. Ses rapports, de trente à quarante au total, ont été de plus en plus longs, exigeant jusqu'à dix minutes pour la conclusion, toujours préoccupé, sans être à ce qu'il faisait.

A l'examen, organes flasques, pendants, de volume normal, veine dorsale variqueuse ainsi que la partie interne du testicule droit, signes de masturbation, quoique ne s'y étant livré que deux ou trois fois par semaine. Pertes séminales nulles, les érections spontanées n'ayant lieu qu'au réveil. Vie régulière et laborieuse, sans alcoolisme ni tabagisme.

Ce n'est donc pas là de l'impuissance, mais de la

faiblesse nerveuse, de la torpidité génitale, la sécrétion et la projection du sperme étant normales. Aussi ai-je répondu affirmativement à la demande du mariage avec une femme choisie, aimée, en la courtisant un certain temps, et après l'usage de lavements avec gouttes de noix vomique, douches et lotions stimulantes locales, dragées d'ergotine et kola granulée à l'intérieur.

La syncope génitale, exclusivement nerveuse, a lieu ainsi parfois, même chez de vieux garçons voulant rompre des liaisons illicites habituelles, ou forcés d'abandonner une maîtresse gênante après des relations prolongées, comme dans le cas suivant :

13. — Un garçon de trente-deux ans écrit de Londres, le 21 juillet 1893, sans autre détail : « J'ai eu une maîtresse à qui j'ai été très attaché et que j'ai toujours été parfaitement à même de satisfaire, bien qu'elle soit de fort tempérament. Je lui ai été fidèle tant que je suis resté avec elle. L'ayant quittée, j'ai voulu avoir des rapports avec d'autres femmes, et *chaque fois*, j'ai été *complètement* impuissant. J'ai pris des excitants sans résultat. Très ennuyé, j'ai revu mon ancienne maîtresse et j'ai été de nouveau viril comme d'habitude avec elle. Ce n'est donc pas de l'impuissance ni de l'anaphrodisie ; mais comptant me marier bientôt, j'ai une peur atroce de ne pouvoir remplir mes devoirs de mari. Un puissant aphrodisiaque ne sauverait-il pas la situation, en brisant l'espèce de chaîne ou de charme qui semble me lier à mon ancienne maîtresse ? »

Non, monsieur, répondis-je immédiatement. La syncope génitale dont vous souffrez est évidente. Produite et entretenue par un sentiment profond qui enchaîne vos désirs, votre imagination et vos sens, elle ne peut être combattue efficacement que par un sentiment contraire, opposé. Si la faiblesse nerveuse, le féminisme y contribuent, fortifiez-vous, tonifiez-vous. L'essentiel est d'oublier, de secouer le joug par l'éloignement, la fuite. Mais ne vous mariez pas, sans que votre chaîne soit rompue, brisée par le temps, la distraction ou un autre amour. A la faiblesse, l'esclavage de vos sens, de votre cœur ou votre esprit, sinon de votre système nerveux, il faut que la force et la liberté succèdent pour reconquérir votre virilité. Avec du courage, de l'énergie et une ferme volonté, vous y parviendrez.

Rien de plus dominateur et tyrannique que ces liaisons illicites, habituelles et prolongées, sur certains esprits faibles ou très impressionnables. J'ai cité ailleurs l'exemple analogue d'un garçon lié à une maîtresse depuis plusieurs années, lorsque sa famille *l'obligea* à contracter un mariage avantageux. En l'annonçant à sa maîtresse, elle lui prédit dans une dernière entrevue, la veille même du mariage, qu'il resterait impuissant dans les bras de sa nouvelle épouse. Il fut incapable, en effet, de consommer son mariage pendant plusieurs semaines, comme Roubaud, consulté à cet effet, l'a raconté.

Cette syncope génitale, purement nerveuse, montre bien l'élément moral subjuguant le physique au point de le paralyser. Une simple impression morale provoque le même effet par le trouble nerveux en résultant.

L'extase amoureuse, chez de jeunes érotomanes, détermine une action analogue sur le cerveau dont voici un exemple remarquable :

14. — Un collégien parisien, de quatorze à quinze ans, brun, de taille moyenne, très vif et nerveux, à la moustache précoce, éprouve si prématurément des désirs vénériens, qu'il écoute, dès cet âge, en sortant de Condorcet, les invitations des filles publiques et en suit une pour faire son apprentissage. Son succès fut un stimulant au point de le faire manquer le lycée. Ses parents avertis l'internent dans un collège de province pour l'empêcher de sortir. Mesure dangereuse qui l'entraîne, à l'instigation de ses camarades, à la masturbation. Son dégoût en est tel qu'il fuit par les fenêtres pour aller se soulager. Il est ainsi renvoyé à Paris.

Mis en contact par hasard, de dix-sept à dix-huit ans, avec une fille de son âge que la mère laissait imprudemment en sa compagnie, ce jeune érotomane, initié déjà à toutes les profanations de l'amour, de la prostitution, éprouve une véritable adoration pour cette jeune vierge. Ils s'aiment au point de se tenir enlacés, s'embrassant réciproquement à bouche que veux-tu, sans qu'aucun désir vénérien les distraie de cet amour chaste. De longues heures de liberté se passent ainsi sans penser ni pouvoir aller plus loin. Seul, il s'en étonne, mais la présence de son idole le paralyse, et son bonheur suprême, dans l'enivrement de son amour, consistait à la presser sur son cœur en l'embrassant, à l'exclusion absolue des sens.

Trois mois après ces entretiens extatiques, ces jeunes gens furent séparés et éloignés subitement. Ce garçon reprit bientôt, avec une sorte de priapisme, ses débauches dans la prostitution en commettant, jusqu'à vingt-deux ans, tous les excès possibles, avec suspension pour les prolonger. Une aventure l'amena alors dans mon cabinet; de là son histoire.

La même syncope génitale se manifeste chez de vieux garçons ou veufs, résolus, après une jeunesse plus ou moins orageuse, à vivre seuls dans une continence prolongée. Une nouvelle Vénus ou un mariage convenable s'offrent-ils à leurs convoitises inassouvies que, comptant sur leurs anciennes prouesses, ils s'engagent aussitôt dans de nouveaux liens, sans examen ni réflexion. Troublés par l'émotion de leur érotisme, ils restent impuissants, comme cet agriculteur des Ardennes, énamouré à quarante-cinq ans d'une jeune domestique, sans pouvoir satisfaire ses désirs. (Observation 160 des *Anomalies sexuelles.*)

Les hommes entachés de féminisme et d'une grande impressionnabilité sont les plus menacés de ces échecs. Une volonté faible, indécise, vacillante, expose à tous *les dangers et les périls* des sens et de l'imagination par l'affaiblissement du système nerveux.

L'idée préconçue de leur impuissance et la crainte de ne pas réussir est donc toute la maladie de ces nerveux. Ils réclament des aphrodisiaques, lorsque la perturbation seule de leur système nerveux génital les paralyse au moment propice. L'excès d'impressionnabilité, de crainte et de honte, cause tout leur insuccès et ils n'en triomphent qu'en étant rassurés sur leur virilité. De grands bains frais ou quelques douches et des dragées d'ergotine comme adjuvant suffisent dans ces cas, d'après l'exemple suivant :

15. — Cultivateur du Cher, âgé de trente-cinq ans, marié depuis six semaines à une fille de vingt et un ans, sans être parvenu à la déflorer, malgré leur désir réciproque et toutes les tentatives faites à cet effet. Adonné à la masturbation dès l'âge de douze ans, il avait ensuite eu des rapports sexuels à la campagne et en ville lorsque, à la suite d'un chancre mou, guéri en dix jours sans aucune suite, et l'infidélité d'une femme mariée, il résolut de rester garçon. Très robuste, il s'exonéra dès lors par la masturbation jusqu'à sept à huit fois par semaine.

Ses parents morts, la vie devint si triste qu'il se maria d'un amour assez froid, mais qui grandit jusqu'à la folie par ses échecs et les désirs embrasés de sa jeune femme. Eloigné d'elle dans les champs, il a chaque jour des érections fortes et persistantes, au souvenir de ses charmes et ses caresses, qui font défaut en étant réunis. De là son chagrin, sa préoccupation et son tourment, surtout devant le mécontentement et les menaces de sa femme. Il perd la raison en demandant un phallus et des aphrodisiaques.

Je le rassure, en lui démontrant qu'il n'est pas impuissant et doit se calmer, reprendre courage et se tranquilliser. Ses crampes dans les jambes, ses *tiraillements* ou contractures, sont l'effet de la masturbation et ses efforts répétés. Je prescris des ablutions froides locales et une verrée d'eau froide en lavement à garder pendant la nuit, avec l'usage de dragées d'ergotine, en essayant ses forces tous les cinq à six jours à l'apparition des érections spontanées.

Un mois après sa demande, le 18 novembre 1890, cet homme écrivait : En suivant exactement vos prescriptions, vos espérances et mes plus ardents désirs ont été couronnés de succès. La première intromission a réussi le 10 courant et la tentative renouvelée avant-hier a encore mieux réussi. Je continuerai ainsi tous les cinq à six jours, en laissant agir la nature sans la forcer, suivant votre ordonnance !

Des exemples analogues, relatés au Célibat prolongé des *Anomalies sexuelles*, montrent également que l'impuissance signalée faussement consistait simplement en échecs, faillites provoqués par le trouble et l'affaissement, la perversion du système nerveux cérébro-spinal, résultant de tous les abus, les excès et les fraudes commis par ces vieux célibataires. L'observation 175 en offre le type. Les cas signalés aux anomalies de la copulation démontrent bien le mécanisme purement nerveux de ces faillites par l'échec constant de deux jeunes érotomanes, dans toute première entrevue avec la femme choisie, convoitée, poursuivie dans la plus vive ardeur; tandis qu'ils jouissaient de toute leur virilité dans la seconde, le lendemain même. (*Observations 108 et 109.*) Et la preuve démonstrative que cette syncope génitale résulte bien de l'exaltation même de l'imagination de ces névropathes est dans l'exemple de ce veuf, constamment impuissant le soir avec sa maîtresse, et retrouvant seulement toute sa vigueur le matin au chant du coq. (*Observation 105.*)

Toutes ces faillites passagères, habituelles, intermittentes comme les fièvres d'accès, taxées faussement d'impuissance, ne sont donc que des névroses par faiblesse nerveuse, perversion ou trouble de l'imagination, du sens érotique et du centre génital à la fois, par abus, excès ou défaut d'usage. On ne peut faire vibrer ces instruments délicats sur tous les tons, vrais et faux, sans que leur diapason ne s'altère, se trouble et s'abaisse. Témoins ces beaux gaillards de vingt-cinq, vingt-sept ou trente ans, se trouvant affaiblis, sinon impuissants, après une courte vie d'excès et de fraudes. Sans l'aide d'aphrodisiaques aussi artificiels que la caresse, le baiser de l'oreille pour celui-ci, le contact à nu du corps, *à poil* comme ils disent pour celui-là, le frôlement de la main féminine sur leur mamelon rudimentaire pour d'autres, ils ne peuvent retrouver leur virilité. (*Observations 107 et 151*.) Effet d'habitudes vicieuses d'érotomanie, pervertissant et surmenant les centres nerveux érotiques, au lieu de leur usage régulier et leur service normal.

D'autres causes concomittantes peuvent contribuer sans doute à produire cette faiblesse génitale. Tel est l'usage excessif du tabac, de l'alcool ou ces liqueurs frelatées dont le bouquet est un véritable poison, parfois des plus violents, l'absinthe notamment ; sinon d'autres intoxications ou empoisonnements résultant de leur profession et surtout de leurs maladies contre lesquelles ils prennent, souvent sans mesure, des bromures, des iodures, des mercuriaux, l'opium, la digitale, le camphre, des piqûres de morphine, de cocaïne, des cachets d'antipyrine pour calmer leurs nerfs aujourd'hui et les remplaçant le lendemain par les plus violents aphrodisiaques pour les exciter. Achetés et délivrés librement sous forme d'alcaloïdes en capsules, dragées, granules, ces divers remèdes, pris ainsi à la longue sans indication précise, ne manquent guère de déterminer de véritables accidents neurasthéniques, en troublant les fonctions de l'estomac, du cœur, du poumon, et en affaiblissant et détraquant le système nerveux, sans que l'on s'en aperçoive autrement que par ces échecs et ces faillites inattendues.

La lenteur graduelle de l'érection en est le meilleur signe. Au contraire, lorsqu'elle survient subitement, en dehors de l'âge ou de la maladie, c'est ordinairement de l'impuissance, dont la cause est généralement plus appréciable et marquée, comme dans le cas suivant.

16. — Célibataire de trente-cinq ans, impuissant par faiblesse nerveuse, ayant toujours eu le sens érotique peu développé et le centre génital paresseux. Il s'est peu masturbé jeune et exprime naïvement cet état ainsi : Jamais très fort en amour, toujours besoin d'attouchements de la femme pour entrer en érection, sans jamais obtenir la dureté ni la raideur de la virilité complète, l'éjaculation s'effectuant presque aussitôt l'intromission, « quand elle était possible. » De là une continence forcée, n'étant pas hardi à s'adresser aux femmes, ce qui l'a fait aussi refuser de très beaux partis et des femmes aimées.

Sa faiblesse de constitution s'opposant à de grandes fatigues, il apprend tard le métier d'horloger bijoutier. Néanmoins, voyage-t-il un peu à pied, qu'il a vite mal dans les jambes; c'est dans les cuisses le lendemain en se levant et dans le bas des reins, s'il reste debout à la même place. Phénomènes neurasthéniques indiquant la faiblesse de la moelle lombaire, malgré la vie sédentaire, calme, sans usage d'alcool ni de tabac. La verge est un peu atrophiée, le gland pâle et ridé.

Il a employé sans succès les *granules d'arséniate d'or dynamisé*, les *gouttes régénératrices* et le *sirop magistral au quinquina* des charlatans trop connus. Maintenant les attouchements et les baisers d'une femme, même ardemment désirée, ne provoquent qu'un peu de turgescence de la verge, qui tombe aussitôt avec écoulement spermatique immédiat. Jamais d'érections spontanées. Pertes séminales nocturnes rares, sans érection.

Malgré un traitement interne stimulant et reconstituant avec douches, bains froids et excitants locaux pendant trois mois, des érections plus sensibles donnaient seulement l'espoir d'un prochain coït ; *mais la fatigue des reins et des jambes était beaucoup diminuée.*

Féminisme. — Les sujets efféminés sont les plus enclins et exposés à cette faiblesse nerveuse et ses conséquences, en raison même de leur tempérament faible, lymphatique et leur constitution délicate, strumeuse et souvent scrofuleuse. Leur enfance est toujours chétive, languissante ou maladive et ils ne peuvent ainsi se livrer aux amusements, exercices ni jeux des enfants de leur âge. De là leur puberté tardive et peu marquée. La transition s'opère d'une manière insensible aussi dans le changement des formes, des organes génitaux et celui de la voix, qui en sont les traits les plus apparents et marqués. La taille seule s'élance, mais les tissus restent pâles et mous. Toutes les fonctions languissent. l'intelligence est paresseuse quoique, seule entre toutes, elle se distingue parfois par une grande précocité. Le moral est aussi tout l'opposé du physique; mais en général, ils sont craintifs, peureux, pusillanimes, avec des goûts bizarres, sans force de caractère ni d'individualité. Faibles ou cachectiques, anémiques ou pâles, un rien les émotionne, les trouble, les abat sans réaction.

Tels sont les caractères extérieurs du féminisme, chez le jeune adolescent, par leur ressemblance avec ceux de la femme. Adultes, ils en ont la taille fine, svelte et élancée, les membres grêles et allongés, aux formes délicates, la peau fine, blanche et glabre, c'est-à-dire presque imberbes. L'absence de barbe ou sa rareté en est le principal caractère, formant ainsi un contraste frappant avec ces viragos aux formes masculines, portant moustaches, connues sous le nom d'*hommasses*.

Il n'y a pas à insister ici sur les traits extérieurs du féminisme, peints distinctement dans l'*Impuissance*, page 125, cinquième et nouvelle édition. Les plus nerveux dans l'enfance sont les plus portés à l'onanisme manuel ou au frottement, si leur intelligence développée ne les retient exclusivement à l'étude. Ceux qui en offrent l'apparence, à l'âge adulte, ne se mêlent guère par leur extrême timidité aux jeux de leurs camarades. Ayant les goûts et les idées de la femme, au point de lui emprunter parfois l'un de ses caractères distinctifs : des seins développés et durs, sinon un mamelon érectile et une aréole très marquée, elle n'a aucune attraction sexuelle pour eux. Les beaux garçons de leur âge leur font plus d'impression. Ils les recherchent ainsi de préférence et en font leurs acolytes, surtout s'ils sont adonnés à la masturbation. Chez d'autres, la paresse de leurs organes génitaux coïncide souvent avec leur développement et leur fonctionnement incomplets ; ce qui les fait échouer parfois dans leurs premiers essais en trouvant une occasion favorable. C'est le plus grand malheur qui puisse les frapper.

Les déformations thoraciques, constatées métriquement par les coupeurs sur les anciens patrons qui servaient il y a trente ans, sont attribuées à ce féminisme par le docteur Brunon. La comparaison faite sur cinquante garçons de dix-huit à vingt-deux ans a permis de constater que, 80 fois sur 100, leur poitrine est rentrée, le dos rond et que, le diamètre inférieur restant normal, celui de la partie supérieure du thorax a diminué, ainsi que la capacité thoracique. De plus, les épaules sont basses, le cou placé en avant et les hanches saillantes, caractère de féminisme qui s'accompagne souvent du développement des mamelles. Les vraies causes de ces déformations sont la sédentarité et l'immobilité sur des tables de travail souvent trop basses et le défaut d'exercices physiques, surtout des bras.

Ils se distinguent notamment par leurs goûts à choisir des professions et des occupations opposées à leur sexe et leur aptitude à les remplir par la faiblesse de leur constitution et la délicatesse de leurs formes. Ils exécutent de préférence les travaux des femmes : tailleurs, valets de chambre, couturiers, modistes, cuisiniers même ; ce qui explique le célibat du plus grand nombre en n'ayant souvent d'hommes que le nom.

Ce féminisme ne s'appliquait autrefois qu'aux anciens *Scythes du Caucase*, les affranchis de Rome au IVe siècle. On en distingue partout actuellement. Tels sont les *Skoptzy* russes, les *Mujerados* des villages indiens rencontrés par le docteur Hammond en 1862 dans le nouveau Mexique américain. Ce sont des personnages importants dans leurs cérémonies religieuses, célébrées très secrètement au printemps. Un homme très fort est choisi à cet effet et, après l'avoir masturbé plusieurs fois par jour, on le fait courir presque continuellement à cheval sans selle, suivant l'exemple des Scythes. Par cette surexcitation des organes génitaux et les pertes séminales qui s'ensuivent, leur nutrition s'arrête, ils diminuent et s'affaiblissent, et les désirs et la virilité cessent bientôt. De là le changement de caractère, le désir de revêtir l'habit des femmes et de prendre leurs occupations. Le courage et la virilité disparaissent et les femmes et les enfants passent dès lors sous la direction de ces efféminés.

Dans les deux cas examinés, M. Hammond a constaté que le pénis et les testicules étaient si petits qu'ils étaient réduits en un tissu fibreux chez l'un d'eux. L'impuissance prédominait ainsi parmi ces Indiens. Ils étaient habillés en femmes et en remplissaient les occupations.

Ce changement de sexe est une maladie psychique de l'esprit, d'après Moreau (de Tours); elle a été observée exclusivement par des médecins aliénistes comme lui, dit-il, page 95 des *Aberrations du sens génésique*, 1880. C'est aussi une impulsion maladive pour M. Hammond plutôt qu'une vésanie et ceux qui ont répondu à sa communication, comme Beard lui-même, voient là une simple monomanie sexuelle. « Ces perversions, dit-il, sont beaucoup plus fréquentes que l'on ne suppose et les médecins ne s'en occupent guère, parce que ces pervertis n'y ont pas recours. Ils sont satisfaits de leur état, comme les mangeurs d'opium, les morphinomanes, les alcooliques. Ils jouissent de leur vie anormale, et, s'ils n'en jouissent pas, ils sont trop honteux pour demander avis, afin de la modifier et la changer. Il y a un grand nombre de ces cas dans la ville de New-York, sans qu'il soit utile de s'en occuper. Le fait suivant en montrera le caractère.

17. — « Un homme me consulta pour son désir constant d'obtenir la jouissance sexuelle par la masturbation d'une main étrangère. C'était une idée fixe, une manie continuelle dont il souffrait beaucoup et sa visite était pour

en être débarrassé. Il présentait divers autres symptômes nerveux dont celui-ci était le principal. C'était une combinaison d'infirmités physiques et mentales. Une constitution nerveuse allant jusqu'à la débilité, tendant à faire contracter l'habitude de la masturbation mentale, comme à l'excès et l'abus des jouissances vénériennes, normales et anormales. »

« Des divers modes d'exonération artificielle, l'habitude de la masturbation est certainement la pire. Elle est pratiquée néanmoins par certains hommes durant des années et à tout âge, sans mal apparent ni appréciable. Les nerveux, faibles et impressionnables, en éprouvent seuls des altérations et des troubles manifestes, dès que cette habitude se prolonge avec fréquence et exagération. Ces accidents sont surtout fonctionnels et susceptibles de diminuer et même de guérir par le temps et le traitement en mettant fin à cette passion. »

Cette opinion est aussi la nôtre et c'est pourquoi nous l'avons reproduite comme absolument exacte et vraie. Si tous les pervertis sexuels étaient des fous, comme les aliénistes le prétendent, il faudrait doubler ou tripler, au moins à notre connaissance, les asiles existants pour les interner. Quant aux efféminés en particulier, dont il s'agit ici, il est facile de montrer par des faits que tout en ayant l'allure, les goûts, les idées, la conformation des femmes jusqu'aux seins, ils peuvent remplir leur rôle utile d'hommes dans la société, malgré leur perversité. Celle-ci résulte de leur conformation efféminée et de leur faiblesse nerveuse. Entraînés de bonne heure, instinctivement ou par l'exemple, aux penchants génitaux, ils s'y laissent aller sans hésitation, raisonnement ni résistance. La masturbation ou le frottement prématurés, parfois des attouchements lascifs avec l'autre sexe, sont d'ordinaire leur pierre d'achoppement. Que ces perversions sexuelles fatales se prolongent par leur puberté, toujours lente, tardive et peu marquée, ils s'en aperçoivent à peine, en raison de leur constitution chétive, faible, molle, strumeuse et persistent ainsi dans leur enfantillage jusqu'à vingt ans et au delà.

Leur système nerveux est si faible et instable, si impressionnable, comme il est déjà dit au début, qu'il se trouble et se perturbe, se paralyse même, à la moindre influence physique ou morale. Le travail intellectuel, une impression sentimentale ou sensorielle, le plus léger trouble physique, suffit à le concentrer, l'absorber exclusivement, à suspendre, arrêter le courant de l'influx nerveux. Le sens génital n'obéit plus dès lors à ses excitants naturels et, soit que l'imagination troublée ne permette pas aux désirs vénériens de se manifester avec la régularité, la force ou l'intensité voulues, l'impuissance en résulte pendant un temps variable, selon la prédominance de la perturbation cérébrale qui la produit et le degré d'affaiblissement, d'affaissement du système nerveux coïncidant.

On ne fait pas suffisamment attention, en général, à cet état grave chez les jeunes efféminés. Il est parfois le début insidieux et perfide des aberrations, perversions et dépravations sexuelles dont l'histoire suit. L'anaphrodisie n'est, elle-même, qu'une névrose du sens érotique, sinon son absence. On peut en juger par les goûts, les idées pédérastiques se manifestant lentement, sourdement chez les efféminés, par leur pusillanimité les éloignant de l'autre sexe. Leur échec devient ainsi infaillible quand ils tentent, en tremblant, de s'en approcher. Ils succombent par syncope génitale. C'en est fait dès lors de leur avenir, à moins qu'ils ne rencontrent une amourette favorable pour les exciter, en les rassurant et les mettant à leur aise afin de conserver leur sang-froid, sinon pour en faire mieux leur victime. Autrement, ils se jugent à tort impuissants et inaptes au mariage. Dans leur triste isolement, aggravé souvent par des pertes nocturnes, des remords et des cauchemars accablants, ils sont dominés par des idées sombres, noires; des craintes hypocondriaques s'emparent de leur esprit. Ils perdent l'appétit et le sommeil, maigrissent, pâlissent, s'adonnent à l'alcoolisme, au jeu, au tabac, pour se distraire. Leurs goûts bizarres et leurs actes insensés les font taxer de folie, alors qu'ils sont souvent de simples efféminés pervertis dont voici un exemple frappant :

18. — Un officier supérieur de la marine anglaise, âgé de soixante-cinq ans, de taille moyenne, sans barbe et peu de cheveux, m'offre un exemple rare et remarquable de féminisme, le 30 mai 1890, par deux seins apparents, assez développés, avec mamelons érectiles et saillants entourés d'une aréole très marquée. Privé de désirs érotiques jusqu'à dix-neuf ans, il n'a jamais eu l'idée de la masturbation. Une seule chose les a provoqués et développés : des femmes décolletées. A la vue de leur cou, de leur poitrine, il entrait en érection ; mais loin de chercher à satisfaire son désir, il n'a jamais tenté de se trouver seul avec une femme à cet effet, ni éprouvé le moindre sentiment de pédérastie. Sa timidité et la crainte de rester en échec par l'exiguité de ses organes et surtout l'étroitesse de l'orifice du prépuce en ont été la cause. Le gland se découvre facilement, mais une fois en arrière de la couronne très développée, le pénis est serré par cet anneau, le gland se congestionne, se gonfle et devient douloureux au point de l'obliger à rabattre aussitôt le prépuce. De là une exquise sensibilité du gland et de son enveloppe au moindre attouchement.

Cet homme est ainsi resté absolument vierge de tout rapport sexuel et il lui a suffi, depuis l'âge de vingt ans, de penser aux charmes entrevus chez la femme pour entrer en érection et éjaculer en se touchant les seins et se titillant les mamelons. Il s'est tellement identifié avec *la gorge* des femmes qu'il porte leurs chemises décolletées, brodées et coulissées avec un ruban bleu, comme il le montre en ouvrant son paletot boutonné. Un faux-col rabattu et très ouvert, fixé à une cravate de soie noire avec une grosse broche, sorte de camée très riche, dissimule son vêtement féminin. Il découvre, en l'enlevant, un cou tout plissé et ridé jusqu'aux seins, comme il aime à le voir chez les femmes. Il se satisfait ainsi lui-même en se regardant dans la glace, sans toucher le pénis. Tout commentaire de cette perversion sexuelle serait superflu, devant la carrière très active et honorable de ce vieux marin.

Ce signe caché du féminisme chez l'homme est peu connu à défaut d'y regarder. On se borne à l'extérieur sans l'examiner, malgré son importance absolument confirmative d'anaphrodisie, ici comme dans l'observation 67, relatée plus loin. A défaut du développement des seins, une aréole très marquée y supplée pour la déceler comme dans le cas suivant :

19. — Du diamètre d'un sou autour d'un petit mamelon d'un rouge vif, cette aréole était très bien et uniformément dessinée des deux côtés d'un rouge jaunâtre foncé, chez un avocat roumain de vingt-sept ans. Fils unique d'une mère veuve, très nerveuse, et élevé sous ses jupons, il avait eu une enfance difficile, maladive. A treize ans, il s'était adonné à la masturbation à l'école, en la continuant seul jusqu'à dix-huit ans assez fréquemment. L'année suivante, il tentait le coït avec une jeune domestique de sa maison et échouait à trois reprises successives, par défaut absolu d'érection, malgré les meilleures conditions d'isolement et de succès. Il n'en fit plus l'essai depuis, par la paralysie de ses organes dans la société des femmes qu'il recherchait beaucoup, en se croyant impuissant, quoique ayant spontanément ensuite des pertes séminales.

De taille moyenne, un peu élancée, il est très pâle, timide et émotionnable. A part la société de ses amis, il s'ennuie et s'attriste et, quoique vivant bien, il n'a pas grand appétit, ne fume pas, dort mal et peu de temps, avec cauchemars. Il est nerveux comme un neurasthénique et éprouve des maux de tête et des douleurs vagues, avec palpitations. Il se plaint surtout d'un catarrhe nasal, correspondant à la gorge et déterminant un *hem, hem* hystériforme. De là, l'examen à nu de sa poitrine m'ayant dévoilé le féminisme avec acné du dos et sueurs abondantes des mains.

Ce développement marqué n'est même pas indispensable ; quoique nul, chez un grand efféminé, il était son principal foyer érogène pour le mettre en érection en se couchant tout nu. (*Observation* 151 *des Anomalies sexuelles.*) De même chez beaucoup de masturbateurs et de pédérastes. Ce signe se rencontre aussi chez les anaphrodites, d'après l'observation précédente. Il est donc utile à consulter dans les cas douteux.

Sans parler ici d'autres perversions génitales mieux

connues et sans féminisme apparent, ceux par exemple pour qui la soie ou le blanc sont des aphrodisiaques spécifiques, infaillibles, irrésistibles et indispensables, restons-en aux efféminés pour montrer que les perversions en résultant sont exclusivement du ressort de la tératologie, c'est-à-dire de malformations organiques, comme cette opinion a déjà été soutenue et démontrée dans les *Anomalies sexuelles*.

20. — Grand et beau garçon blond de vingt-sept ans, agriculteur des environs de Paris. Pâle et très efféminé, il est si timide et craintif que la moindre émotion détermine des sueurs générales abondantes. Sœur folle par hystérie. Mère morte de la poitrine. Voici sa relation écrite :

« Jeune, j'ai eu les goûts et les idées d'une femme et je trouvais plus d'amusement à jouer avec une poupée qu'avec un cheval ou un fusil, et, seul avec mon père, je donne tous les soins nécessaires au ménage. Livré à la masturbation depuis l'âge de douze ans, je ne l'ai jamais pratiquée qu'une fois par semaine avec des intermittences d'un, deux et même trois mois pour y retomber ensuite. Ayant eu l'occasion avec mes camarades de me livrer au coït, je n'ai jamais pu arriver à le réaliser, l'érection manquant complètement, alors qu'en me levant et même la nuit, l'érection est forte et durable. Il m'est arrivé, étant seul à la promenade, de suivre quelquefois un bel homme que je rencontrais, et pendant mes 28 jours, en couchant avec un de mes camarades, il m'a suffi de le voir nu pour entrer en érection.

« Il y a un an environ, un étudiant m'ayant indiqué une jeune fille absolument sûre, j'allai la voir et étant parvenu à amener l'érection avec sa main, je réalisai mon premier coït. J'aurais dû continuer à la voir, mais, n'y étant retourné que six mois plus tard, je suis resté absolument en affront toute la nuit, malgré sa complaisance; c'est ainsi que me trouvant en érection spontanée à deux reprises, elle est tombée avant l'intromission. Mon caractère excessivement impressionnable, la peur seule de ne pouvoir réussir au souvenir de mes faillites me rendaient impuissant, car baigné de sueur, je sentais le sang affluer au cerveau et me battre les tempes. Si j'étais marié, comme j'en ai le plus vif désir, étant tout à fait rassuré, il me semble que cet état de choses disparaîtrait complètement ».

A l'examen, verge ordinaire, testicules petits et mous. Gland découvert en battant de cloche par exiguité du prépuce et masturbation. Je prescris des toniques stimulants internes et externes avec un bon régime; de nouvelles visites régulières à la femme de l'étudiant qui lui plaît et la réalisation du mariage le plus tôt possible, dès qu'il sera assuré de sa virilité.

21. — Grand garçon brun de vingt-quatre ans, très efféminé, mince et élancé, l'air nonchalant, employé des postes, à Paris. Adonné depuis l'enfance à la masturbation seul et à deux, il se plaint de douleur à l'anus avec la sensation de petits vers blancs qu'il a aperçus en regardant avec un miroir. L'examen montre en effet de petites végétations, à tête fine et blanchâtre, très déliées à la partie postérieure de l'orifice anal et paraissant résulter d'une déchirure locale, sans trace d'hémorrhoïdes, ni fissure, ni dilatation, ni infundibulum résultant de sodomie passive. N'accusant pas de cause à ces végétations et exempt de toute maladie vénérienne, ce garçon répond à ma demande : s'il n'y a pas eu de rapports contre nature, qu'il va dire toute la vérité. Voulant s'essayer avec les femmes à dix-huit ans, il échoua complètement faute d'érection, à deux reprises successives, malgré toutes les tentatives de part et d'autre. Ses parties sexuelles portent en effet tous les caractères d'une masturbation violente et prolongée : flasques, pendantes et comme flétries, un pénis volumineux et très long, au gland découvert et effilé, repose sur un scrotum encore plus relâché et inégal. A gauche, varicocèle considérable se confondant avec les restes d'un testicule à peine appréciable, tandis que très volumineux à droite, il a entraîné le scrotum encore plus bas. Signes manifestes à cet âge d'organes surmenés, quand ils sont au repos.

L'idée de son impuissance le ramena à son habitude de la masturbation à deux et l'entraîna bientôt à la sodomie active avec ceux qui lui demandaient. Il en contracta surtout l'habitude pendant son service militaire, tandis que par dégoût, il ne s'y soumettait pas volontairement. Un camarade, qu'il aimait beaucoup, l'essaya en vain; mais s'étant livré à un autre plus entreprenant, il éprouva une telle douleur qu'il le repoussa brutalement avant l'intromission.

Depuis lors, une cuisson douloureuse locale s'est manifestée, puis des excroissances il y a environ six mois, suite probable d'une déchirure de l'orifice anal où elles se rencontrent, sans qu'aucun autre symptôme ait apparu. Mais ce mal inconnu l'a épouvanté et fait renoncer à la sodomie. S'étant assuré de nouveau qu'il pouvait pratiquer le coït normal, il eut bien de la peine à ne pas se retourner en passant à côté d'hommes qui lui donnaient dans l'œil. Mais il a perdu cette habitude pédérastique depuis deux mois qu'il a une connaissance et se trouve ainsi guéri de sa fatale perversion par le mal qu'il en a éprouvé.

22. — Voici au contraire les symptômes signalés par un Suisse, grand, mince et fluet de vingt-quatre ans, ayant appris très jeune la masturbation à l'école, et l'ayant pratiquée toujours depuis, seul et à deux :

Maux de tête, avec battements violents parfois et grande lassitude le matin en se levant; respiration difficile et battements de cœur. Sueurs nocturnes et à la moindre fatigue.

Amaigrissement et chairs molles, malgré un très bon appétit ; diarrhée presque continue, 3 selles par jour avec brûlements d'estomac et démangeaisons dans l'anus.

Érections spontanées le jour. Testicules pendants et douloureux exigeant un suspensoir.

Mémoire courte, mauvaise vue, mais fixant et suivant plutôt les garçons que les filles à la promenade.

Employé de commerce dans le midi de la France depuis deux ans environ pour apprendre la langue, ce jeune homme, malgré son état neurasthénique et son penchant pédérastique, a perdu toutes ses mauvaises habitudes en lui prescrivant un traitement toni-stimulant local et général avec la fréquentation de l'autre sexe. Malheureusement, il a contracté une blennorrhagie dès son troisième coït, dont l'écoulement devint intarissable en raison d'un tempérament lymphatique et surtout l'irritation chronique du fond du canal résultant de la masturbation prolongée, ce qui arrive souvent en pareil cas. Il est actuellement à la tête d'une maison de commerce que lui ont laissée ses parents par leur mort imprévue.

La faiblesse native du système nerveux, chez ces efféminés, les rend timides et irrésolus, esclaves de leurs penchants, bons et mauvais, s'ils ne sont instruits et guidés de bonne heure par des amis, des camarades, ou par la rencontre d'une fille leur faisant des avances et les subjuguant. Aussi, quand le sens génital se fait sentir, se livrent-ils, sans réaction physique ni morale, à tous les périls qui s'offrent et en sont bien plutôt les victimes que les forts, robustes et vigoureux. Leurs désirs vagues, incertains et peu soutenus, les font aller sans réflexion au premier courant qui les entraîne. De là les perversions sexuelles auxquelles ils succombent inconsciemment et les maladies contractées sans le savoir ni le prévoir, par les excès ou les pratiques qui leur sont souvent imposés.

23. — Un autre Suisse fait la confession écrite suivante : Enfant, j'aimais de préférence à être avec les petites filles dont j'avais les goûts et les manières ; je partageais même leur travail, couture, broderie, etc. Élevé dans l'agriculture, je ne pus m'y fixer par ma faiblesse native, étant toujours fatigué en m'y livrant avec mal dans les jambes. Il quitta ainsi sa famille à dix-sept ans, déjà tourmenté de désirs vénériens et cherchant à les satisfaire normalement.

Placé comme valet de chambre, il eut bientôt une éjaculation spontanée et continua à se toucher, modérément d'abord et graduellement en augmentant, deux et même trois fois par jour jusqu'à vingt ans, toujours en pensant à l'homme pour provoquer l'érection. Il se le représentait grand et surtout gros, de vingt à trente-cinq ans ; plus jeune, il lui était indifférent. Il n'en avait aimé ni embrassé aucun, lorsqu'il rencontra son idéal qui l'embrassa. Il se sentit gagné par ses caresses et en devint véritablement amoureux.

Pendant son service militaire, il eut un camarade de lit qui s'amusait avec lui, tout en restant insensible à ses attouchements et ses caresses. Il correspondait avec le premier et, à son retour, il alla coucher avec lui sur son invitation. Mais quoique s'embrassant avec passion, aucune érection n'avait lieu, ni la moindre envie ou tentative de sodomie. Il suffit que la proposition lui en fût faite pour s'éloigner par dégoût et cesser de le voir, en le haïssant autant qu'il l'avait aimé. D'où la preuve que la sodomie est bien distincte de la pédérastie.

Resté ainsi pendant longtemps, il perdit l'appétit, digérait mal, tout lui restait sur l'estomac. Ses cheveux tombèrent et il souffrait des jambes. Il trouvait bêtes et stupides les hommes qui lui faisaient des avances. Il eut ensuite des insomnies terribles, avec cauchemars épouvantables d'hommes et de bêtes, moitié l'un, moitié l'autre, suivis de pertes séminales presque chaque nuit. Affaibli, anémique, il devint triste, sournois et ennuyé, pleurant comme un enfant, ne se plaisant nulle part, changeant de place sans motif, malgré ses maîtres offrant même d'augmenter son salaire pour le retenir. Il vint ainsi en Normandie, puis à Paris où il tenta de s'essayer avec une fille publique. Il réussit parfaitement à deux reprises dans la nuit, mais sans volupté. Se sentant de plus en plus faible d'esprit et de corps, il retourna en Suisse, consulta une somnambule, puis un médecin, qui, à l'examen, constata des organes normaux, une forte voix de fausset, lui fit tout avouer et lui ordonna des phosphates, des bains froids et des rapports sexuels.

Le sommeil revint avec les forces et l'esprit plus tranquille, moins sombre. Mais il aimait toujours les hommes quoique n'ayant plus que de rares érections. Néanmoins, se conformant à l'ordonnance, il a eu des rapports sexuels chaque semaine, mais sans que l'érection vienne spontanément; il ne réussit qu'à force d'attouchements et sans grand plaisir.

Il a de violentes érections matinales et jamais le soir. S'il embrasse une fille de connaissance, la verge devient bien turgide, mais insuffisamment. Ce n'est plus comme à vingt ans et il voudrait avoir plus d'appétit pour les femmes et de fortes érections pour se marier. Il réprime beaucoup mieux ses désirs masculins et ne fréquente plus que des amis indifférents. Il se plaît et se trouve plus à son aise dans la société des filles qui lui manifestent plus d'amour qu'il n'en éprouve pour elles. Elles le poursuivent, lui font des compliments et lui reprochent sa froideur. Sa moustache est assez forte, mais ses cheveux sont tombés. Plus de pertes nocturnes, ni de rêves, ou, s'il en a rarement, ce sont des femmes qui se présentent à son imagination redevenue normale.

Arrivé à vingt-six ans, il voudrait se marier et n'ose le faire dans cet état. Je le rassure et l'encourage à persévérer dans son intention, en continuant à suivre un traitement tonique et stimulant, local et général.

Cette relation rend évidente l'action nocive de la masturbation, surtout après la puberté, sur la manifestation des perversions génésiques et l'influence directe de celles-ci sur un accès de neurasthénie générale avec impuissance, c'est-à-dire l'épuisement nerveux génital. La contre-épreuve de cette interprétation est confirmée par le rétablissement graduel des fonctions normales, après un traitement tonique et l'abandon énergique et résolu des idées et des pratiques pédérastiques.

24. — Un comptable parisien de vingt-trois ans, grand brun, teint jaunâtre sans fraîcheur, timide, voix flûtée, n'a que de rares poils, mal plantés sur la lèvre supérieure; amincie et relevée à gauche, elle simule un bec de lièvre opéré et correspond avec un œil plus petit qu'à droite; ce qui l'a fait réformer pour astigmatisme.

Enfance délicate et maladive, douleurs rhumatismales. Envoyé à la campagne apprenti typographe, il s'adonne à la masturbation solitaire de quinze à vingt ans. Une ouvrière plus âgée l'en distrait en lui faisant des avances, à l'exclusion absolue de rapports naturels, crainte d'enfants. Elle l'initie et le façonne ainsi à l'onanisme manuel réciproque debout et l'incite même à la succion au lit. Il résiste par dégoût et afin d'obtenir la suprême faveur qu'il sollicitait.

Ce fut en vain et ce commerce ignoble durait depuis plus d'une année lorsqu'une phlébite de la jambe gauche survient. Le médecin de la famille, ignorant ces relations secrètes, l'attribue à la station debout, cause professionnelle, tandis que la manuélisation en était bien plus probable. Un long repos lui fut dès lors imposé avec ordonnance de changer de métier.

Un camarade, en visite dans ces conditions, lui apprit que sa connaissance venait d'épouser un militaire, retour du Tonkin, auquel elle s'était fiancée avant son départ. Cette nouvelle, durant sa convalescence, trouble et désespère ce jouvenceau. Il devient sombre, taciturne et ne dort plus. Ses organes génitaux étant peu développés, les testicules surtout, il se figure que ses anomalies de la face sont l'indice d'anomalies génitales cachées, occultes, dont sa maîtresse s'est aperçue; d'où son refus opiniâtre de rapports naturels. Il s'attriste, devient maussade, délaisse ses camarades et leurs jeux, refuse les invitations, perd l'appétit et le sommeil, s'affaiblit avec cette idée fixe qu'il lui manque quelque chose. Il en trouve la preuve, dans son délire, parce qu'en ne s'exonérant plus, il a des pollutions abondantes. Il en est révolté. Poursuivi de rêves lubriques, lui retraçant ses anciennes pratiques libidineuses, il maigrit, digère mal, avec borborigmes et diarrhée et s'apercevant qu'il perd une matière blanchâtre coulant passivement par l'urèthre, comme le pénis pleureur de Beard, il se désespère, perd la tête et convaincu par là qu'il ne pourra jamais se marier, il est bien décidé à en finir.

C'est ainsi qu'il se présente le 16 novembre 1893. Un examen minutieux ne révélant rien de sérieux que ses idées préconçues, je le rassure en lui montrant leur peu de fondement. Il se retire ainsi désabusé et disposé à guérir de cette première épreuve amoureuse par une hygiène morale et reconstituante.

Ces pratiques onanistiques entre les deux sexes, en succédant à la masturbation solitaire surtout, sont des plus préjudiciables chez ces efféminés. L'impressionnabilité maladive de leur système nerveux, unie à leur extrême lubricité, leur salacité même — qui les fait prolonger ces pratiques comme sans danger quant aux maladies et à la génération — les conduit bientôt à un tel affaissement nerveux que toutes les fonctions s'altèrent simultanément et qu'ils tombent dans une anémie physique et morale dont il est très difficile de les tirer.

25. — Un novice juif de vingt et un ans, blond, pâle et mince, d'apparence absolument féminine par l'absence de barbe, est dressé, en déjeunant seul avec une institutrice allemande dans leur hôtel commun, à s'embrasser et se toucher réciproquement tous les jours. Il en éprouva bientôt des pollutions spontanées si abondantes, qu'il tomba dans une anémie extrême avec épuisement nerveux le privant de toute érection. Six mois de traitement et le départ de cette fille amenèrent son rétablissement.

Il retomba néanmoins dans sa fatale habitude. J'avais prescrit, afin d'y renoncer sûrement, de faire une connaissance et de s'y tenir. Il essaya avec succès, mais en revenant bientôt à l'onanisme intersexuel, comme précédemment, les mêmes accidents se reproduisirent et il fallut cesser forcément tout rapport et revenir au premier traitement. Une jeune veuve avec enfant, la fille de son hôtesse, s'étant de nouveau prêtée à ses manœuvres lubriques, jusqu'à être... *mouillée,* il les continua jusqu'à extinction de ses forces par les pollutions en résultant. Enfin, ces alternatives de mieux et de pire, durant quatre ans, l'éclairèrent ou plutôt l'obligèrent, de guerre lasse, à cesser ses lascivetés pour un coït régulier avec une fille galante, lorsqu'il partit en Angleterre à vingt-cinq ans. Il en est revenu à vingt-huit ans, guéri en apparence.

La guérison de cette perversion génitale, comme des autres, est très difficile à obtenir ; l'observation 10 en témoigne. Elle règne en souveraine dans tant de ménages légitimes et faux sans déterminer l'impuissance ! Mais elle produit à la longue un tel affaissement nerveux, avec aberration des sens et des idées, qu'elle entrave la virilité naturelle. Des érections lentes, tardives avec émissions ou pollutions spontanées, avant même qu'elles soient complètes, en sont la conséquence ordinaire. De là l'onanisme intersexuel en résultant forcément, chez les efféminés en particulier.

26. — Un célibataire de trente ans environ, commis aux écritures, très délicat dans son enfance, troublée de maux de gorge et de fluxions de poitrine, se plaignait de ces accidents génitaux en janvier 1893. Livré dès sept à huit ans à la masturbation solitaire, il continua, sauf quelques intermittences de repos, jusqu'à vingt-six ans, tout en voyageant en Angleterre, puis en Allemagne. C'est actuellement un grand garçon maigre et élancé, rêveur, distrait, capricieux, volontaire, mou et sans énergie. Soumis à un régime sévère, à cause de ses mauvaises digestions, il a senti naître parfois des désirs pédérastiques qu'il chassait difficilement en jetant des regards de convoitise sur de jeunes filles; mais il n'a fait que tardivement des connaissances, son émission précoce le rendant timide avec elles. Depuis vingt mois, il s'est fixé à une jeune femme qu'il aime en la voyant chaque semaine. D'un tempérament assez nerveux et fougueux, elle pratique pour son compte l'onanisme conjointement avec le coït, en raison de son insuffisance personnelle, par une émission très rapide le rendant incapable de lui procurer une jouissance prolongée. Si dans un second coït, après une demi-heure, l'émission est un peu moins précoce, l'érection par contre est souvent molle et sans énergie. Comment concilier cet état avec le mariage légitime?

La constitution efféminée, décelée par les désirs pédérastiques, le tempérament lymphatico-nerveux et surtout la masturbation, avec la crainte, la timidité et l'isolement qui en sont la conséquence, déterminent évidemment cette faiblesse génitale. Si la dilatation des canaux éjaculateurs ou leur excitabilité morbide est probable, l'érection insuffisante, exigeant même le secours de la main, montre une faiblesse ou un défaut de sensibilité nerveuse locale. Un traitement topique et stimulant général doit donc combattre à la fois ces deux indications.

Cet affaiblissement nerveux génital résulte également des abus vénériens unis à la masturbation, chez les efféminés, en se manifestant avec les mêmes symptomes neurasthéniques.

27. — Garçon de trente ans, de constitution faible, délicate et nerveuse, à l'aspect maigre, pâle avec mouvements et parole lents, bien qu'emporté par nature et très nerveux héréditairement. Fonctions digestives lentes, bien lentes, sans grand appétit. Pas de constipation. Grande lassitude de tout le corps, principalement dans les jambes. Impressionnabilité telle que la lecture d'une nouvelle diverse ou une belle page l'émeut si profondément que des larmes s'échappent involontairement. Sommeil bon, sans pollution ni perte séminale.

Abus de la masturbation et du coït jusqu'au service militaire; abus du coït au régiment. Augmentation de la sensibilité nerveuse par les fatigues endurées. Conservation à peu près complète de la virilité, jusqu'en mai 1891, sauf quelques faillites exceptionnelles. Depuis, impuissance complète, à la suite de la connaissance faite à cette époque d'une jeune veuve dont les baisers, les caresses, provoquaient de grands désirs sans la moindre érection. Elle se manifesta imparfaitement à deux reprises seulement, sans pouvoir accepter le désir sollicité par crainte d'échec. De là, rupture obligée, forcée. Faillites semblables avec des femmes légères, malgré l'intégrité des organes et des attouchements prolongés depuis un an. Éjaculation normale.

Il n'y a donc pas là syncope génitale accidentelle, ni effet de lubricité, mais affaissement nerveux chez un neurasthénique par abus, excès vénériens et suractivité des organes. Un mois après un traitement reconstituant et stimulant avec kola et ergotine, ce soi-disant impuissant accusait un semblant d'amélioration par des velléités d'érection et un demi-succès à l'essai.

Des exceptions se rencontrent heureusement parmi ces efféminés dont une, utile à signaler, est actuellement en observation chez un très grand garçon, élancé, de 19 ans, presque imberbe, dont l'enfance a été souffreteuse et l'adolescence délicate, faible et maladive. Né avec un prépuce exubérant ne pouvant être relevé par un frein très court, il en résulta de bonne heure des troubles et des souffrances de l'urination, avec balanite. La section du frein fut ainsi pratiquée de 12 à 13 ans, ce qui fit découvrir une seconde ouverture au-dessus du méat urinaire sur le gland, mais sans communication avec le canal.

Effet ou non de ces malformations douloureuses, il ne s'est jamais masturbé et ayant couronné ses études par le baccalauréat, toute liberté lui fut laissée pendant ses vacances avec le gousset bien garni. Il en profita pour faire une connaissance plus âgée que lui et qu'il pouvait rencontrer tous les jours. Néanmoins il ne s'octroya jamais qu'un rapport hebdomadaire. Malgré cette sagesse rare pendant deux ou trois mois consécutifs, il se déclara un léger suintement trouble du méat avec chatouillement et cuisson, trois à quatre jours après le dernier coït. C'était une simple uréthrite dont le repos et des injections boriquées avec trois grands bains eurent raison. Ce fait, ainsi venu à ma connaissance, a donc son intérêt. D'où le nº 28.

La continence prolongée, qu'elle soit volontaire ou forcée, à tout âge entre la puberté et la vieillesse, entraîne aussi la faiblesse génitale comme le féminisme, surtout chez ceux qui en sont entachés. Il est vrai qu'elle résulte souvent d'une enfance maladive, d'une mauvaise constitution, de timidité native et d'une réclusion obligée au sein de la famille; conditions entraînant si souvent à leur suite la masturbation isolée ou le frottement, quand cette continence n'est pas entretenue par des goûts ou des tendances pédérastiques.

Elle est insupportable dès l'aube de la puberté pour certains adolescents nerveux. Si des rapports sexuels précoces leur seraient préjudiciables, leur privation absolue devient une cause de neurasthénie dont les exemples sont signalés aux *Anomalies sexuelles*, observations 86 à 89. Elle en entraîne d'autres à la masturbation, sinon elle provoque le priapisme. Ces névroses génitales déterminent rapidement des troubles digestifs. Anémie, mai reur et pâleur avec faiblesse s'ensuivent, sinon des pollutions involontaires. D'où tristesse, démoralisation, si ces jeunes gens ne sont rapidement conduits et entraînés à partager les plaisirs de leur âge pour trouver ce qui leur manque.

La continence n'est applicable qu'aux adultes de dix-huit à vingt ans et même plus tard, selon la constitution et le tempérament, les conditions de la vie et les occupations plus ou moins actives du corps et de l'esprit. A l'état normal, la plupart arrivent à cet âge sans être tourmentés du poids de leur virginité. Des pollutions passagères, avertissement normal de la fonction séminale, ne doivent, ni ne peuvent être confondues avec les pertes séminales, fréquentes et maladives, provoquées par la masturbation abusive ou des rapports sexuels anticipés, dont les exemples sont relatés aux *Causes locales*.

Mais il y a des exceptions. Des causes exclusivement morales : entretiens, lectures, représentations libidineuses, en surexcitant le sens érotique du cerveau avant l'âge, peuvent réagir sur les organes sexuels et déterminer une puberté précoce. De là des pertes morbides par la continence forcée à observer en raison de l'âge même. Voici un cas type de ces pertes pouvant déterminer l'anaphrodisie ou l'impuissance.

29. — Un employé de dix-sept ans, bien portant et travaillant huit heures par jour, dans une maison de commerce à Beyrouth (*Syrie*), éprouve, depuis vingt mois, de cinq à sept pollutions mensuelles spontanées, ne le réveillant pas toujours. Elles ont lieu sous l'influence de rêves érotiques. Il ne fume pas, ne boit que du café et ne s'est jamais masturbé. Ses parents, très bien portants, ont une nombreuse famille dans laquelle il vit très régulièrement. Mais, dès l'âge de douze à treize ans, il a l'habitude de lire passionnément beaucoup de romans français ; c'est la seule cause appréciable de son infirmité.

Craignant de se livrer au coït pour sa santé, il a inutilement employé la belladone, le vin de quinquina et les douches, sur le conseil de deux médecins, et des bains de mer pendant l'été. Malgré un bon appétit, il a maigri avec malaise et mal de reins après chaque pollution.

Soumis au traitement topique anal à la noix vomique avec granules d'hyosciamine amorphe contre l'insomnie, douches et toniques, promenades, exercices, exclusion des romans, il annonçait, un mois après, n'avoir eu que deux pollutions, quoique ne pouvant garder que difficilement lavements et suppositoires la nuit. Mais s'en trouvant bien, il était résolu à les continuer.

Sauf ces exceptions, l'âge du recrutement est, en général, la limite fixée pour le jeune soldat. Emancipé par là et l'exemple de ses camarades aînés, il profite de sa présence sous les drapeaux et de la liberté en résultant, pour s'assurer de sa virilité. Dans les cas contraires, de mauvais effets peuvent résulter de la continence, d'après les exemples suivants :

30. — Un garçon fermier de vingt-deux ans, fort et bien musclé, jouissant d'un bon appétit et d'un sommeil normal, était atteint de pertes séminales spontanées, sans cause appréciable. De là des douleurs de tête et dans diverses parties du corps, bourdonnements d'oreilles sans surdité ni lésion locale, vertiges, palpitations, défaillances, surtout en se levant, avec crainte de la société. Il avait aussi des troubles d'esprit et de la mémoire. La contradiction de ces accidents nerveux avec une parfaite santé générale, fit examiner les urines et l'on constata, comme Golding-Bird, un excès d'oxalates. Cette oxalurie serait donc une cause de neurasthénie sexuelle suffisant à déterminer des pertes séminales? (Beard, *page 139*.)

31. — Un étudiant de vingt-deux ans, élevé en province sous les yeux de ses parents dont il est l'unique rejeton, n'a jamais eu aucune liberté pour s'amuser, ni confidence intime avec des camarades, ni la moindre intrigue, malgré une parfaite santé et des organes génitaux très développés. « La crainte qu'en se fâchant, ses amis ne dévoilussent ses idées et ses sentiments, l'a seule retenu. »

Instruit et provoqué pendant son service militaire, il a été absolument dégoûté en voyant ses collègues se *vautrer* avec de sales prostituées. De retour chez lui, les érections sont devenues si exigeantes, impérieuses qu'il a été entraîné à se masturber nuit et jour en continuant ensuite.

Son séjour à Paris, comme étudiant depuis trois mois, l'a excité de plus en plus ; mais il n'ose s'essayer par la crainte que l'excès de volume de la verge ne soit un obstacle à la copulation. L'examen peut justifier ses craintes d'après l'érection spontanée qui se manifeste ; mais n'ayant guère le danger de tomber sur une pucelle au quartier latin, je lui conseille de remplacer au plus tôt sa mauvaise habitude par des rapports normaux. Quoique parfaitement équilibré et bien portant, sa timidité extrême et ses craintes, résultant de la claustration de ses parents, ont bien pu le retenir à franchir le Rubicon.

De là le danger d'une éducation casanière. Sous l'influence de la continence, sans l'expansion des jeux, des exercices du corps, même des danses, elle provoque, quoi qu'en disent les professeurs de morale, des accidents analogues à la neurasthénie. En voici, comme preuve, la démonstration comparative venant d'Amérique même.

32. — Un étudiant de Boston, âgé de vingt-trois ans, grand et élancé, de passage à Paris le 31 mai 1880, fait le récit suivant : De constitution très nerveuse héritée de mes parents, mon enfance a été très délicate avec une grande précocité d'esprit et de corps. A douze ans, j'avais des pertes séminales en dormant, et, à quatorze ans, j'avais atteint ma taille actuelle. Aveu pénible : j'ai contracté des penchants pédérastiques à l'école, sans avoir jamais cherché à les satisfaire.

Santé assez bonne de douze à vingt ans, malgré la persistance des pertes séminales deux à trois fois par mois.

A la suite d'un travail excessif et nocturne, nécessité par des examens, il fut pris d'accès de palpitations nerveuses du cœur si intenses, qu'il dut garder le lit pendant trois mois. Des désordres nerveux persistants l'obligèrent à cesser ses études et de partir en Europe avec ses parents sur le conseil des médecins. Il voyagea ainsi en Autriche, Suisse et Allemagne, et augmenta de 6 kilos en quatre mois, tout en continuant à souffrir de névralgies cérébrales et d'irritation spinale avec légers désordres d'estomac et, en dernier lieu, de douleurs dans le dos et les jambes. Forces intactes, permettant un exercice considérable du corps sans fatigue. Pas d'insomnie, ni mélancolie, ni aucune maladie organique appréciable.

Continence absolue : ni rapports sexuels, ni pratiques onanistiques, malgré de vifs désirs vénériens. En voici les raisons. Éducation sévère, stricte vie domestique, sans occasion de sortir le soir, mœurs locales rigides, dégoût de la prostitution libre sans surveillance ni répression ; mais surtout crainte et danger des maladies, infiniment plus graves qu'en Europe, d'après l'exemple de l'ami le plus intime de l'Université, ayant été victime pendant deux ans d'un rhumatisme blennorrhagique. Ses conséquences ont été l'augmentation graduelle des pertes séminales spontanées. De trois par mois, elles se sont élevées jusqu'à deux et trois par semaine et même une tous les deux jours, tandis que les érections, fortes et fréquentes dans l'enfance, devenaient faibles et irrégulières, au point de n'avoir eu ni érection, ni émission dans la quinzaine qui a précédé son arrivée.

Dès sa venue à Paris, les érections sont devenues si fortes et persistantes tout à coup, qu'une éjaculation abondante s'ensuivit spontanément avant de s'endormir, ce qu'il n'avait jamais éprouvé. Le lendemain, il était réveillé par un priapisme très violent, presque intolérable, durant deux heures. C'est ce qui l'amenait à demander conseil, sous le coup d'une surexcitation nerveuse générale avec besoin de se soulager et sensation du sperme prêt à être éjaculé.

— Est-ce le résultat de ma continence forcée ?

— Certainement, eu égard à l'état impressionnable de votre système nerveux.

— La masturbation serait-elle dangereuse, en pareil cas ?

— C'est à craindre, surtout avec vos douleurs actuelles dans les jambes et le dos, revenues par l'irritation croissante du centre génital de la moelle lombaire, produite et entretenue par votre priapisme, résultant de votre continence.

Des calmants généraux et locaux, prescrits avec un coït hygiénique, ont eu un succès immédiat ; mais rejoint aussitôt par l'arrivée de ses parents continuant leur voyage, ce jeune homme a échappé à mon observation. Toutefois, la cause et les effets sont trop évidents ici pour douter de leur corrélation. La claustration, la solitude et la continence ont bien déterminé les accidents neurasthéniques du cerveau et de la moelle épinière, comme le bon effet des voyages en est la preuve. Des rapports sexuels hygiéniques en sont, en pareil cas, le complément nécessaire, obligé, pour éviter de tels accidents.

Il est vrai que des accidents analogues surviennent aussi par des excès sexuels dans la jeunesse. Cette fonction devenant plus exigeante à mesure que l'on en abuse davantage, par le prurit et la surexcitation des organes, elle diminue aussi et devient paresseuse dans le cas contraire, opposé. L'affaissement génital s'observe ainsi dans le célibat, par l'abandon d'une maîtresse, ou dans le veuvage, à mesure qu'il se prolonge. C'est l'unique raison valable du célibat religieux pour observer cette continence, quand elle n'amène pas des accidents nerveux et le trouble de la santé générale. Les plus convaincus de l'action de la grâce, dès qu'ils ont pu résister aux premiers aiguillons de la chair par une vie sobre, et vaincre leurs désirs par une étude opiniâtre, s'habituent bientôt, par la sincérité de leurs croyances et la rigidité de leur vie, surtout dans la solitude et le silence du cloître, à n'en plus être tourmentés. L'affaissement génital ne peut donc être attribué ici qu'à la continence observée [1].

Plusieurs cas relatés dans cet ouvrage et notamment au Célibat prolongé des *Anomalies sexuelles*, page 387, justifient cette interprétation. D'autres, observés depuis, s'y appliquant spécialement, en sont la démonstration topique, comme dans le suivant :

33. — Un garçon de la campagne, fort et robuste, se masturbe avec excès pendant ses études primaires. A seize ans, il s'engage dans un institut religieux d'enseignement. Il souffre d'abord de pertes séminales ; puis le testicule gauche fond, s'atrophie, sous l'influence d'un varicocèle qui persiste à la place de la glande. L'absence de désirs vénériens lui fait prononcer ses vœux de chasteté. C'était alors un grand et robuste gaillard brun, mieux fait pour une grande dépense de forces physiques aux travaux de la campagne où il était né, que renfermé dans une école et soumis à la règle d'un institut religieux.

Les désirs érotiques ne manquent pas d'assaillir cette riche nature. Non satisfaits et réprimés par la prière, ils vont graduellement en s'accentuant, si impérieux qu'ils deviennent un tourment continu insupportable. Il prie et

[1] *Célibat et Célibataires ;* caractères, dangers et hygiène chez les deux sexes ; un vol. in-12 de 512 pages, Paris, même librairie, 1887, 3e édition.

espère toujours en vain qu'ils vont disparaître et ce n'est qu'à quarante ans passés que, n'y pouvant plus tenir, il demande et obtient de résigner ses vœux et rentre dans la vie civile pour se livrer à l'enseignement.

Il se marie aussitôt avec une veuve et, après une lune de miel de six mois à peine, il sent ses forces faiblir et venait, un an après, avec sa femme, demander conseil pour son affaiblissement sexuel. Les érections étaient faibles, incertaines, lentes, rares. Le système nerveux local était si affaibli, émoussé, qu'il ne répondait plus aux caresses, ni aux désirs persistants. Effet des rudes assauts qu'il avait subis de vingt-deux à quarante ans passés.

34. — D'autres phénomènes nerveux existaient également, comme effet de sa continence absolue, chez un religieux de trente ans environ, remplissant l'office de boulanger, dans un ordre bien connu d'Algérie. Il se plaignait en 1893 de ne pouvoir avaler une bouchée sans boire aussitôt, sinon, il était oppressé et étouffait. Malgré un pressant besoin d'uriner en se levant, l'uriné ne s'écoulait qu'en bavant avec douleur vive et cuisante au bas-ventre; lorsqu'il croyait avoir fini, l'urine s'écoulait en petit jet continu sans effort. Effet d'une contracture manifeste du canal résultant de l'érection causée par sa continence. Le directeur ayant refusé d'appeler le médecin pour le soulager, en disant qu'il fallait souffrir pour le ciel, ce religieux parlait de rentrer en France pour se faire soigner.

35. — Un homme de trente-deux ans, fort et robuste, obligé de quitter son pays et sa famille à la suite de troubles politiques, vivait réfugié en France depuis quatre ans d'une manière retirée, lorsqu'il fut atteint de gastralgie, maux de tête, constipation et oppression. Attristé, il se croyait malade de la poitrine, malgré sa mine florissante. Un examen médical attentif et scrupuleux n'ayant révélé aucune lésion organique, la constipation fut combattue comme la cause des troubles digestifs. Mais ces accidents disparus bientôt, le malade persistait à se plaindre de douleurs de tête, d'oppression et sa tristesse augmentait.

Les occupations ni l'état de fortune du malade ne pouvant lui permettre de simuler un état maladif, le médecin le jugea nerveux et le questionnant sur l'exercice de ses fonctions génitales, il apprit que, depuis son émigration, il avait gardé une continence presque absolue. Préoccupé de sa position et de ses travaux, il n'avait eu que de rares pollutions nocturnes et ne pensait guère aux rapports sexuels. L'examen microscopique des dernières gouttes. d'urine, recueillies durant plusieurs jours de suite après la défécation, montra des zoospermes en abondance, d'une conformation normale et leurs dimensions naturelles L'exercice régulier des fonctions sexuelles fut dès lors prescrit comme le remède indiqué, sans le secours d'aucune médication. La guérison s'est effectuée en quelques semaines, à partir du moment où le fonctionnement régulier des organes sexuels avait eu lieu, alors que l'usage de tout évacuant avait été suspendu. (Mandl, *Union médicale*, page 430, 1863.)

36. — Des accidents nerveux analogues sont résultés de la continence absolue d'un garçon campagnard de trente ans, « n'ayant jamais osé faire de rapprochement sexuel, malgré de fréquentes et énergiques érections, déterminant des rêves érotiques pendant le sommeil avec écoulement voluptueux amenant le réveil, » écrit-il le 17 janvier 1893. A dix ans, le gland se découvrit et le prépuce est tenu constamment en arrière depuis. Testicules un peu durs, gros comme une noix ordinaire.

Depuis la puberté, il est anémique, sans énergie, figure pâle, toux sèche, fatigue constante, même après le repos. Sueurs par le travail et la marche, suivies de refroidissement. Nourriture presque entièrement végétale, sans viande autre que du lard ; jamais de vin, ni alcool, ni café. Dix heures de séjour au lit et parfois davantage sans maladie. Peu d'appétit et repas irréguliers.

D'après l'exemple de tant de jeunes paysans n'ayant pas d'autre nourriture et qui n'en sont pas moins de solides travailleurs et de vigoureux lurons, les accidents ci-dessus ne peuvent se rapporter qu'à la continence observée. Elle ne manifeste pas toujours uniformément ses effets sous cette forme sans doute; ils varient selon la constitution et le tempérament. Un Narbonnais de trente-cinq ans écrivait dans les mêmes termes en 1891, « *n'avoir jamais osé s'approcher d'une femme* », sans offrir aucun accident neurasthénique; mais il était frappé d'aberration génésique, ce qui est toujours un symptôme nerveux. La faiblesse génitale est encore rendue plus flagrante et positive dans les cas suivants :

37. — Un garçon de douze ans, très nerveux, contracte l'habitude de la masturbation à l'école en la continuant jusqu'à quinze, sans grands excès, mais avec intermittences de repos et d'abus. Il devient alors l'amant d'une femme veuve en vivant six mois avec elle. Devenue enceinte, elle fuit à l'étranger à cause de sa famille.

Durant cette absence de trois ans, il n'eut aucun rapport sexuel et sauf quelques rares pollutions spontanées ou... provoquées, il observa une continence absolue. Il était à peine relevé d'un accès de rhumatisme articulaire aigu, très violent, lorsqu'il apprit le retour de son ancienne maîtresse mariée. Les premières relations se renouèrent, mais, à son grand étonnement, malgré ses vingt ans et l'ardeur de leurs désirs réciproques, l'acte ne pouvait plus s'accomplir normalement : l'érection était lente, paresseuse, incomplète, quoique leurs rapports fussent forcément irréguliers et éloignés. De là sa demande à laquelle je n'ai pas répondu.

38. — Un célibataire de cinquante-quatre ans, sur le

point de se marier avec une demoiselle de trente-trois, demandait en 1891 quelques excitants pour ne pas rester en affront. Un essai tenté récemment, pour s'assurer de sa virilité, était resté infructueux. Très ardent dans sa jeunesse, il avait contracté une blennorrhagie suivie d'orchite à vingt ans et commis ensuite de grands excès pendant longtemps, avec une maîtresse quittée depuis six ans, pour garder une continence absolue.

Érection lente, incomplète et très courte, même au contact. Les lavements stimulants n'étaient pas gardés et, à défaut de douches, un liniment phosphoré et cantharidé fut prescrit localement avec poudre stimulante à l'intérieur. Deux mois après son mariage, ce prétendu impuissant m'annonçait avoir rempli presque quotidiennement son service, à sa grande surprise, et sollicitait une nouvelle consultation pour avoir un enfant.

Ce n'était donc là qu'une faiblesse génitale causée par la continence prolongée à la suite d'excès. Châtiment fréquent, habituel des libertins voulant s'assagir sur le tard, afin de conserver plus sûrement les restes de leur virilité. Ils la perdent, au contraire, en cessant tout à coup et complètement leurs vieilles habitudes. Mieux vaut les continuer de plus en plus modérément.

Précédée ou non d'onanisme, d'abus ou d'excès intersexuels, de fraudes, cette continence, en se prolongeant ensuite, produit en général la faiblesse ou le trouble du centre génital de la moelle épinière. Des exemples en seront signalés aux *Causes locales*. Ne pouvant d'ailleurs être observée qu'au prix de révoltes et de soulèvements spontanés, involontaires des organes génitaux, par le priapisme en résultant, le même effet consécutif est fatal.

Cette continence joue parfois le principal rôle, à l'exclusion absolue de toute trace apparente de neurasthénie. Les désirs érotiques font alors défaut pour inciter le centre génital, comme dans le cas suivant :

39. — Un célibataire de quarante-quatre ans, bel homme brun, d'une apparence distinguée, de santé luxuriante, grand et fort avec léger embonpoint, se présente le 31 juillet 1893 pour savoir s'il peut se marier, étant absolument vierge de tout rapport sexuel. Deux ans auparavant, il était passé pour le même sujet en mon absence et, habitant la province, il n'avait pu revenir plus tôt !

Il s'est masturbé de treize à dix-huit ans. Il essaya une seule fois de la prostitution, sans érection possible, et dégoûté, il résolut dès lors de s'en passer. Livré de bonne heure au travail de cabinet, il ne goûta guère de la danse, des jeux, des réunions, ni des plaisirs de la jeunesse. Quoique très excité par la vue des femmes, il résolut, en cessant la masturbation, de ne jamais chercher à séduire une fille. Il s'adonna assidûment à un travail acharné pour se faire une position, s'astreignant à passer ainsi des nuits à son bureau et gardant une continence absolue.

Il eut d'abord des pertes séminales spontanées. Les voyages en chemin de fer suffisaient à les provoquer... surtout en compagnie. Dès vingt-sept ans, les érections spontanées diminuèrent, puis s'amollirent graduellement jusqu'à *n'en plus avoir maintenant*.

Ayant acquis une très belle situation, il a pensé à se marier seulement dans ces dernières années. Des avances lui ont été faites par une riche veuve et, malgré des entrevues intimes, il n'a pas éprouvé d'excitation à les pousser plus loin; tout en alléguant comme cause des dangers, des inconvénients pour... sa position à aller jusqu'au bout. Il semble douter de lui-même et de ses forces en sollicitant un aphrodisiaque pour une occasion favorable.

N'était-ce pas aussi un simple effet de la continence absolue jusqu'à l'âge de trente ans, l'impuissance supposée de ce grand et fort garçon brun, un peu lourd, épais, à l'aspect apathique, froid et calme, vivant isolé et sédentaire dans le Nord avec ses parents dont il était l'unique rejeton? Après deux échecs, de cinq à six ans d'intervalle, il croyait ne pas devoir se marier, ayant échoué la veille. D'après ses antécédents et sa bonne apparence, je le rassurai sur sa virilité et le renvoyai passer la nuit avec sa connaissance de la veille. Il réussit si bien qu'il renouvela l'acte dans les meilleures conditions et partit le lendemain pour conclure son mariage. (Obs. 159 des *Anomalies sexuelles.*)

De nombreux continents sont dans le même cas et dès qu'ils sont énervés, efféminés, tristes, pâles et faibles, ils se confondent avec les anaphrodites. On les dirait privés du sens érotique, vénérien. Ils n'ont pas le sentiment de l'amour. La continence prolongée, chez les hommes dans ces conditions physiques, entraîne ainsi l'anaphrodisie, comme nous l'avons dit.

Tel encore ce célibataire de trente-huit ans, vivant seul avec sa mère, dont il est l'unique soutien, s'apercevant de la diminution rapide de sa virilité depuis plusieurs années, attribuée à des abus prématurés. Il est délicat et son estomac paresseux empêche tout extra. La moindre fatigue le fait transpirer. Ses urines mousseuses ne contiennent ni albumine ni sucre. Dans ces mauvaises conditions neurasthéniques, la continence ne pouvait qu'augmenter l'affaiblissement génital. (*Idem*, p. 403.)

Une continence aussi absolue et prolongée, surtout après la masturbation, ne permet jamais le mariage sans s'essayer préalablement. L'incertitude, la paresse, la lenteur des érections, ne trompent pas ceux qui s'y connaissent par une longue expérience. Le chagrin et les perturbations de la viduité ou veuvage suffisent parfois à produire une telle faiblesse génitale, chez des hommes encore jeunes, qu'ils hésitent à se remarier.

40. — Négociant de quarante-cinq ans, marié à vingt-sept, sans excès de jeunesse, veuf depuis deux ans avec enfant en bonne santé. Fort, grand et bien portant, sauf des accès de goutte, il a depuis vingt ans un embonpoint croissant par ses occupations sédentaires. Nerveux et irritable, il a éprouvé quelques échecs ou faillites et la moindre contrariété le prive de sommeil. La crainte a souvent paralysé l'érection, même à la fin de son mariage. Il est resté continent depuis son veuvage, sauf quelques *douces*, au besoin, et depuis quelques semaines il constate une atonie complète de la verge, avec d'autant plus d'effroi qu'il est sur le point de contracter une nouvelle union. Malgré la diminution graduelle de la dose d'alcool dans son café et celle du tabac, il n'y a pas d'amélioration, sa crainte est de plus en plus vive et le désespère. Il lui semble que la verge a diminué. N'ayant plus le bien-être dont il jouissait, il mange fort peu, sans appétit ni goût.

Cette faiblesse génitale était manifestement due au tempérament nerveux et très impressionnable du consultant, à son changement de vie et d'habitudes, à la tristesse et le chagrin, la suspension fonctionnelle et l'absence de désirs en résultant. Je le rassurai, en lui indiquant les observations relatées dans les *Anomalies sexuelles* pour reprendre courage, en lui prescrivant quelques apéritifs, des toniques stimulants, des douches, de l'exercice et des distractions, avec l'usage de quelques diablotins, non du Codex, mais magistraux.

Un mois après, il annonçait un mieux sensible et des velléités d'érections spontanées auprès de sa fiancée. Mais son mariage venait d'être avancé et se rappelant ses craintes d'autrefois avec toute nouvelle femme et ses échecs sous cette influence, il sollicitait un aphrodisiaque pour assurer sa prise de possession; le reste irait tout seul ensuite. Quelques dragées d'ergotine et 60 grammes d'élixir de Garus légèrement cantharidé suffirent à le rendre victorieux, à en juger par son silence.

Agir sur le moral est l'indication principale dans ces cas, dès qu'il n'y a pas d'impuissance physique ou si elle n'est qu'apparente, comme dans le cas suivant.

41. — Voyageur de commerce, trente-cinq ans, veuf depuis deux ans et sur le point de se remarier, attribuant la faiblesse de ses érections au refroidissement du gland, même dans la plus forte érection — donc, il en avait encore — avec pertes séminales nocturnes rares et presque insensibles.

Au toucher, la verge flaccide n'offrait ni duretés, ni douleur pouvant empêcher l'afflux du sang; la succion n'avait eu lieu que par accident. Cette mollesse du gland n'a paru qu'après son veuvage, une abstention forcée ayant eu lieu pendant la maladie assez longue de sa femme. Le chagrin causé par sa mort et celle de son enfant l'a considérablement perturbé et troublé profondément. Il n'y a pas d'autre cause appréciable que l'affaissement de son système nerveux et le trouble de son esprit.

Des bains locaux excitants du gland et des frictions génitales avec l'huile phosphorée ont suffi à rétablir ses fonctions et dissiper ses préventions mal fondées.

42. — Un effet rare et singulier de la continence relative s'est révélé récemment à mon observation, chez un grand, fort et très vigoureux garçon de trente ans, commerçant actif, exempt d'excès et menant une vie normale et régulière en famille. Depuis plusieurs années, un écoulement spermatique a lieu passivement, sans douleur ni volupté, à chaque selle, en l'absence de constipation, d'effort ni d'aucune cause appréciable. Son corps est réglé comme sa nourriture sobre et sa vie régulière. Pas d'abus d'onanisme ni excès sexuels, ayant seulement une exonération bi-mensuelle avec éjaculation rapide. Aucune maladie locale, sauf un varicocèle gauche constaté à la révision.

Rien n'expliquant cette perte insolite et journalière qui l'inquiète sans être abondante, je lui demande s'il n'a jamais eu de maîtresse attitrée.

— Si, étant étudiant à vingt-deux ans, j'ai eu pendant huit mois une jeune femme veuve, fille de mon logeur, qui venait à peu près chaque jour dans ma chambre passer la nuit avec moi.

— Aviez-vous alors les mêmes pertes?

— Nullement, elles n'ont apparu qu'ensuite.

— Depuis, vous n'avez jamais repris cette vie conjugale?

— Jamais.

— Dès lors, mariez-vous sans crainte; votre célibat est a cause de ces pertes qui cesseront avec cet état.

Un autre effet du célibat continent, au delà de l'âge normal du mariage, est d'attirer et de fixer l'attention sur les organes génitaux par les divers phénomènes fonctionnels ou irréguliers dont ils sont le siège, en raison même de leur non-activité et de leur affaiblissement. Ces célibataires les examinent sans cesse, les mesurent, en interrogent les moindres sensations et les manifestations qu'ils interprètent à leur gré. Cette préoccupation constante, en activant encore la faiblesse génitale, ne tarde pas à retentir sur le cerveau, à fausser les idées, les sentiments. De là des idées préconçues, tristes, qui engendrent la mélancolie, l'hypocondrie et des aberrations dont les exemples figurent plus loin à ce mot.

Une preuve palpable de la dépression exercée par la continence sur le système nerveux génital, sens et centre, doit être invoquée en terminant : C'est l'exemple des plus fidèles observateurs de leurs vœux de chasteté, prêtres et religieux de tout grade et de tout ordre, et surtout ceux livrés aux travaux du corps et de l'esprit, vivant en dehors de la société. Après les orages de la jeunesse, communs à tous les hommes, ceux-ci n'éprouvent bientôt plus aucun tourment de leurs organes sexuels. Leur défaut de fonctionnement subit la loi physiologique de la faiblesse et de la déchéance nerveuses, surtout pour tout ce qui n'agit pas et manque de remplir son rôle naturel. La fonction crée l'organe et dès qu'elle ne s'exerce pas, celui-ci ne peut manquer de s'affaiblir. Il ne s'entretient et augmente que par son fonctionnement normal et régulier.

Syphilis. — L'action directe de l'infection syphilitique sur le système nerveux entraîne la dépression physique et morale de la plupart de ceux qui en sont atteints : célibataires et mariés. Le trouble qu'elle jette dans l'esprit de certains nerveux les rend impuissants. Les observations 127 à 131 des *Anomalies sexuelles* en sont la démonstration. En s'éloignant des femmes par dépit ou nécessité, leur continence prolongée produit, chez les plus impressionnables, une sorte d'anaphrodisie et d'hypocondrie mélancolique qui leur est souvent plus préjudiciable que la vérole même.

Beard n'admet pas que cette infection, par son caractère actuellement bénin, soit une cause fréquente de neurasthénie. Il l'a cependant constatée dans les antécédents de plusieurs neurasthéniques, mais toujours avec d'autres causes plus actives et directes. C'est seulement lorsqu'elle est très grave, chez un sujet peu vigoureux, qu'elle peut la déterminer. Mais elle ne contribue pas davantage à la prévenir ni à l'atténuer. *(Page 78.)*

Il est pourtant démontré par l'observation que l'action toxique du virus syphilitique affaiblit et trouble l'organisme, au point de le transformer, surtout en agissant sur le système nerveux central et périphérique, qu'il atteint et altère dès le début et plus tard. La vérole, dit Ricord, est le branle-bas du système nerveux. D'où son action sur l'*Impuissance physique et morale*. (Nouvelle édition, *page 230*.)

D'autre part, la syphilis entraîne, d'après Ricord et ses élèves, une chlorose spéciale ou pâles couleurs; l'usage du mercure pour la combattre produit souvent l'anémie par la déglobulisation du sang. Chlorose et anémie d'autant plus fréquentes et marquées qu'elles peuvent exister en puissance, avant la syphilis, par les excès vénériens antérieurs, les pollutions et les pertes séminales en résultant et que l'on n'avoue pas. Causes essentielles de l'épuisement nerveux.

Aussi, les ferrugineux doivent-ils être en général associés au mercure et à un régime tonique pour devenir efficaces sans être dangereux. Primitive ou secondaire, la syphilis est toujours aggravée par ces complications; de là l'épuisement nerveux en résultant.

Cette réaction nerveuse de la syphilis est si commune et fréquente que le maître officiel le plus autorisé dans la connaissance des formes multiples et variées de cette maladie, le professeur Fournier, chargé de son enseignement, a proclamé et décrit récemment la *neurasthénie syphilitique,* depuis que ce mot est universellement adopté. On savait depuis longtemps que, dans ses formes les plus graves, elle atteint particulièrement les centres nerveux, cerveau et moelle épinière, et produit ainsi une foule de signes et d'accidents, névralgies et névroses, paralysies, etc., provenant directement du système nerveux. Ils sont décrits dans le *Mal d'Amour,* sous les noms de *syphilis cérébrale, nerveuse*, avec des faits à l'appui. C'est donc un nouveau chapitre à y ajouter.

Ce sont ces signes ou symptômes nerveux spéciaux qui, après les accidents primitifs, se manifestent dans la période secondaire, comme un orage ou tempête nerveuse marquée par la céphalée, douleurs, troubles de la vue, de l'ouïe, bouffées de chaleur avec accès de fièvre, faiblesses, courbatures, désespoir, éreintement. D'où l'amaigrissement, la chûte des cheveux et la perte des forces.

La femme et les hommes jeunes et efféminés sont particulièrement exposés à ces accidents nerveux. L'insomnie, les cauchemars, les vertiges, le refroidissement des extrémités, des syncopes y succèdent. Le moral est si vivement frappé que des malades en sont terrifiés, désespérés. Des idées sombres hantent leur esprit avec propension au suicide.

« Je suis terrorisé, peut-être sottement, écrivait l'un de mes malades âgé de trente-six ans, parce que aujourd'hui, après deux mois et demi de traitement sérieux, sans autre accident secondaire que quarante syphilides sèches dans le dos, sur les jambes et les bras, je me vois une *plaque sur la joue et trois petits bubons au cou.* »

Ce nervosisme secondaire, succédant à l'infection syphilitique, est donc évident et réel. Que la débilitation en résultant soit produite par l'intensité ou la persistance du mal, l'inquiétude et le chagrin ou l'effet déprimant des remèdes spécifiques : mercure et iodures, elle se manifeste le plus souvent. Son action, sans être directe, puisque des vérolés échappent à cet épuisement nerveux, n'est donc pas moins nocive sur le sens génital.

C'est faute d'avoir vu un nombre suffisant de ces exemples communs, tels qu'ils sont relatés aux *Anomalies sexuelles*, que l'auteur de la neurasthénie les a systématiquement rattachés à celle-ci. D'autant que ces accidents nerveux s'observent d'ordinaire au début avec des signes évidents de vérole comme témoins ; ils persistent même souvent plusieurs années après que ceux-ci ont disparu. La céphalée, par exemple, analogue à la migraine ou douleur sourde de la tête, en arrière ou sur les côtés, persiste de deux à cinq ans et parfois jusqu'à dix après le début. Il n'est pas étonnant dès lors que des méprises aient eu lieu avec la syphilis cérébrale, toute différente et infiniment plus grave.

En infectant tout l'organisme, altérant le sang et le diminuant, la syphilis exerce donc une influence prédominante sur le moral et le système nerveux. Sur 3,429 syphilitiques observés par M. Fournier, 787 seulement présentaient des accidents externes de la peau, tandis que 1,085 en avaient du côté du système nerveux. Elle est donc spécialement et fatalement destinée à amener l'épuisement nerveux génital dont voici quelques exemples nouvellement observés.

43. — Un Chilien de cinquante ans, très nerveux et impressionnable, voyageur de commerce en Espagne, écrit de Cadix, en janvier 1890, avoir contracté la syphilis douze ans auparavant, sans aucun abus ni excès vénériens antérieurs. Il en perdit bientôt le testicule droit. Après deux ans de traitement suivi, mercure et iodure de potassium et une continence absolue, il se crut en état d'essayer sa virilité, quoique des excoriations de la bouche survenaient encore, dès qu'il restait cinq jours sans prendre un à deux grammes d'iodure de potassium. Ne s'étant jamais trouvé en affront auparavant, il fut surpris d'être absolument impuissant. C'est un an après qu'il parvint enfin à s'exonérer en prenant la position de sa compagne. A quarante-quatre ans seulement, le changement de climat et la résistance d'une femme aimée lui permirent d'accomplir un coït normal, même en le renouvelant.

Une récidive d'accidents tertiaires mit fin à ces douces relations. Après huit mois de traitement et leur disparition, il se retrouva Gros-Jean comme devant, sans avoir pu retrouver sa virilité depuis. Rentré dans son pays, riche et désirant se marier pour finir ses jours, il demandait s'il le pouvait.

La réponse, en pareil cas, est très difficile et doit être réservée, comme les deux exemples suivants le démontrent :

44. — Un Normand de trente-huit ans, négociant en alcools et vins, de très belle apparence avec un peu d'embonpoint et de lymphatisme héréditaire — accusé par un écoulement de l'oreille droite dans l'enfance — ayant fait des excès de jeunesse avec blennorrhagies et chancres, a eu une vérole passagère dans ses trois périodes avec psoriasis palmaire. Marié à vingt-sept ans avec une demoiselle de vingt, d'après l'avis d'un jeune médecin, ami d'enfance, le considérant parfaitement guéri, il commence à s'amuser en fraudant comme avec une maîtresse pour ne pas avoir d'enfant ; puis, lorsqu'ils font ensuite tout pour en avoir, il n'en vient pas davantage et bientôt cet homme ne peut plus satisfaire aux désirs de sa femme par la paresse et la mollesse des érections. Celles-ci s'améliorent rapidement par l'usage anal de la teinture de noix vomique et seigle ergoté en petits lavements pour retomber en deux mois à leur premier état. La dose est doublée avec douches et frictions locales aphrodisiaques inutilement, malgré un coït réglé sur le désir et l'érection. Celle-ci manque durant un mois entier.

Chez un homme jeune et bien portant, nullement affaibli, sinon un peu blasé, ne faut-il pas attribuer cette faiblesse des érections à l'influence syphilitique ? D'où l'indication spécifique de la tisane de Zittmann ou plus simplement du sirop de Gibert.

Quand des abus et des excès vénériens de toutes sortes se joignent à la syphilis, comme dans l'observation précédente, il n'est pas permis de lui attribuer seule la faiblesse croissante signalée ; mais ne participe-t-elle pas aussi à la produire et l'entretenir, malgré tous les excitants ?...

45. — Une faiblesse génitale croissante était également accusée, le 13 février 1892, par un homme de quarante ans, brun, de très belle apparence, distingué et assez grand. Marié depuis quatre ans à une femme de dix ans plus jeune, ce voyageur de commerce, revenant tous les huit jours au foyer conjugal, est resté sans enfant. Depuis deux ans, ses érections sont de plus en plus lentes et molles, sans autre cause appréciable qu'une syphilis contractée à vingt ans. Un petit chancre induré à gauche de la rainure du gland en fut le signe initial, sans bubon, ni maux de gorge, ni chûte consécutive des cheveux. Des boutons sur les jambes, marqués par des taches brunes persistantes, en ont été l'unique suite. Une maîtresse, conservée de vingt-six à trente-trois ans, n'a jamais éprouvé le moindre accident. Il a pris néanmoins de l'iodure, sur le conseil du professeur Fournier, pendant cinq à six semaines au printemps, durant plusieurs années, et s'est marié sur son avis à trente-six ans.

Cette longue attente, par crainte d'infecter sa progéniture, montre l'impression profonde ressentie de cet accident. Son aspect timoré, tremblant, pâle et craintif en en parlant, témoigne qu'il en est terrorisé, énervé. Les testicules, d'un volume moyen, un peu mous, ont un fonctionnement si inappréciable que, malgré une continence forcée de six à huit mois, il n'y a aucune perte séminale après ses tentatives. Un ou deux essais, avec des étrangères, ont été aussi frustes. Un léger écoulement uréthral de mucus filant et transparent s'ensuit, malgré son bon régime de la table d'hôte, sans alcoolisme ni tabac; ce qui rend probable l'action fondante de l'usage prolongé des iodures.

Un traitement, dirigé depuis six mois par son médecin ordinaire, de lotions excitantes, pilules, aphrodisiaques, n'a rien produit, sauf un coït normal en novembre dernier, après l'emploi de la belladone, sans qu'il se soit reproduit depuis malgré sa continuation. Cet insuccès, en lui faisant perdre l'espoir d'avoir des enfants, le désespère. Je prescris l'essai des lavements à la noix vomique et strychnine avec dragées d'ergotine, à prendre lors de son retour au foyer et à s'essayer après un bon dîner ; rien ne pouvant expliquer cette impuissance que l'affaissement nerveux de ce désespéré.

Ce n'est pas que l'impuissance soit à redouter pour le mariage; la syphilis ne la produit pas d'ordinaire. Elle ne se manifeste au début que par la dépression, la sidération du système nerveux, chez les plus effrayés et impressionnés par les premiers accidents de cette infection et les craintes souvent exagérées de ses suites. Épouvantés, terrorisés à la vue de ces signes, surtout lorsqu'ils siègent à la face, leur esprit en est assiégé jour et nuit; c'est un cauchemar, un fantôme dont ils ne peuvent se débarrasser. Ils en perdent l'appétit et le sommeil, toutes les fonctions s'altèrent bientôt, ils pâlissent, maigrissent, leurs forces diminuent, et des douleurs nerveuses, vagues, apparaissent ici et là. C'est la manifestation de la neurasthénie dont la faiblesse génitale ou impuissance est la conséquence directe et immédiate.

La preuve en est chez les plus calmes et impassibles devant cet appareil vérolique. En leur prescrivant une continence rigoureuse : « Ne craignez rien, répondent-ils, les femmes ne me font plus d'impression, » montrant par là l'action débilitante sur le sens érotique du cerveau et le centre génital endormis. Cette interprétation ne tarde guère à se confirmer en général si, par l'amélioration graduelle des accidents, les malades peuvent se rassurer sur leur issue. Avec le calme de l'esprit et le rétablissement de la santé générale, le syphilitique, à la troisième période, ne tarde pas à être de nouveau tourmenté par les érections, sauf les cas de syphilis malignes et persistantes.

46. — Un jeune officier de trente-deux ans, très nerveux et intelligent, fort et résistant à la fatigue, est marié depuis quatre ans passés sans enfant. Son régime, absolument exempt d'alcool, est très bon et sa femme est bien portante. Mais après une chaude-pisse, il a contracté la syphilis à vingt-cinq ans environ et c'est après un traitement de trois années consécutives, et en prenant ensuite des dépuratifs en automne et au printemps, qu'il s'est marié sur l'autorisation du médecin de son régiment et l'avis d'un spécialiste célèbre de Paris.

A l'examen, le testicule gauche est remplacé par un varicocèle volumineux et le droit assez gros est mou. Virilité atténuée relativement à l'âge, la taille et la force, un seul rapport lui suffit sans pouvoir le doubler par l'abondance de l'émission. Le sperme, examiné par un médecin peu de temps auparavant, ne présentait que de très rares spermatozoaires.

Soumis aux douches journalières pour calmer son inquiétude et son système nerveux, avec un régime tonique et des rapports sexuels très espacés pour la réfection spermatique, il vient, dix mois après, se soumettre à un nouvel examen. Malgré l'amélioration très notable de la santé générale, l'épreuve du sperme ne montre sous la lunette du microscope qu'un seul spermatozoaire déformé et sans mouvement. Il était donc stérile.

Les perturbations et les troubles nerveux signalés dans ces cas pourraient être attribués exclusivement à la faiblesse génitale, l'impuissance, la stérilité ou les autres complications accusées par ces syphilitiques, sans en faire des signes de neurasthénie. Ils étaient uniformément rapportés autrefois à la débauche, aux excès ou au tempérament de ces malades, plutôt qu'à leur maladie. Ces exemples ne seraient donc pas concluants, décisifs, pour les faire interprêter justement par quiconque n'en a pas observés de plus caractéristiques quant à la signification de ces accidents. De là les deux suivants.

47. — Un Roumain distingué, trente-et-un ans, très grand, grêle et maigre, teint jaune, caractère sombre, demande, le 13 avril 1892, s'il peut se marier dans les conditions suivantes. Jeune, il s'est masturbé. Plus tard, vivant isolé dans ses terres, entouré de vieux domestiques, il ne pouvait s'exonérer qu'en allant très rarement à la ville voir des femmes publiques ou galantes. Alors, il abusait du coït et commettait des excès. Il eut ainsi deux échauffements. A vingt ans, son frère aîné, atteint de la syphilis après avoir commis tous les excès, en éprouve successivement les divers accidents et meurt du tabes.

En fumant les cigares de ce frère, il contracte des chancres des lèvres avec pléiade ganglionnaire sous-maxillaire et angine récidivante pendant deux années consécutives. L'effrayant spectacle qu'il avait eu de son frère et le traitement mercuriel à haute dose qu'il subit l'éloignent des femmes et les fonctions digestives se troublent et s'altèrent. Il devient triste, hypocondriaque, anémique et dyspeptique en vivant isolé au fond des bois, sans amis ni connaissances. L'absence de plaques muqueuses et de gommes apparentes ne peut le rassurer contre la vérole. Le médecin découvre alors un engorgement du foie.

Une consultation de trois célébrités médicales de Vienne le déclare absolument indemne de syphilis et constate l'engorgement hépatique avec catarrhe des voies naso-pharyngiennes. Une saison à Vichy en 1891 améliore son état physique et moral. Mais le spleen et l'hypocondrie reprennent leur empire, après son retour dans ses propriétés. Des douleurs fugaces apparaissent ici et là, la maigreur augmente, il se croit atteint de la poitrine à cause de son catarrhe, et l'induration d'un ganglion à droite du cou et des douleurs dans le dos le confirment qu'il est toujours en proie à l'infection syphilitique et destiné à une mort prochaine.

Il arrive à Paris très déprimé et triste, en vue de consulter des spécialistes pour son foie, sa poitrine et sa vérole, et disposé à retourner à Vichy en souvenir de l'amélioration qu'il y a éprouvé. Son apparence, au premier coup d'œil, est très défavorable, mais je m'aperçois bientôt, à son récit, que c'est un neurasthénique. Sa poitrine, à l'examen, est en effet en parfait état, peu d'appétit, constipation, aucune trace apparente de vérole, organes génitaux flasques et pendants avec écoulement latent du canal de l'urèthre et varicocèle des deux côtés surtout à droite. Le coït a cependant été pratiqué avec succès il y a peu de jours. Il peut donc se marier, suivant l'avis des médecins viennois, quand son écoulement sera tari, son appétit rétabli en allant à Vichy, ses digestions et sa nutrition améliorées par une cure en se distrayant et s'amusant sans fatigue et surtout après avoir constaté une augmentation croissante et progressive de son poids, pendant cinq à six mois successifs, avec rétablissement de ses forces. Nul renseignement sur l'effet de cette prescription ne m'est parvenu.

Les perturbations de tout le système nerveux, produites par la syphilis, sont telles que toutes les principales fonctions peuvent en être troublées et altérées, sans qu'aucun organe soit lésé d'une manière appréciable. Le chagrin, les craintes et l'inquiétude, la tristesse que le vérolé conçoit de ce mal, dès qu'il s'en voit atteint, lui font perdre l'appétit et le sommeil. Il s'affaiblit ainsi rapidement, alors qu'il faudrait conserver ses forces pour mieux résister contre l'infection et en triompher. Le traitement y contribue encore, s'il n'est soutenu par une alimentation fortifiante et tonique. Maître absolu de la place, le virus produit ainsi d'autant plus de ravages sur le système nerveux que l'organisme est moins résistant.

48. — Un employé de trente-six ans, célibataire rangé et très impressionnable, découvre un petit chancre induré du filet le 6 octobre. Effrayé et honteux, il s'adresse à un charlatan, au lieu de son médecin ordinaire, afin de se soigner *secrètement*. Un stock de drogues soi-disant végétales et sans mercure : pommades, élixir, sirop, lui sont remis contre argent comptant pour se soigner seul. Deux mois et demi après, la face, le dos et les membres se couvrent de syphilides « avec plaque circinée sur la joue et trois petits bubons au cou. » Des plaques circinées écailleuses existent dans la paume des mains.

Terrorisé, il lit le *Mal d'amour* pour s'éclairer et voit que le mercure est l'unique spécifique de la vérole. Il se croit dès lors perdu en ne pouvant plus déguiser ce mal honteux. La crainte de ses suites le terrifie; il n'en a plus d'appétit ni de sommeil et sollicite une audience, afin de ne pas agir en désespéré. Sa présence ratifiait ses paroles : pâle, anémié et tremblant, il ne raisonnait plus, pleurait comme un enfant, et son exaspération, jointe à sa tristesse, pouvaient en effet le conduire au suicide, si la présence de sa vieille mère, dont il est l'unique soutien, ne l'eut fait réfléchir.

Soumis immédiatement au traitement spécifique interne avec ferrugineux, aidé d'un bon régime sans excitants, d'exercice et de distractions, ce malade fut bientôt rassuré, surtout en atténuant et effaçant presque les stigmates apparents de la face par l'application du collodion mercuriel. Trois mois après, toutes les taches de la peau avaient presque disparu ainsi que les ganglions du cou et les érosions chancreuses des lèvres. Il ne restait que de petites croûtes sur le cuir chevelu, sans chute des cheveux, et une légère rougeur spécifique du bord libre du voile du palais qui doit disparaître par la continuation du traitement.

Leçon pour s'adresser de confiance en pareil cas à son médecin ordinaire, de préférence à ces soi-disant spécialistes, qui ne sont au contraire que de vulgaires charlatans. La syphilis et son traitement sont bien connus aujourd'hui de tous les médecins et c'est à eux qu'il faut demander de recourir, en cas de besoin ou de doute, aux syphiliographes accrédités.

Quant aux accidents nerveux ou neurasthéniques éclatant plus ou moins tardivement chez d'anciens syphilitiques, il est logique de les rattacher toujours à cette maladie et de les traiter en conséquence. Non par les remèdes spécifiques, mercure et iode, toujours administrés d'avance contre les accidents primitifs et secondaires; mais par une hygiène sévère, dirigée contre les désordres et les troubles fonctionnels du système nerveux cérébro-spinal. Exclure du genre de vie toutes les stimulations morbides du cerveau : travaux intellectuels exagérés, études, veilles, excès de table, passions de toutes sortes, abus sexuels, exercices physiques violents, blessures, pouvant retentir sur la moelle épinière et la surmener. L'hydrothérapie fortifie et régularise toujours utilement ce fonctionnement défectueux avec la gymnastique, les eaux sulfureuses, constamment favorables prises sans abus, ainsi que les autres calmants et sédatifs à employer par le médecin selon les cas.

Le moral n'a sans doute qu'une faible influence sur ces causes toutes physiques et les tristes effets qu'elles entraînent. Néanmoins, c'est en s'isolant et en y pensant sans cesse qu'ils persistent et s'aggravent le plus fatalement. Il faut donc éviter de fixer son attention, sa pensée et le souvenir sur les souffrances, les maux en résultant, et s'en distraire par tous les moyens à sa portée. Occupations ou travaux fixant la pensée et le regard : chasse, jeux, lectures, bals, soirées, théâtre, musique, sont les plus efficaces et utiles. C'est en recherchant la société, sans se préoccuper des inconvénients dont on souffre secrètement, et en agissant comme s'ils n'existaient pas, que l'on a le plus de chances de les voir diminuer sinon disparaître.

Toutes ces prescriptions se résument dans la maxime suivante d'un grand moraliste : « Quand « vous avez enseveli une mauvaise habitude, n'allez « pas trop souvent visiter la tombe. » Elle est surtout à mettre en pratique par les victimes des causes suivantes dont elle servira utilement d'exorde.

CAUSES PSYCHOPATHIQUES

Entre les causes générales précédentes et celles toutes locales qui suivent, il convient de placer certaines aberrations, anomalies, dépravations et perversions sexuelles qui, émanant exclusivement du cerveau, ne sont absolument ni l'une ni l'autre, en les partageant à la fois. De là la place intermédiaire qui leur est assignée. Mais elles sont d'autant plus graves et dangereuses qu'elles participent de l'une ou de l'autre, ce qui est souvent le cas, et même des deux à la fois. Ces complications, en atteignant le physique, aggravent ainsi l'état moral.

Tous les actes anormaux de la fonction génésique compris sous ce titre, comme les idées, les inclinations et les sentiments anormaux qui les provoquent, émanent directement du sens érotique, siégeant dans le cerveau, comme les désirs naturels. On ne saurait y contredire. Ils se distinguent ainsi des anomalies sexuelles ayant pour caractère un défaut ou vice apparent de conformation ou d'organisation, sinon une altération, une lésion des organes génitaux cachés, ou du centre génital de la moelle lombaire. Toutes les expériences et les recherches pour en découvrir le siège précis, la lésion matérielle ou une cause locale, sont restées infructueuses, comme pour la localisation de la mémoire automatique, placée arbitrairement au sommet des circonvolutions cérébrales. Un fonctionnement anormal, perverti, le trouble de l'esprit, l'imagination, la pensée sont seuls appréciables. On admet bien, pour les expliquer suivant les doctrines positives actuelles, des altérations correspondantes des liquides ou des solides des centres nerveux, d'où ces troubles émanent. On a même invoqué une *inversion sexuelle* pour expliquer ces dépravations. Mais cette supposition est contredite par les faits relatés plus loin.

Certaines anomalies de la copulation en offrent une preuve évidente. Telle l'impuissance absolue du soir alternant avec une virilité normale du matin. De même du défaut absolu d'érection dans toute première réunion avec une nouvelle femme, chez certains individus qui à la seconde entrevue sont des plus virils. Les exemples en sont relatés aux *Anomalies sexuelles*, nos 105 à 109. Ces cas s'observent toujours chez des nerveux, parfois de la plus brillante santé, mais souvent entachés d'abus ou d'excès vénériens antérieurs et même des deux à la fois. Ce n'est donc pas de l'impuissance, mais une névrose intermittente du centre génital, dont voici un exemple tout récent.

Pharmacien de vingt-sept ans, fort et robuste, mais très nerveux et considéré comme hystérique, sujet à des crises nerveuses pendant l'éjaculation qui lui font perdre connaissance et paralysent sa volonté. Sur le point de se marier, il voudrait éviter l'inconvénient qui lui est habituel, d'être privé d'érection dans toute première rencontre galante, tandis qu'il remplit ensuite normalement son rôle. (1er *décembre* 1894.)

Démonstration péremptoire et irréfutable que l'impuissance peut être toute morale et de plus ou moins longue durée, sans cause physique ni lésion appréciable.

Les perversions sexuelles désignent spécialement diverses conditions mentales anormales, se rapportant à l'appareil génital. C'est la variété psychopathique des médecins s'occupant de la neurasthénie. D'après Beard, il n'y a pas d'utilité pratique à décrire ces cas, quoique beaucoup plus fréquents qu'on ne suppose, dit-il, les médecins ne s'en occupant guère, parce que ceux qui en sont atteints ne les consultent qu'exceptionnellement. Satisfaits de leur état, comme les alcooliques morphinomanes, ou mangeurs d'opium, ils jouissent de leur vie anormale ou n'en sont pas ennuyés ni honteux pour y chercher remède. Il savait même tout récemment qu'un grand nombre de ces pervertis se trouvait à New-York, comme dans toutes les grandes capitales, dont il signale un seul exemple relaté page 147.

C'est là une méprise évidente du célèbre médecin américain, comme nos ouvrages sur ce sujet en témoignent, notamment par les 230 observations des *Anomalies sexuelles* et celles qui sont réunies ici. Si ces simples perturbés d'ordinaire, ces vicieux plutôt que pervertis, ne s'adressent pas plus souvent aux médecins, c'est que ceux-ci ne comprennent rien aux aberrations de leurs goûts, leurs idées, leurs passions, leurs plaintes ni leurs plaisirs, comme beaucoup sont venus nous en rendre compte. Ils ne voient chez la plupart que des cérébraux, des déséquilibrés vicieux, des hypocondriaques, maniaques ou fous. C'est du moins ainsi que les traitent les aliénistes auxquels ils s'adressent, en se plaignant des obsessions de leurs pensées et de leurs goûts masculins, des perversions de leurs désirs, leurs sentiments, dont plusieurs se trouvent très malheureux sans pouvoir y résister.

« Les anomalies et les perversions sexuelles, dit en effet le célèbre aliéniste Magnan, médecin de l'asile Sainte-Anne, se montrent exclusivement dans cette catégorie d'aliénés, désignée sous le nom de dégénérés, chez lesquels l'hérédité exercé l'influence la plus puissante à tous les degrés de la débilité mentale. »

Et localisant le siège particulier de ces diverses aberrations sexuelles, il fixe ainsi « l'onanisme manuel habituel au centre génital de la partie inférieure de la moelle épinière, 4e vertèbre lombaire. D'où le nom de *Spinaux.* »

« L'acte du coït instinctif, la passion brutale, partirait de l'écorce postérieure du cerveau, au lieu du cervelet où Gall l'avait placé, pour aboutir à la même place de la moelle. Ce seraient les *Spinaux-cérébraux postérieurs.* »

« Enfin les *Spinaux-cérébraux antérieurs*, c'est-à-dire le réflexe partant de l'écorce antérieure du cerveau sur le centre génital inférieur de la moelle comme à l'état normal, seraient les pervertis par l'idée, le sentiment ou le penchant pour une personne ou un objet anormal. Il y a aussi les extatiques et les érotomanes ou *psychiques* qui ne rêvent que d'étoiles ou de divinités. »

Telle est la théorie aussi simple que séduisante, mais la pratique est loin d'y répondre et sur les 17 exemples choisis, cités à l'appui, aucun ne prouve la lésion du siège répondant à la perversion décrite. Aucune autopsie n'a confirmé ce siège. C'est donc une théorie *à priori*, basée sur la physiologie de l'acte de la Génération, sans que l'on puisse dire si ces aberrations y correspondent exactement.

Partagées par Moreau (de Tours) et beaucoup d'aliénistes français, ces idées ne sont pas celles des médecins s'occupant des maladies nerveuses à un autre point de vue : en les étudiant surtout pour les calmer, les atténuer ou les guérir. Des fous se rencontrent sans doute parmi ces pervertis sexuellement, et c'est probablement ceux-là seuls qui tombent sous l'observation des aliénistes. Au contraire, s'il m'est permis d'invoquer ma pratique spéciale, j'en ai constaté 8 ou 10 sur environ 1,000 à 1,200 consultants, depuis l'efféminé, masturbateur ou frotteur endurcis, malades, jusqu'au pédéraste et au sodomiste passionnés, exclusifs, l'érotomane exalté, le priapique et le satyre par continence, abus ou excès vénériens, en y comprenant les impuissants et les nerveux. Si la plupart délirent sur l'objet spécial de leur passion dominante, très peu de ces pervertis sont véritablement aliénés. Ils se reconnaissent facilement à leurs divagations, leurs actes et leurs idées insensés, contradictoires, les illusions de leurs sens et leur défaut de raisonnement sur tout autre sujet. Mais on ne saurait taxer de folie un acte répréhensible commis en obéissant à une simple aberration, toujours la même, de l'instinct sexuel, comme de rechercher une couleur blanche ou rouge, un jeune ou vieux pour en être excités. La généralité de ceux-ci conservent tout leur bon sens et leur sang-froid pour travailler, diriger et gérer leurs affaires. Le secret qui règne sur les victimes de ces perversions sexuelles peut seul empêcher de rendre ce fait public; autrement, il sauterait aux yeux de tous pour confondre publiquement les aliénistes. Il est curieux de recueillir à ce sujet l'opinion de l'auteur même de la *Neurasthénie sexuelle*.

« Toutes les personnes nerveuses désignées sous les noms d'hypocondriaques, maniaques, neurasthéniques ou névropathes, hystériques, épileptiques, alcooliques, qu'elles le soient séparément ou participent de ces divers caractères à la fois, sont des candidats à la folie. Beard les appelle *border-liners* pour indiquer qu'elles y sont prédisposées et au bord de ce précipice; elles peuvent même avoir été déjà aliénées ou l'être passagèrement, mais il en est aussi qui ne le deviennent jamais. Leur responsabilité morale est plus ou moins affaiblie, diminuée par la maladie, sans jamais disparaître au point de justifier le diagnostic de folie. Elles sont capables ordinairement, sinon toujours, de conserver un certain degré de respect et de bon sens dans leurs relations sociales et nullement susceptibles de commettre un acte criminel, tout en étant une cause fréquente et permanente de désagréments pour leurs familles, parents ou amis. Elles frisent de si près la folie que la question s'élève souvent de savoir si elle n'existe pas réellement, soit pour les enfermer, les isoler de leur famille, soit pour restreindre leur responsabilité. Comme règle cependant, les pires cas observés ne franchissent guère la folie, qui ne s'est montrée que dans de très rares exemples. L'irritabilité, la pétulance, le déraisonnement, l'impatience, l'incertitude de conduite sont ainsi suivies d'une grande dépression mélancolique très fréquente, si profonde et pénible, qu'elle suggère l'aliénation, sans en présenter les signes usuels. Ces nerveux parlent de suicide et de meurtre sans jamais en commettre, à moins d'être nés assassins. Au contraire, ils ont assez de raison pour faire des contrats, avec un coup d'œil assez sûr pour se livrer aux affaires ; malgré leur maladie, ils répriment leurs impulsions, sans pouvoir résister le plus souvent à leurs craintes morbides. Ils répondent ainsi moins aux signes de la folie qu'à ceux de la raison. Leur instinct de préservation persiste, quoique pouvant être plus ou moins altéré. Ils ont encore un pouvoir raisonnable de s'adapter à leur entourage ; leur nature morale, quoique troublée, n'indique pas le retour à l'animalité ni la sauvagerie de l'aliéné et leur mémoire, quoique incertaine et capricieuse, ne montre pas les énormes défauts de celui-ci. »

« Devant le petit nombre de pervertis devenant

aliénés, la question se pose donc : à savoir si ces perversions sont cause ou effet de la folie. Il est acquis que les sujets nerveux dès l'enfance sont les plus enclins à contracter de mauvaises habitudes. N'est-ce pas cette prédisposition à la folie, par hérédité ou constitution, qui les conduit à ces anomalies avant l'âge et qui, en surexcitant et pervertissant leur système nerveux, fait éclater l'aliénation qui sans cela eût pu être évitée? Puisque ces aberrations restent le plus souvent sans effet sur le cerveau, il est au moins logique, sinon assuré d'admettre qu'elles ne mènent guère à la folie sans une prédisposition originelle. Pourquoi des jeunes gens sont-ils si enclins à s'inquiéter, se tourmenter jusqu'à l'hypocondrie sur de prétendus désordres imaginaires de leurs organes génitaux ? Pourquoi la plus légère maladie, un soupçon même, sinon une simple anomalie, produisent-ils un trouble, une dépression mentale et des chagrins si absurdes et inutiles ? Beard les explique par la mise en jeu du nerf grand sympathique dont les filets se distribuent à l'estomac et aux organes génitaux, en correspondance directe avec le cerveau. Cette communication télégraphique étant constante entre eux, toute lésion de l'un est aussitôt ressentie par les autres. Les désordres ou troubles génitaux déterminent souvent ainsi le nervosisme et l'épuisement nerveux. De même de l'influence des troubles dyspeptiques de l'estomac sur ceux de l'esprit. » (Page 125.)

Voici, d'ailleurs, la psychologie de ces perversions sexuelles, d'après le même auteur : « Il y a d'abord les aliénés ou ceux qui en ont les illusions, sans pouvoir les corriger par l'évidence directe des sens. Exemple : ceux qui se croyant femmes en imitent les manières, les vêtements, les occupations autant qu'il leur est possible. C'est là une monomanie réelle, une folie positive, très sérieuse et parfois incurable.

Les autres, au contraire, semblables aux anciens Scythes, aux *mujerados* ou efféminés d'aujourd'hui, ayant leurs instincts sexuels pervertis, le comprennent parfaitement, sans être sous l'influence d'aucune illusion. Ils ne sont nullement aliénés et cette perversion leur vient comme une maladie, une habitude ou un vice, sans aucun trouble de l'esprit, ni de la volonté. Les uns ont hérité cette tendance ou en ont contracté l'idée, le goût, dès la puberté, c'est-à-dire avec l'apparition de la sexualité et même avant parfois. D'autres l'acquièrent par une sorte de faiblesse ou débilité sexuelle. Mais chez tous s'observent des troubles nerveux qui sont ordinairement les symptômes de leur perversion sexuelle. (Voir *Féminisme*, page 104.)

« Il est même possible que, dans quelques cas sans illusion, où l'homme sait qu'il l'est réellement quoique s'habillant en femme et en partageant les occupations par choix, il puisse y avoir un tel affaiblissement du pouvoir de la volonté que l'aliénation semble possible, comme dans les pires cas d'alcoolisme, de morphinisme et tant d'autres. Le plus souvent néanmoins, le défaut de la volonté étant limité spécialement à ce vice, il ne peut y avoir doute sur la persistance de la raison pour tout le reste. Chaque cas doit donc être étudié séparément et quand il arrive de ces perversions devant les tribunaux, elles doivent être étudiées avec soin, sans idée préconçue et en dehors de tout esprit de parti pris.

« La psychologie de ces perversions sexuelles se démontre par tout ce qui se passe dans la nature. Quand le conducteur principal d'une machine électrique est chargé d'électricité positive, il tend à se décharger proportionnellement à sa tension avec l'électricité négative. Une vague de la mer, soulevée par le vent, tend à retomber d'autant plus bas qu'elle s'est élevée plus haut, en obéissant à la loi de gravité et en laissant un vide proportionné à sa place.

« Ces faits physiques, en montrant la loi de toute la nature, suggèrent que le monde animé y obéit également. La réaction suit l'action comme son résultat nécessaire, inéluctable. L'exercice violent, excessif de toute fonction, trouve son soulagement dans la condition opposée. La dyspepsie, née d'un excès d'alimentation, est parfois suivie d'un goût dépravé pour les choses les plus grossières et désagréables, comme dans la chlorose et l'hystérie.

« L'excès dans les rapports sexuels tend de même à faire naître la haine entre les conjoints. Les mariages suivis des plus grands abus sont les moins heureux; l'irritabilité, l'aversion, la haine et le dégoût suivent les débauches prolongées envers l'objet du premier amour. Après avoir passé de l'indifférence à la crainte, les auteurs de ces excès complètent le cercle : le sexe est perverti, ils haïssent le sexe opposé pour aimer le leur ; les hommes deviennent femmes et les femmes hommes dans leurs goûts, leur conduite, leur caractère, leurs sentiments et leur conte nance. Il en est de même des masturbateurs, d'après les faits signalés à la masturbation.

« Partout et toujours, sous quelque forme que se rencontrent les perversions sexuelles, la psychologie en est identique pour Beard. Quand la faiblesse sexuelle s'établit dans les familles, les enfants peuvent naître avec cette tendance. D'où ces perversions de naissance, héréditaires. Ces cas sont plus communs que l'on ne pense et ceux qui sont à mi-chemin, à la période d'indifférence, de crainte ou d'effroi du sexe opposé, sont beaucoup plus nombreux, d'après ce que l'on constate tous les jours. »

La neurasthénie sexuelle doit donc être considérée, d'après son auteur, comme une anomalie de cet appareil, pouvant conduire à toutes les dépravations vénériennes. Les dix exemples relatés aux *Anomalies sexuelles,* page 223, le prouvent. Une apparence efféminée avec impressionnabilité extrême, physique et morale, surtout en ce qui se rapporte à l'appareil génital, en fait le plus communément des fauteurs de l'onanisme sous une forme quelconque et toutes les aberrations qui s'ensuivent. De même que celles de la vue et du goût enchaînent et paralysent la volonté, ils ne sont plus libres ni maîtres de leurs actes; ils les commettent passivement et sans réflexion, dans les accès passionnels intermittents qui les distinguent. Quelles que soient ces pratiques, le fait seul de s'y livrer passivement, avec excès et passion, sans résistance possible, les rend bien plus graves et dangereuses par l'ébranlement du système nerveux cérébro-spinal et son épuisement.

L'ébriété et la syphilis coïncident assez fréquemment avec ces aberrations génitales dont les excès sont souvent consécutifs à une continence relative. La pathophobie ou crainte des maladies accusées successivement au foie, au cœur, au cerveau, à la moelle épinière inférieure ou à la prostate, en est un signe commun par le retentissement de ces excès sur ces divers organes. Semblables en apparence, ces deux ordres de faits ne sont donc pas similaires par la cause différente qui les produit. Il faut distinguer ces douleurs fonctionnelles des maladies organiques dans leurs effets et leurs conséquences. Ces aberrations suivent ainsi les causes générales avec les dépravations, les perversions et même l'anaphrodisie, comme de simples névroses des centres nerveux.

Aberrations génitales. — Abominables en apparence, ces aberrations, dont on fait autant de monstruosités, ne sont le plus souvent, il faut bien le remarquer, que des imitations de ce qui se fait et se constate dans les rapports naturels des deux sexes. Il s'agit d'abord de préférences inexplicables, très marquées et souvent indispensables à leur succès. Une femme brune ou blonde, parfois rouge et même blanche, la négresse, indienne ou mulâtresse est même préférée par d'aucuns. Pour d'autres, il la faut jeune ou vieille, grasse ou maigre, grande ou petite. Des yeux bleus ou noirs, une gorge opulente, la bouche intacte, une suave haleine, des vêtements blancs, une étoffe spéciale, la soie en particulier, sont séparément et exclusivement nécessaires à certains excentriques pour les exciter, tandis que ce sont pour d'autres les attouchements lubriques, la succion ou des entretiens libidineux, etc., etc. La vue, l'examen, la contemplation des organes sont particuliers parfois, comme l'observation 180 des *Anomalies sexuelles* en est la preuve. Sans ces excitants anormaux, beaucoup d'hommes restent impuissants et des femmes insensibles. Ne sont-ce pas là autant de perversions spéciales du sens érotique, de l'imagination, du sentiment.....?

Toutes ces bizarreries ou excentricités sont exclusivement particulières à certains hommes et réciproquement. Les femmes ont même encore des exigences préméditées plus intimes et cachées. Et c'est lorsque ces conditions se rencontrent que des bacchanales inimaginables ont lieu entre les deux sexes, avec préférence marquée pour tel ou tel jeu immonde où les organes naturels n'ont pas toujours le principal rôle, ils sont remplacés par d'autres et des voies adéquates.

Cette prétendue folie de l'amour, qui préside à ces abus et ces excès sexuels, n'est qu'une manifestation de l'affaiblissement et le trouble du système nerveux. Ces énervés, ayant épuisé avant l'âge, par leurs excès, la coupe des plaisirs et des jouissances naturelles, les recherchent ensuite avec autant de charme et de volupté par des procédés artificiels. Ils les emploient et en usent ainsi successivement, jusqu'à ce que l'épuisement nerveux les rende impuissants avec tous ses maux consécutifs.

Toutes les fraudes entre les deux sexes et les divers

procédés d'onanisme sont justiciables de cet affaiblissement nerveux génital, sinon l'épuisement complet. L'état d'esprit et l'imagination de ceux qui s'y livrent méritent bien le nom d'aberration. C'est une folie, dit-on, et si les mauvais effets ne s'en font pas plus souvent et cruellement sentir, c'est que le dégoût, la fatigue ou la satiété, sinon la maladie, y mettent rapidement un terme. Les mal équilibrés, pervertis ou malades, y persistent seuls jusqu'à extinction.

La préoccupation constante des organes génitaux et de leurs divers phénomènes fonctionnels est particulière aux continents par crainte, faiblesse ou timidité. Cette aberration maniaque, en troublant leur esprit et leurs sensations, contribue surtout à l'épuisement génital par les rêves érotiques, les visions lubriques et les pertes ou écoulements en résultant. Ils les examinent, les observent et les mesurent sans cesse, ainsi que leurs sécrétions et leurs déjections. Sont-ils chauds ou froids, mous ou turgescents, contractés ou relâchés, et aussitôt ils en conçoivent des craintes ou des espérances insensées. Deux célibataires de 34 et de 36 ans, dont le pénis se rétractait considérablement dans la flaccidité, avaient ainsi évité de se marier sous cet unique prétexte. (*Observations* 119 et 120 des *Anomalies sexuelles.*) L'attention est spécialement fixée chez d'autres sur leur sperme, leur urine et tout ce qui s'échappe du canal de l'urèthre, par la crainte ou peur d'une récidive blennorrhagique. A la moindre humidité constatée en se levant, après les érections matinales, sinon une gouttelette blanche concrète, épaissie, ils viennent consternés se disant atteints d'une goutte militaire, eux qui allaient se marier! Leur continence prolongée, leurs entretiens libidineux ou lubriques, en provoquant la sécrétion muqueuse des glandes du canal, suffit à les alarmer. De là leurs craintes, le trouble de leur esprit déterminant à la longue celui du sommeil, de l'appétit, de la digestion et de l'assimilation. Une simple *cowpérite* ou irritation des glandes de l'urèthre était donc l'unique cause de la perversion du moral et de la faiblesse génitale en résultant, chez deux jeunes gens se croyant atteints de goutte militaire et gardant ainsi une continence forcée qui augmentait chaque jour leur mal. (*Observations* 125 et 126 des *Anomalies sexuelles.*)

Il n'est pas jusqu'à la découverte de la matière blanchâtre du smegma sous le prépuce qui n'effraie ceux qui, ayant une certaine étroitesse préputiale, n'ont jamais essayé de découvrir le gland. Ce résultat de la négligence et de la malpropreté, provoquant une certaine irritation locale, suffit à épouvanter les esprits simples, timides et naïfs. Se croyant inaptes au coït, ils se masturbent, ou se font masturber sans décalotter, et contractent ainsi de véritables balanites. Plusieurs jeunes gens de 20 à 30 ans, profondément attristés, chagrins, démoralisés et continents, dont un officier suisse de 25 ans, se sont ainsi présentés pour se faire opérer de leur prétendu phimosis. Il a suffi de relever lentement le prépuce pour les tirer de leur inquiétude et leur désespoir de se croire impuissants. (Voy. *Faux phimosis,* page 70 de l'Impuissance.)

C'est en effet l'importance capitale de cette légère anomalie locale qui perturbe l'esprit de ses victimes et leur sens érotique. En arrêtant le développement du pénis, la sensibilité normale du gland et son effilement, elle conduit parfois ceux qui en sont affligés de l'onanisme à la pédérastie et jusqu'à la sodomie passive, dont l'observation 215 des *Anomalies sexuelles* est l'exemple frappant.

Cette préoccupation maniaque était si extrême, dans le cas suivant, que j'en copie tous les détails, exacts et minutieux, comme le type de cette triste aberration avec sa cause et ses effets.

48 *bis*. — Un célibataire de trente-cinq ans révolus, habitant le Midi, d'un tempérament arthritique, n'a jamais osé s'approcher d'une femme et demande s'il est atteint d'anaphrodisie absolue ou d'impuissance incurable, quoique constitué normalement. Testicules volumineux au-dessus de la moyenne, les bourses se contractent sous l'influence du froid ou de la main. Mais la verge est petite : 8 centimètres de long au repos et autant de circonférence à la base ; elle peut rentrer presque entièrement en la poussant. Prépuce long recouvrant entièrement le gland et le dépassant sans phimosis. Le gland, facilement découvert, est peu coloré, un peu ridé, avec légère saillie du méat, légèrement plus foncé.

« Au premier abord, l'organe semble donc frappé d'atonie et manquer de virilité, d'érectilité. Il entre cependant facilement et fréquemment en érection. Sa longueur atteint douze centimètres avec la même circonférence en bas. Il est alors raide, dur, vertical, conique, triangulaire. Le gland coloré reste couvert du prépuce, mais se découvre sans difficulté, tout en produisant un peu de constriction sous le gland, légèrement douloureuse mais supportable. Tiré d'un seul côté, le prépuce produit la même douleur, ce qui lui fait, peut-être à tort, redouter le coït.

« L'érection se produit au réveil, sans cause, dans le jour par l'imagination, la vue d'une jeune femme, de certains objets, comme la soie. Les femmes maigres, pâles, *surtout boiteuses*, agissent particulièrement sur ses sens. C'est une aberration dont je suis le premier à sourire, mais qu'il confesse. Presque toujours, après ces érections, il s'écoule un liquide transparent et filant en petite quantité, proportionnée à leur force et leur durée. En restant dans le canal, il en sort en urinant comme une mousse transparente plus épaisse ; mais la quantité en est si petite ordinairement, qu'elle mouille simplement l'extrémité du gland et reste au bout du prépuce. Cela a lieu même souvent sans érection, par une simple pensée, une conversation avec une jeune femme, un serrement de main, et sans cause même parfois, après avoir uriné. Le passage de ce liquide, après érection, produit un léger chatouillement; le plus souvent, c'est une simple illusion, en trouvant le gland bien sec.

« Tous ces symptômes de faiblesse génitale ont existé de tout temps sans aucun excès. Il a commencé à se masturber de vingt à vingt-cinq ans seulement; d'abord de loin en loin et graduellement plus souvent, en le renouvelant tous les jours, à vingt-cinq ans, avant de s'endormir. Bientôt, il le réduisit à une ou deux fois par semaine, de crainte de porter préjudice à sa santé, sans pouvoir se passer absolument de cette habitude, ayant acquis la certitude que la continence lui est absolument contraire.

« Avec le secours de l'imagination, l'éjaculation est rapide, beaucoup plus lente sans elle ; il faut alors secouer vigoureusement et encore n'arrive-t-elle qu'au déclin de l'érection. Les sensations du coït seraient-elles suffisantes pour la provoquer ?

« Le premier jet du sperme est projeté très loin, ensuite à quelques centimètres et tombe sur place à la fin. Il est assez abondant, tache et empèse le linge. En me mariant, il y a dix ans, j'aurais peut-être fait un mari comme un autre.

Je voulais avant me faire circoncire. Le médecin consulté le trouva inutile et se borna à couper le frein dans l'étendue d'un centimètre environ. Le gland découvert n'est plus tiré en bas et malgré cela je redoute toujours le coït; ce qui m'a déterminé à ne pas me marier. Un sentiment contrarié étant jeune me faisait bien moins regretter le mariage. Cette union si longtemps rêvée s'offre maintenant. Puis-je la contracter? Et il prévoit d'avance les inconvénients et les dangers pouvant en résulter, d'après son âge, sa conformation et ses habitudes. »

On ne peut analyser ni décrire plus exactement ce qui se passe à l'état normal chez l'homme. C'est comme le récit d'une expérience. D'où vient donc cette appréhension du mariage et du coït? De l'aberration de l'esprit, du célibat et des mauvaises habitudes en résultant et qui le troublent toujours plus ou moins en persistant. Tout en conseillant absolument l'union désirée et quelques stimulants pour assurer la prise de possession, je ne puis en annoncer la réalisation, à défaut d'en avoir reçu la nouvelle depuis plus de trois ans !!!

Cette autobiographie pourrait être suivie de beaucoup de cas semblables s'ils avaient été recueillis. Mais pour les enregistrer avec cette prolixité, un volume n'y suffirait pas. J'en signalerai seulement les trois suivants.

49. — Un Hollandais de trente-deux ans, dirigeant une exploitation à la Guyane, se présente, le 22 avril 1890, comme impuissant. Grand, élancé, d'un jaune pâle, il s'est adonné à la prostitution solitaire jusqu'à vingt-neuf ans, par dégoût de la masturbation et l'impossibilité d'avoir une maîtresse dans son isolement. Trois essais de coït depuis sont restés incomplets ; mais ses pollutions actives la nuit sont rassurantes et, avec un léger aphrodisiaque, je conseille d'aller s'essayer dans les meilleures conditions.

Trois jours après, il revient m'annoncer son succès complet de la veille ; tellement qu'il s'est écorché légèrement à la rainure balano-préputiale. Il en est inquiet, mais, en le rassurant, il insiste pour savoir s'il ne pourrait recommencer avant son départ.

Revenu en 1892, il m'annonça qu'ayant une bonne fille à *tout faire,* ses fonctions étaient parfaitement rétablies et qu'il pouvait se proclamer le père du nouveau-né de sa domestique.

50. — Un célibataire de trente-trois ans, d'une bonne santé générale, mais très nerveux et impressionnable, accusait un « relâchement de l'appareil génital. Son imagination vive coïncidant avec une grande timidité près des femmes et une répugnance invincible de la prostitution, il en était résulté une surexcitation continuelle qui l'obligeait à se masturber ; *mais en empêchant l'issue du sperme pour ne pas s'affaiblir.* »

51. — Hier, 9 août, un homme brun, grand et sec, au regard perçant, la parole brève, officier d'état-major, âgé de trente-sept ans, demandait s'il pouvait se marier. Sans fortune, il n'a jamais fréquenté que les prostituées, faute de maîtresse, quoique ayant commencé dès le collège, mais toujours devant un pressant besoin et très rarement. Dans l'intervalle, il s'est constamment masturbé, d'autant plus que conservant une gouttelette d'un écoulement aigu spontané, elle augmentait à chaque coït, que le plus souvent il s'écorchait et que deux rétrécissements en sont résultés. Très impressionnable et nerveux, il accuse des hémorrhoïdes, des varices, des douleurs articulaires ; ce qui est très exagéré à l'examen, de même que l'écorchure produite par le dernier coït, il y a un mois, cautérisée et iodoformisée, n'est rien du tout. Un urèthre irritable était le mal principal à surveiller, bien que la prostate fût intacte.

Ma réponse fut qu'il pouvait se marier pour sa tranquillité et son bien-être, avec une femme de son âge ; non dans les conditions diamétralement opposées qu'on lui proposait, avec une jeune fille de 18 ans.

Tous les maux, imaginaires ou réels, de ces vieux garçons, localisés de préférence dans l'appareil génital, proviennent de leur situation anormale, isolée. Et c'est souvent en cherchant à l'améliorer par le mariage qu'ils se la rendent insupportable.

Voici l'autobiographie curieuse d'une autre aberration analogue sans traces de neurasthénie. Une extrême nervosité et des malformations des oreilles et du voile du palais permettent seules d'en supposer aussi dans le sens érotique du cerveau pour se l'expliquer.

52. — Un Russe de vingt-sept ans, employé dans l'administration de l'Empire, écrit sans date de Florence, où il est en vacances, l'étrange histoire de ses impressions sexuelles qu'il n'aurait ni le courage, ni la force, d'exposer verbalement dans le rendez-vous qu'il demande. Il ne peut se décider à une entrevue si pénible, qu'en mettant d'avance au courant de sa position, afin de n'avoir rien à demander ; d'autant qu'il est né avec un défaut du voile du palais, qui le rend un peu sourd et la parole difficile. Son écriture, longue et tremblée, est d'un français très correct. La réponse doit se faire à ses initiales, à la grande poste restante de Paris.

Malgré des organes normaux et ses nombreux essais pour s'en servir, jamais l'érection ne s'est produite. Elle est fréquente en dormant, sans rêves, et il s'éveille parfois en éjaculant. Dès l'enfance, la vue du linge blanc, des manchettes spécialement, provoquait l'érection, suivie de spasme et d'éjaculation sans masturbation. Il lui suffit, pour s'exonérer, de mettre un habit à manches courtes, la chemise dépassant, et de regarder dans une glace, chez lui comme dans tout endroit public. Il a vainement essayé d'invoquer cette image, par la pensée, étant couché avec une femme pour obtenir le même effet, ni quoiqu'elle fît de toute autre façon. Sans dégoût pour elle et malgré le désir moral d'avoir des rapports sexuels, ils sont rendus absolument impossibles.

De quinze à vingt ans, il se livrait souvent à son aberration avec résultat complet et rapide ; depuis, le plaisir a diminué graduellement par le ralentissement de l'érection et du spasme, le sperme s'écoulant par gouttes. Il s'adonne ainsi de moins en moins à sa fascination. Jamais il ne s'est masturbé, ni livré à aucun autre moyen de produire l'érection, ni essayé de coït contre nature.

Sa visite montre un garçon brun, distingué, de taille au-dessus de la moyenne et jouissant d'une santé parfaite. Voix nazonnée et oreille un peu dure ; aucune anomalie apparente des organes génitaux. Mouvements continus et saccadés comme la parole, en changeant sans cesse de position pour allumer sa cigarette, la fumer à demi, la jeter et en rallumer immédiatement une autre. C'est un nerveux, sans autre maladie que son aberration d'idée érotique fixe, à la vue des manchettes blanches, simulant celles de l'autre sexe à l'état normal.

Il n'aspire qu'au mariage ; mais comment le réaliser par le défaut d'érection, après les épreuves faites? Aucun aphrodisiaque ni excitant n'est applicable avec son idée fixe. L'hypnotisme, l'ivresse ou la fascination, peuvent seuls être essayés pour la modifier, la changer. Ce moyen a réussi dans le cas suivant.

53. — Un masturbateur, mince et élancé, mais robuste, de seize à dix-sept ans, sous l'impulsion d'érections gênantes, entre dans une maison publique et reste en échec. Plus tard, il est arrêté un soir par une vieille femme à cheveux blancs; l'érection se produit immédiatement et il réalise son premier coït debout. Les cheveux blancs seuls l'avaient impressionné. Mis ensuite en rapport avec un vieillard à barbe et cheveux blancs, il s'y attache et lui confie cette impression contre nature. Selon son habitude, ce vieillard le conduit dans la compagnie des femmes galantes, sans qu'il puisse, d'après son conseil et son exemple, réussir à défaut de têtes blanches, qu'il avait sans cesse dans ses idées et ses désirs érotiques. Il n'eut de succès qu'une ou deux fois avec des jeunes filles libres lui faisant des agaceries... directes.

Économe et travailleur, ce jeune homme dans le commerce, n'étant nullement impressionné par les filles, se masturbait au besoin, toujours avec la vision de sa tête blanche et le plus souvent quand il en rencontrait une autre. Il finit ainsi par s'établir, ce qui l'obligea à se marier, ayant près de trente ans. Mais sa jeune femme ne l'impressionna pas plus que les autres et c'est en fermant les yeux entre ses bras et se figurant une tête blanche, qu'il réussit et eut un enfant. Jamais il n'eut de rapports avec sa femme que par ce stratagème.

Cette aberration, aidée de la masturbation, eut pourtant son épilogue. A quarante ans environ, la faiblesse génitale commença à se manifester, malgré toutes les ressources de sa fertile imagination en têtes blanches. Il avait beau se les représenter, leur fascination n'agissait plus que de loin en loin et de moins en moins, lorsqu'il se trouva tout à fait incapable à quarante-cinq ans, malgré une santé florissante, une vie aisée et tranquille.

L'idée fixe, la lubie de ces individus est donc toute leur maladie, car pour tout le reste ils se conduisent en gens avisés et souvent habiles. Leur conversation n'a rien qui révèle l'état anormal de leur cerveau. Et si on leur dit de se défaire de leur idée fixe, en oubliant et repoussant de leur pensée le corps ou l'objet de leur fascination, comme le seul moyen de guérison, ils répondent invariablement ne pas le pouvoir et être comme enchaînés à cette idée. Elle les domine et les poursuit partout. L'érection ne se produit d'ailleurs subitement qu'à l'aspect de cet objet, sans quoi ils restent impuissants. Que répondre à cela? Qu'ils sont privés de leur libre arbitre et de la volonté, quant au sens génital exclusivement.

Tous les abus en général et les excès intellectuels en particulier, le surmenage cérébral par excès d'activité du cerveau, étant des causes de neurasthénie, les idées fixes des pervertis ne déterminent-elles pas un surmenage intellectuel analogue? Préoccupés sans cesse de l'objet de leurs désirs, avec l'appréhension continue ou la crainte du danger qui les menace en se laissant aller à leurs aberrations, leur esprit, l'imagination et la pensée, ne sont-ils pas soumis à un véritable surmenage? La neurasthénie cérébrale en résulte ainsi par l'insomnie, les maux de tête, les rêves, l'obsession croissante de leurs idées fixes. Il suffit alors que les organes génitaux soient affaiblis, surmenés, pour qu'une neurasthénie sexuelle en résulte, c'est-à-dire l'épuisement nerveux génital.

Si l'action est incompatible avec une trop grande mobilité d'esprit, on peut opposer ici à cet aphorisme que l'idée fixe paralyse le pouvoir et la volonté de s'y soustraire. Les masturbateurs et les frotteurs ou frôleurs ne peuvent ainsi se défaire de l'habitude enracinée dans leur cerveau, à défaut de volonté pour y résister. Ils ne savent pas ce qu'ils veulent, comme nous l'avons si souvent répété. Autrement, ils ne consulteraient pas. Ils montrent ainsi le trouble de leur esprit, en sollicitant un remède pour enlever leur idée fixe ou faire cesser leur habitude.

54. — Un très beau garçon brun, de vingt-quatre ans, étudiant, à l'aspect distingué et intelligent, n'a jamais éprouvé la moindre incitation sexuelle pour les femmes. Il a été impressionné de bonne heure, au contraire, à la vue d'une barbe blanche. Depuis quatre à cinq ans, à cette vue, l'érection est soudaine, spontanée, et il éprouve un désir si ardent de sodomiser le porteur qu'il est invinciblement incité à savoir s'il partage ses goûts. A cet effet, il le suit instinctivement, fait toutes les démarches, les signes et les gestes possibles pour s'en assurer, tandis que les jeunes gens qui le provoquent, dans ce but, lui restent absolument indifférents.

55. — Un jeune précepteur étranger, ayant les mêmes goûts, a été forcé de quitter sa patrie à vingt ans, à cause des menaces qu'il s'était ainsi attirées et des scandales provoqués inconsciemment par ses avances et ses poursuites. Il n'a pu s'en défendre depuis, qu'en choisissant un ouvrier, ayant ainsi une barbe blanche, et en vivant avec lui.

Parmi ces aberrations du sens génésique, une des plus curieuses est certainement celle racontée par *le Bulletin médical* d'Algérie. Un déséquilibré ne pouvait se livrer aux mystères de Vénus que si la chevelure de sa belle était épaisse et bien fournie. S'étant marié à une jeune femme qui ne possédait qu'un maigre chignon naturel, il fut forcé de la coiffer d'une perruque, la troisième nuit de ses noces, pour arriver au résultat désiré. La cohabitation des deux époux dura cinq ans environ et amena la naissance de deux enfants, au prix de 72 perruques, chaque perruque n'ayant d'action efficace que pendant 15 à 20 jours.

Cette action du blanc sur le sens génésique des masturbateurs, des frotteurs ou frôleurs et même des sodomistes, est mieux connue depuis que des cas semblables, renvoyés devant la justice, ont été examinés par les médecins légistes. « Ces perversions sexuelles, dit le docteur Paul Garnier, sont fréquentes chez les héréditaires et les dégénérés. La vue d'un bonnet de coton, mouchoir ou tablier de cette couleur, suffit à les mettre en érection, à l'exclusion de tout autre stimulant génésique. Un journalier de quarante-trois ans, d'une famille d'aliénés, fut ainsi arrêté en flagrant délit de vol d'un mannequin recouvert d'une matinée blanche. Malgré plusieurs vols semblables antérieurs, il fut renvoyé comme irresponsable et dirigé sur un asile d'aliénés. »

Il a suffi de cette communication à la Société de médecine légale pour que plusieurs autres faits analogues fussent cités à l'appui par les auditeurs. Le même auteur en a tout récemment signalé un second à la même Société dont voici le résumé.

56. — Un homme de vingt-neuf ans, ancien séminariste et commis en librairie, fut arrêté comme se livrant en plein jour aux manœuvres habituelles des voleurs à la tire, en palpant la robe des dames richement vêtues comme pour en fouiller les poches. Il s'en défendit si énergiquement devant la justice, qu'il fut soumis à l'examen du médecin légiste.

Né d'un père alcoolique et d'une mère exaltée et mystique, il sentit de bonne heure une vive excitation génitale au contact de la soie. L'abord d'une femme vêtue de soie le provoquait à la masturbation, tandis que celles qui en étaient privées lui restaient indifférentes, et toujours, en l'absence de la soie, il était impuissant. Il avait ainsi un jupon de soie dans sa chambre et le revêtait avant de se coucher pour exciter ses sens. Ce jupon, dit-il, me fait plus d'effet que la plus jolie femme du monde. Action analogue aux manchettes blanches du Russe précité. (*Obs.* 52.)

Devant la confession écrite de tous les détails de cette manie érotique et tous les signes énergiques de désespoir, manifestés à l'audience, contre l'accusation de tentative de vol, ce garçon fut jugé irresponsable et acquitté.

Ne sont-ce pas là autant de preuves éclatantes et irrécusables que ces aberrations du sens génésique naissent spontanément du cerveau et en émanent, directement provoquées par la vue seule ? Rien d'organique, de matériel n'est appréciable chez ces sujets. Les considérer comme des dégénérés, c'est supposer des anomalies physiques qu'aucune autopsie n'a encore démontrées. Une hérédité fatale peut seule être invoquée, quand elle est manifeste, et souvent ces pervertis ne la connaissent pas. Elles peuvent donc exister sans que le libertinage ni le vice y prennent part ; l'inversion sexuelle — supposée par MM. Charcot et Magnan, sans nulle démonstration — est même contredite par les faits qui suivront. En tout cas, le nom de folie, si souvent appliqué à ces pervertis, est impropre, inexact, puisque les aliénistes, après examen, lorsqu'ils sont déférés à la justice, les déclarent aujourd'hui irresponsables. Celui d'émotifs, donné par Morel à ceux qui présentent ces perversions fonctionnelles ou psychiques par trouble du cerveau, leur conviendrait mieux, comme nous l'avons montré aux *Anomalies sexuelles*, page 479.

Une influence psychique, un trouble moral peuvent donc être seuls invoqués pour expliquer ces perversions génésiques. Les grandes émotions que le surmenage nerveux, résultant d'une vie inquiète et agitée, produit sur le moral, en sont probablement les principales causes. Elles agissent à l'égal des coups et blessures, secousses éprouvées par le crâne et qui, en retentissant profondément sur la masse cérébrale, déterminent des lésions ou des maladies mortelles.

Dépravations sexuelles. — L'amour exclusif pour ses semblables, chez les deux sexes, constitue essentiellement cette dépravation abominable. Elle s'explique dans certains cas d'hermaphrodisme ou d'autres vices apparents de conformation locale ou générale. Le féminisme, à l'aube de la puberté chez les garçons, comme l'apparence hommasse de certaines femmes hystériques, nymphomanes, pourrait en être la cause, surtout dans les pays où le costume et la liberté des mœurs, décrits explicitement aux *Anomalies sexuelles*, page 479, tendent à la produire et même la provoquer. Sans tenir compte de ces conditions naturelles, on a attribué ces dépravations à l'inversion du sens érotique ou génésique du cerveau, dont le siège précis est encore absolument inconnu.

En présence des cas divers, opposés, où ces dépravations s'observent, comment les rattacher tous à cette unique perversion sexuelle? Si parfois on les rencontre d'une manière innée, primitive et purement fonctionnelle, chez des personnes parfaitement constituées, sans hérédité apparente ni tare organique pouvant bien autoriser cette supposition, ne sont-elles pas bien plus fréquentes secondairement à la masturbation, au frottement, chez des nerveux, efféminés ou mal équilibrés, sinon par calcul, chantage, vice, comme les tribunaux en témoignent publiquement? Il serait donc plus logique et rationnel de s'en tenir à ces différentes causes positives que d'admettre l'unique inversion sexuelle cérébrale qui ne peut être démontrée.

Il s'agit de savoir si la neurasthénie n'y contribue même pas, d'après l'exemple suivant.

57. — Un garçon de 29 ans, grand, blond, distingué, instruit et riche, habitant la Bourgogne, s'est adonné, aussi jeune que possible, enfant même, à la masturbation et n'a pas cessé de s'y livrer pendant ses études. Il né s'est jamais senti attiré vers la femme et n'a cherché à pratiquer le coït à 22 ans que par curiosité, pour savoir ce que c'était. Échouant à deux reprises, et ses organes génitaux n'éprouvant pas la moindre turgescence au contact ni à la vue de la femme, malgré ses attraits, il se tourna vers l'homme, la vue d'un beau garçon le mettant en érection. Il les recherche ainsi en cachette pour s'embrasser et se livrer réciproquement à l'onanisme manuel. Jamais de sodomie. Sa mère, très nerveuse, l'a beaucoup gâté. A défaut de fille, elle l'a élevé et traité un peu comme telle en s'occupant exclusivement de lui. Son frère aîné, s'étant de bonne heure livré au libertinage, a contracté une syphilis forte laquelle, en se portant au cerveau, l'a rendu fou, d'après la déclaration du médecin aliéniste très distingué aux soins duquel il est confié.

Lui-même est très nerveux. Sans profession, il n'a d'autre occupation que d'aider son père dans l'administration de ses biens, ce qui lui laisse beaucoup de loisirs. Il est ainsi ennuyé et mélancolique. Son estomac malade digère mal, avec pesanteur et constipation opiniâtre. Il vint à Paris pour ce fait, et un médecin des hôpitaux l'a déclaré atteint de dilatation de l'estomac. Il en est rendu faible, pâle et sans vigueur. Obligé de se cacher pour dissimuler ses goûts et ses habitudes pédérastiques, il est inquiet, attristé de ne pas être comme ses camarades et ne pouvoir partager leurs jeux et leurs plaisirs qu'à contre-cœur; d'autant que ses parents voudraient le voir marié. Il analyse et étudie toutes ses fonctions et ses sensations en véritable hypocondriaque; ses organes génitaux sont flasques, pendants, avec pollutions nocturnes, sans grand sommeil, rêves et cauchemars.

Un traitement réconfortant et stimulant avec le séjour dans une station thermale pour le dépayser lui a été prescrit. Avant de s'y rendre, il m'adressait les mots suivants qui peignent bien l'état de son esprit. « Je compte bien, s'il me rend un peu la force virile, qui paraît me faire complètement défaut, s'il dissipe en moi cette affreuse débilité, cette apathie, ce sentiment d'anéantissement qui font mon désespoir, pouvoir réussir avec le sexe vers lequel je voudrais si ardemment tourner mes goûts et les y fixer! »

Vaines paroles et résolutions éphémères. Qu'un acolyte se rencontre et, au premier coup d'œil, ils se sont compris. Tous autres projets sont dès lors oubliés et sacrifiés à la passion dominante. Puis la honte aidant, ils s'adressent à d'autres et vous n'en entendez plus parler. Tel fut ce cas, à moins que le médecin de la station, à qui je l'avais adressé, ne me l'ait... judaïquement soufflé.

58. — L'un de ses compatriotes, garçon de trente-deux ans, blond, la peau blanche et fine, barbe rare, yeux brillants, voix et manières très efféminées, élevé chez les

Jésuites et ancien élève de l'école Centrale, demande avis sur sa situation le 17 juillet 1889. Il a éprouvé, enfant, des goûts pédérastiques en s'amusant avec ses camarades. Il s'est senti attiré et excité ensuite par eux à l'École et pendant son volontariat, sans s'être jamais laissé aller à manifester ce sentiment.

Au contraire, il n'a jamais rien éprouvé pour les femmes. Musicien, il est attiré par les concerts, le théâtre et admire souvent les hommes qui s'y trouvent, sans que les femmes, ni leurs charmes, leurs galanteries même, produisent le moindre effet sur son imagination ni ses organes. Il reste absolument indifférent et s'exonère tout simplement par la compression du pénis entre ses cuisses, comme les petits garçons et, en pensant à l'homme, l'éjaculation se produit sans l'aide de la main, ni érection dure, mais simple turgescence et avec un spasme très voluptueux. Ce procédé unique et inexplicable montre que le cerveau en faisait tous les frais au besoin. De là un allongement mécanique du prépuce à l'examen et la rétraction considérable du pénis dans la flaccidité.

Jeune, il avait résolu d'entrer dans les ordres et il eût fait très volontiers le sacrifice de son corps par la prêtrise; malheureusement un devoir impérieux, l'honneur de son père et de son nom, le força de renoncer à cette vocation. A la tête d'une grande minoterie, le père allait tomber en déconfiture si ses enfants ne le remplaçaient immédiatement. Il se dévoua, en se mettant à la tête de l'entreprise, et sauva son nom du déshonneur en rétablissant l'affaire.

Bien souvent, il fut pressé par son père de se marier. Il remit sans cesse, pour sauver les apparences, et son unique bonheur consistait à aller, chaque année, faire une retraite de quelques jours au milieu de ses maîtres les Jésuites, où il se retrouvait avec d'anciens condisciples.

Son père mort, le mariage était sa seule ressource. Il céda encore par devoir, devant les offres flatteuses qui lui étaient faites, malgré ses trente-six ans et les plus vives inquiétudes sur sa virilité. Il vint m'en faire part pour avoir les détails les plus intimes et positifs sur sa nouvelle fonction. Tout en le félicitant de sa décision, un échec était d'autant plus à craindre qu'il tremblait de ne pouvoir réussir.

Cette crainte même le retint et le mariage n'eut pas lieu, comme il vint me l'apprendre un an après environ. Mais à défaut du père, son frère et associé ne lui laissait pas de trêve à ce sujet, et il venait toujours craintif demander un supplément d'informations. Sans compter sur leur utilité pratique, je fus surpris de sa visite en 1893, le lendemain de son mariage. Venu à Paris passer sa nuit de noces, il m'annonçait qu'il avait réussi à demi seulement. L'érection avait eu lieu, tant il aimait sa jeune femme de vingt-quatre ans, mais ne sachant pas se diriger sûrement et n'ayant pas osé se frayer la route, l'intromission avait été imparfaite. Il accusa la fatigue du jour. Je le renseignai minutieusement et, après avoir passé sa soirée au théâtre, il réussit complètement, car je ne le revis pas le lendemain, comme c'était convenu s'il restait en échec.

Ce succès est un exemple rare en pareil cas. Les pédérastes novices ne réussissent guère dans un premier essai, surtout à un âge aussi avancé et après l'emploi prolongé d'un onanisme si particulier. Ce n'est pas à dire cependant que l'absence d'action manuelle en soit la cause ; l'observation 220 des *Anomalies sexuelles* montre le contraire puisque, malgré une masturbation prolongée, l'érection s'était produite, spontanément entre deux fiancés, dans un entretien intime, sous l'influence des baisers et des caresses réciproques.

59. — Un autre exemple s'en est rencontré chez un employé de commerce de dix-neuf ans, ayant toute l'apparence d'une jeune fille, moins le costume, et venant timide et craintif, les yeux baissés, me confier son angoisse d'être pédéraste pour avoir inspiré à d'autres employés plus âgés que lui de l'embrasser à la dérobée derrière les comptoirs, de le toucher cyniquement devant et derrière et lui proposer de venir coucher avec eux. Cela durait depuis plusieurs années. Il n'avait d'abord prêté aucune attention à ces embrassades; au contraire, il en éprouvait du plaisir, les rendait même et se prêtait avec complaisance à ces caresses; mais les propositions obscènes l'éclairèrent. De là ses craintes et son chagrin, car il allait quitter sa famille et partir à l'étranger où il avait une place pour apprendre la langue.

L'angoisse de ce garçon était rassurante. Il ne s'était guère masturbé jusque-là. Il s'amusait avec ses camarades en jouant et dansant comme eux. Il n'avait encore éprouvé aucune sensation amoureuse avec les filles, même en valsant, tandis que d'autres de son âge lui racontaient leurs amourettes; au contraire, il n'en avait aucune idée.

Imitez-les, lui dis-je; attachez-vous à celle qui vous plaira davantage et qui recevra le mieux vos compliments et vos rendez-vous. Six semaines après, il venait, gai et joyeux, m'annoncer qu'il avait fait une conquête. Dans un rendez-vous nocturne, occupé à l'embrasser et la caresser, une érection très vive s'était produite qui lui eût permis tout ce qu'il désirait, si un passant ne les eût dérangés et fait fuir sa compagne. Il était rassuré et m'annonça qu'il venait me remercier et partait le lendemain à l'étranger.

Voici un autre exemple de pédérastie native et restée passive :

60. — Je suis Anglais, âgé de vingt-neuf ans, dit en se présentant à la fin de 1889, d'un air dégagé et avec assurance, un consultant de taille moyenne, assez mince, vêtu coquettement, très brun, même de peau, n'ayant qu'une légère moustache noire et un collier de duvet naissant sous le menton. Avec sa mine fine et souriante, son regard fixe, on lui eût donné plutôt dix-huit à vingt ans, sans aucune apparence du type anglo-saxon.

Il demande s'il peut se marier, à cause de sa froideur pour les femmes, dont il est resté éloigné jusqu'ici. Les hommes jeunes lui font au contraire une grande impression, sans avoir jamais laissé percer cette disposition secrète à aucun, ni à ses camarades au collège, ni depuis à ses amis. Pubère vers quatorze ans, il s'est masturbé rarement jusqu'à vingt et depuis, en en reconnaissant le danger, il s'exonère tous les huit à dix jours en se retournant sur son lit et en se frottant la verge.

— N'avez-vous pas des pollutions nocturnes dans l'intervalle ?

— Assez fréquemment.

— Sous quelles influences? — L'idée ou le souvenir d'hommes que j'ai remarqués ou d'amis que je désire.

— Désir de quoi faire ? ne vous étant livré à aucun.

— Je sais néanmoins tout ce que les hommes font entre eux.

— Avec la liberté existant chez vous entre les deux sexes, dans leurs jeux, leurs réunions, leurs promenades, une jeune fille n'a-t-elle jamais attiré, fixé vos regards par ses charmes et provoqué le désir vénérien, l'érection ?

— Jamais aucune n'a produit cet effet; je reste absolument froid avec elles.

L'examen décèle la turgescence de la verge très développée. L'exploration produit une érection complète suivie d'une éjaculation abondante. Il n'existe d'autre anomalie qu'un prépuce absolument détaché du gland, sans frein apparent; ce qui communiquait une courbure inférieure très marquée de la verge en érection.

— Physiquement, monsieur, vous êtes très capable de vous marier, sans aucun doute possible; mais il reste à savoir si l'érection se produira de même au contact de la femme. Il faut donc vous en assurer pour compléter l'expérience. Ne vous mariez qu'après le succès de cette épreuve indispensable, ne l'ayant jamais acquise.

Il partit très satisfait et certain du succès au premier essai. Le doute est cependant permis chez ces pédérastes, surtout ceux que leurs pareils seuls impressionnent. Une femme très lascive est parfois nécessaire, indispensable même, pour triompher de leur timidité et leur froideur.

D'où la démonstration péremptoire par ces faits que des garçons, esclaves d'aberrations génésiques, de dépravations sexuelles, pédérastes avérés, se déclarant tels ou craignant de l'être, ne le sont pas en réalité. Dès qu'en présence de la femme, à son contact par un serrement de main ou un baiser, une caresse quelconque, l'érection se produit spontanément, le mariage peut avoir lieu avec succès, conformément à l'observation 220 des *Anomalies sexuelles*. L'observation 58 ci-dessus en est la preuve décisive et irréfutable. Des garçons n'ayant pas abusé de l'onanisme pendant de longues années ou qui ont résisté à leurs désirs, leurs instincts contre nature, par un sentiment prédominant de pudeur ou de respect d'eux-mêmes, jusqu'à un certain âge, sont surtout aptes à les vaincre et s'en débarrasser par le mariage. Y renoncer pour s'être laissé aller à quelques peccadilles avec des camarades, quelques désirs platoniques ou avoir cédé à des attaques avec d'autres jeunes gens, serait de l'enfantillage ou de la niaiserie. Exemple :

61. — Un jeune Polonais de vingt-cinq ans, très beau, fort et vigoureux gaillard distingué, en voyage de fiançailles, a des scrupules sur son prochain mariage avec une de ses compatriotes. Il a éprouvé, après la puberté, des désirs pédérastiques qui l'ont conduit à de telles accointances qu'à vingt ans il fut surpris en flagrant délit d'onanisme avec un acolyte dans un jardin public. Cet esclandre a fort refroidi sa passion sans l'éteindre. Il l'a combattue en s'attachant à une jeune couturière, travaillant dans sa maison, et son succès a été complet. Mais elle a bientôt disparu et aucune autre femme ne l'a jamais impressionné. Au contraire, il ne voit pas un bel homme sans l'admirer et le désirer. Il a eu ainsi plusieurs amants et l'un d'eux lui ayant demandé de le sodomiser, il y a consenti... une seule fois. Sans aucun doute sur sa virilité, il craint que son mariage n'annihile pas cette fatale passion, dont il n'est pas maître quand elle se manifeste. Il en est subjugué et comme hypnotisé.

Votre profession, S. V. P.? — Directeur de l'exploitation de mes biens à la campagne.

Aimez-vous votre fiancée? — Beaucoup, je l'ai choisie pour sa ressemblance avec celle que j'ai connue.

Éprouvez-vous des désirs dans sa société, à son contact? — La rigueur excessive de la mère, ne nous laissant jamais seuls, ne me permet pas d'en juger. Mais sa fille ayant manifesté le besoin de prendre l'air un soir sur le boulevard avec sa bonne, elle m'en informa et à sa rencontre, en la remerciant de cette preuve d'amour, l'érection s'est produite spontanément.

Toutes ces conditions sont favorables à votre union, rendue indispensable comme l'unique moyen de guérison. — J'hésite cependant. Étant allé au bain, il y a peu de jours, j'ai demandé au garçon de me masser et la sensation de sa main et de sa vue m'a encore fait éjaculer.

Effet de votre excitation actuelle et de votre continence forcée, surtout dans un établissement parisien où le masseur a sans doute deviné vos désirs et agi en conséquence. Ne vous inquiétez pas de cette mésaventure. Ce n'est pas en allant vous retirer dans vos terres, le soir même de votre mariage que vous pourrez rencontrer tentation semblable. C'est le seul et le meilleur voyage de noce dans votre situation. Une lune de miel passée ainsi dans l'isolement doit être un remède infaillible contre vos sentiments pédérastiques.

Cette réponse ne convient pas également sans doute à tous les pédérastes. L'abus de l'onanisme manuel incite beaucoup de jeunes gens à le partager et de là à la pédérastie et toutes ses conséquences, il n'y a qu'un pas. Dès qu'un jouvenceau ne résiste pas à se laisser glisser dans ce précipice, à cet âge propice à l'amour de l'autre sexe, il est bien près d'y tomber et de s'y engloutir. L'observation 16 des *Anomalies sexuelles* est un exemple à consulter. Adonné spontanément à la masturbation dès l'enfance, un garçon de vingt-trois ans ne peut la quitter pour la belle fille qu'il connaît et s'offre à lui ; il est beaucoup plus attiré vers l'homme qu'il ne connaît pas. Cet artiste distingué s'est ainsi accolé à l'un de ses anciens professeurs. Ceux-là sont indignes du mariage, comme ceux qui délaissent leurs maîtresses pour cause de trahison, de dépit, jalousie ou maladie pour se jeter dans la pédérastie soi-disant par dégoût ou vengeance.

C'est parfois le contraire chez de jeunes efféminés. Faibles, craintifs et timides, ils se tiennent éloignés de la femme par leur fatale habitude, tandis que leurs pensées et leurs désirs les rapprochent de leur semblable. La femme est sans attrait pour eux et il suffit qu'ils se rencontrent avec un jeune homme plus âgé qu'eux, ayant les mêmes habitudes, pour qu'ils s'y attachent et l'aiment d'un amour aussi profond et sincère qu'une fille, tant leur sexualité est peu prononcée. Ils n'ont aucune avance à faire ; au contraire, on les flatte et ils se livrent avec confiance. J'ai reçu la confidence de plusieurs cas de ce genre, après en avoir été dupes et victimes. Le délaissement, les escroqueries, les mauvais traitements, les violences, sinon les maladies, peuvent seuls les éclairer. L'épuisement nerveux en est souvent la conséquence par les excès commis. Les plus simples et honnêtes viennent ainsi, honteux et timides, après avis, une lecture, un livre qui les éclaire sur les dangers de la pente suivie, pour réclamer les moyens de s'en détourner.

Exemple : les observations précitées 22 et 23, également propres à éclairer par cette confession littérale sur les dangers de l'onanisme manuel chez les adolescents, par les troubles de l'esprit en résultant et les maladies qui en sont la conséquence. Elles sont aussi un modèle à suivre de bonne heure par ceux qui sont engagés dans cette voie détestable ; autrement, elle aboutit fatalement, par la perversion croissante de l'esprit et le trouble de la raison, à des actes, des aventures, des fautes et des folies qui compromettent non seulement l'avenir moral, mais la santé même. En voici un exemple frappant :

62. — Un grand Parisien de vingt-neuf ans, très brun, se présente un soir, confus et osant parler à peine, comme s'il avait un crime à révéler, demandant s'il était possible à son âge de le faire renoncer à des sentiments pédérastiques. Tout jeune, il se masturba seul, puis avec ses camarades à l'école, et, dès la puberté, il rechercha les hommes à cet effet. Le désir de voir leurs organes génitaux l'entraîna à de grandes imprudences qui lui valurent les plus graves et sévères leçons des *chanteurs*.

Employé de commerce à dix-huit ans, il essaya de se guérir en suivant une vulgaire prostituée, au lieu de chercher une amourette. Il en fut si dégoûté qu'il resta en affront. Sa perte fut dès lors consommée. Afin d'éviter les compromissions dangereuses auxquelles l'exposaient ses goûts, il prit pour amant un frotteur plus âgé que lui pour lui servir de Mentor, afin de ne plus se compromettre. Quoique ne pouvant le visiter qu'à intervalles éloignés, il resta tranquille pendant deux ans, sans se livrer à d'autres. Exemple frappant de ces ménages de pédérastes, comme des saphistes entre elles, et qui se prolongent très longtemps parfois chez les plus réservés.

La sodomie l'a toujours profondément dégoûté, malgré les tentatives qu'il en a faites dans ses orgies masculines; active ou passive, il n'a jamais pu l'exercer. Masturbation et succion réciproques sont ses seules ressources, car il n'aime pas l'homme; ses organes seuls le captivent et c'est en s'en excitant par la vue qu'il est revenu à se masturber seul, comme dans son enfance.

Faisant le commerce international entre l'Europe et l'Amérique depuis plusieurs années, Paris et New-York en particulier, il passe la moitié du temps à l'étranger, où il rencontre de rares occasions de satisfaire sa passion. De retour chez lui, la vue de ses parents et amis des deux sexes, jouissant du bonheur de la famille, l'a fait réfléchir. Son succès dans les affaires lui montre le néant de la vie sans cet idéal dont il se trouve indigne en ne connaissant pas la femme et en restant insensible à ses charmes. Ses remords le placent souvent en face du suicide en traversant l'Océan; si ce n'était sa mère qu'il aime tendrement, il a pensé parfois à y faire un plongeon.

Désespéré d'avoir croupi si longtemps dans ces goûts auxquels il est enchaîné, il demande en pleurs, confus et repentant, s'il n'est pas trop tard pour essayer de les bannir.

Avec une ferme volonté de réagir contre ces goûts et en employant avec courage et énergie les moyens d'y résister, il n'est jamais trop tard. Évitez de voir et de regarder les hommes qui vous attirent, fuyez les lieux où ils se trouvent, leur contact et leur compagnie comme des pestiférés; recherchez exclusivement la société des autres et fréquentez surtout ceux qui regardent les femmes, s'en occupent et en parlent avec chaleur, désir et amour. Vous vous identifierez ainsi avec eux, en les accompagnant au bal, au concert, au théâtre et dans tous les lieux où elles se montrent avec tous leurs attraits. Forcez-vous à leur parler, à être aimable avec elles, à en faire votre société, puisque vous ne les haïssez pas comme certains pédérastes qui en ont horreur, parce qu'elles les condamnent tacitement dans leurs habitudes vicieuses, leurs goûts contre nature. Dès que vous serez excité, impressionné sexuellement par leur beauté, leurs charmes, leur galanterie, sollicitez leurs faveurs; enfermez-vous au besoin avec l'une d'elles. Cet isolement est souvent un excitant très favorable. Si quelque embarras, refus ou obstacle se présente, référez-en à un ami expérimenté, il vous guidera pour les surmonter. Faites-en votre camarade et vous trouverez dans sa compagnie, ses entretiens et son exemple, de puissants auxiliaires pour vous encourager, vous enhardir et arriver au succès. Tel est le spécifique pour votre guérison à redevenir un homme digne du mariage.

Après les succès obtenus dans les cas précédents, n'est-il pas permis d'essayer la guérison de tous ceux qui se présentent avec conscience et regret, pour exposer leur état d'ignominie et d'immoralité ? Ceux qui ne souffrent pas de ces plaies morales : aberrations, perversions ou dépravations, les cachent au contraire avec soin, sans se plaindre, comme l'alcoolique de sa passion. Plutôt que de chercher à se guérir, ils en jouissent, et s'y plaisent ! Il faut donc bien distinguer ceux qui en souffrent réellement et que le désespoir amène à consulter. C'est une garantie qu'ils feront au moins des efforts pour améliorer leur position. Seuls, ils sont si faibles, indécis, irrésolus, qu'ils doutent d'eux-mêmes, après un si long esclavage, pour résister à leurs idées fixes, perverses, délaisser leurs mauvaises habitudes et en triompher. Ils ont ainsi besoin de conseils et d'encouragements, même de médicaments, pour les aider à vaincre dans ce difficile et rude combat moral.

Il ne s'agit plus, en effet, de voir un obstacle à ces guérisons par l'inversion cérébrale du sens génésique. Les faits ci-dessus témoignent du contraire, puisque des hommes livrés depuis de longues années à des aberrations et des dépravations génésiques ont pu tardivement, en réagissant énergiquement contre leurs idées et leurs habitudes perverses, les abandonner et se livrer avec succès à des rapports naturels.

Il a déjà été prouvé d'ailleurs, par cinq observations de garçons de vingt à trente-deux ans, relatées aux *Anomalies sexuelles* de l'instinct génésique, sous les nos 217 à 221, victimes de cette perversion pédérastique innée, qu'elle pouvait être réfrénée par l'exonération manuelle. Les trois faits suivants montrent au contraire que deux jeunes efféminés, de vingt-deux à vingt-quatre ans, ont contracté, après avoir eu des maîtresses attitrées durant plusieurs années, des habitudes pédérastiques par haine, par vengeance et non par intérêt.

Ces faits irréfragables sont absolument concluants contre l'inversion sexuelle organique, même cellulaire. Elle réside simplement dans le goût et les idées, sinon le chantage et le vice, n'ayant d'autre siège fixe que le cerveau en général. Une timidité extrême près des femmes suffit chez beaucoup de masturbateurs pour se croire pédérastes sans l'être réellement. Leur hésitation fait leur impuissance; qu'une occasion favorable s'offre à eux pour exciter le sens érotique et leur virilité se manifestera. Ce n'est donc pas un mal incurable. Loin de là, la dépravation pédérastique n'est souvent qu'un défaut de volonté pour agir autrement. Ceux qui veulent fermement s'en libérer le peuvent, s'ils ne sont malades ou insensés, c'est-à-dire du corps ou de l'esprit. Nul doute que les neurasthéniques, affaiblis, anémiques, énervés, hystériques, détraqués ou mal équilibrés, ne soient plus nombreux dans cette triste phalange que les vigoureux et bien portants. Exemple :

63. — Un garçon charcutier, âgé de vingt-cinq ans, novice et se croyant incapable de rapports sexuels, sollicite, en janvier 1893, un examen pour savoir s'il peut se marier. Physiquement, il est très peu développé, lymphatique et très nerveux, la figure pâle et glabre, d'une timidité excessive, baissant les yeux et osant à peine parler. Aucun stigmate des organes génitaux sauf leur faible développement. A deux reprises, il s'est approché de filles publiques, sans en éprouver ni désirs ni érection. Les jeunes garçons lui font plus d'impression; il se croit pédéraste. D'où les renseignements suivants :

Ayant perdu son père dès l'âge de douze à treize ans, il fut mis en domesticité par sa mère, comme valet de chambre, chez une vieille dame pour sa nourriture et son habillement. Maltraité et mal nourri, il y reste deux ans. Une éjaculation, presque spontanée, lui révéla alors le plaisir vénérien et il commence bientôt à se masturber, tandis qu'une nièce de sa maîtresse, se faisant embrasser et tutoyer par lui, n'éveille ni désir ni idée érotique. Il s'en éloigne au contraire et se place ailleurs, en continuant de plus en plus sa funeste habitude, au point d'en imprimer les traces sur sa figure pâle et son air triste, honteux et embarrassé.

A dix-huit ans, il était chez un médecin de province sans enfants, dont la mauvaise conduite faisait souvent fuir sa femme. Pendant une de ces absences, soupçonnant sans doute l'habitude de son valet de chambre, il lui demanda, sous prétexte de douleurs, de le frictionner de la poitrine au ventre et jusqu'au pénis en pleine érection. Dès lors, il le pose sur le lit et le sodomise d'emblée dans la position du coït, en lui faisant relever les jambes. Il tenta le même viol ensuite à deux reprises debout, sans réussir. Ce garçon se laissait faire passivement, sans en ressentir ni plaisir ni douleur. Mais il quittait bientôt la maison après six mois de séjour.

Revenu à Paris, il entra dans la charcuterie, poursuivi d'idées pédérastiques, cherchant des acolytes sans avoir jamais la hardiesse d'en trouver malgré ses désirs. C'est dans l'intention de s'établir — une femme étant indispensable à cet effet — qu'ayant fait la connaissance d'une jeune orpheline, il venait demander avis.

— Faites une cour assidue à cette fille pour apprendre à la connaître et à l'aimer et, en vous excitant par des mets de votre façon, bien épicés surtout de truffes, vous pourrez peut-être changer de goûts et d'idées. Dès que l'érection se manifestera dans sa compagnie, par vos caresses et vos baisers réciproques, mariez-vous sans crainte. Vous serez en état de remplir votre devoir.

Cet avis eut un effet favorable. En continuant sa correspondance et ses entrevues, l'amour se développa et, quoique refusé six mois après, toute idée de pédérastie avait disparu. Une fille de brasserie, mieux disposée, lui permit de s'assurer de sa virilité. En venant me l'annoncer vingt mois plus tard, sa tête avait changé. De timide et triste, il était devenu gai, sa figure et son regard étaient illuminés en se sachant digne du mariage. Cet exemple est donc propre à en encourager d'autres.

Devant ce changement, ou plutôt cette transformation de sensations et de sentiments, toute inversion organique étant inadmissible, comment qualifier ces perversions génésiques ? Ne sont-ce pas des névroses cérébrales du sens érotique, comme le priapisme, le satyriasis chez l'homme et la nymphomanie chez la femme sont des névroses du centre génital ? Il est difficile de les expliquer autrement, surtout devant les manifestations diverses et variées, offertes par leurs victimes. Ceux qui sont inconscients de leur abjection, et en jouissent sans préoccupation ni résistance, ne sauraient être confondus avec ceux qui en gémissent, ayant horreur de leurs désirs immondes, tout en y cédant devant le besoin d'exonération qui les y pousse. Il en est même qui ont la force morale d'y résister, tout en avouant leurs sentiments avec honte pour en être débarrassés. Ce sont ordinairement des masturbateurs ou frotteurs.

Perversions génésiques. — L'étroite parenté existant entre les diverses perversions génésiques, résultant de l'amour réciproque des hommes entre eux, a fait confondre la pédérastie avec la sodomie. Il semblait que la première conduisait inévitablement à la seconde ; ce qui en marquerait la place ici.

Mais c'est là une grave erreur signalée par nous, le premier peut-être, dès 1885, dans l'*Onanisme*, par des observations authentiques, émanant des tribunaux, de sodomie pratiquée entre les deux sexes, même dans le mariage. Ce fait seul la distingue donc péremptoirement de la pédérastie et les exemples précédents montrent combien la plupart des pédérastes les plus accentués, par leur attachement exclusif et prolongé à leurs pareils, se disculpent avec énergie et insistance de cette abominable perversion bestiale. Elle constitue donc bien séparément l'onanisme anal, décrit dans l'*Onanisme seul et à deux, sous toutes ses formes,* sans qu'il y ait lieu d'y insister davantage ici.

Les sodomistes, en effet, n'aiment généralement pas l'homme comme les pédérastes ; ceux-ci ne le deviennent que sur leur demande. Actifs ou succubes, ils ne le recherchent que par leur impuissance avec la femme, d'après l'observation 21. Le chantage, la prostitution, le vice, en sont les mobiles chez les autres. Les passifs ou incubes, au contraire, sont ordinairement conduits à rechercher l'homme par le prurit vénérien seul qu'ils éprouvent exclusivement à l'anus. Il est si local, persistant et impérieux, que le prurit normal en est annihilé, supprimé. D'où l'existence de la prostitution masculine clandestine, à l'usage des initiés. L'observation 225 des *Anomalies sexuelles* en est surtout un exemple type.

Pour expliquer cette aberration du coït anal, des médecins ont admis et invoqué une démangeaison locale produite souvent par des boutons hémorrhoïdaux, des fissures de l'anus, sinon la présence de petits vers blancs ou oxyures dont l'anus est le siège exclusif. Ces conjectures sont contredites par les faits. Rien de semblable n'existe dans les cas de sodomie examinés et relatés dans l'observation précitée et les suivantes des *Anomalies sexuelles*. Le voisinage presque immédiat de l'anus avec la prostate, les vésicules séminales et les canaux éjaculateurs, en explique bien mieux l'érotisme par le frottement. Il a suffi, chez deux de ces sodomistes passifs, d'observer et toucher l'anus, fendu presque comme le vagin, pour que l'érection se produise immédiatement avec éjaculation spontanée, lancée à distance et à plein jet. Ce centre érogène est ainsi rendu manifeste. Le chatouillement voluptueux, décelé par les petits garçons violés, et la jouissance accusée par ceux qui y persistent, dès que l'on y porte le doigt, en est la démonstration. La prostitution sodomiste ne se décèle et ne se révèle pas autrement, sans mot dire, entre les initiés. C'est ainsi qu'à défaut d'acolyte, de vieux sodomistes s'introduisent des chandelles, bougies et d'autres corps étrangers, à l'instar de l'onanisme mécanique du canal de l'urèthre chez les deux sexes. Les sodomistes passifs, détestant l'homme, peuvent ainsi s'en passer, souvent au prix des plus graves blessures ou des plus dangereuses opérations pour les extraire.

La différence entre la pédérastie et la sodomie est ainsi très appréciable et manifeste. Celle-ci ressort de causes toutes locales, tandis qu'elles sont exclusivement générales dans la première en émanant du cerveau. Il n'est donc pas nécessaire d'invoquer l'inversion sexuelle pour expliquer ni l'une ni l'autre. La sodomie est d'essence toute physique et c'est en la traitant par des applications topiques d'une pommade à la cocaïne qu'une certaine amélioration dans le prurit anal s'est manifestée (Observation 226 des *Anomalies sexuelles*). Son influence sur l'épuisement génital s'explique comme celle de la masturbation et du frottement.

L'*anaphrodisie essentielle*, beaucoup plus rare et moins connue, quoique plus intéressante que la pédérastie, lui est faussement attribuée, à défaut de pouvoir l'expliquer autrement. L'anaphrodisie sexuelle existe, il est vrai, chez les pédérastes, en remplaçant le désir naturel de la femme dans leur imagination par celui de l'homme. La plupart sont ainsi incapables des rapports normaux, à défaut de désirs érotiques naturels, tandis qu'ils sont très vifs et ardents chez l'anaphrodite. Il a horreur et dégoût des pratiques pédérastiques qu'il réprouve en s'en défendant spontanément, crainte d'en être soupçonné par le défaut d'action de ses désirs sur ses organes génitaux.

Telle est la différence fondamentale entre le pédéraste et l'anaphrodite. Le premier est exclusivement attiré vers son semblable, et, qu'il cède ou non à ce sentiment contre nature, il en reste esclave; la femme lui est indifférente, sinon antipathique, et il est ordinairement impuissant avec elle. L'anaphrodite, au contraire, l'aime et la recherche exclusivement, son esprit en est imprégné, mais elle n'exerce sexuellement aucune influence sur ses organes. Elle ne provoque ni l'idée ni le sentiment de l'amour qu'il ignore. Son contact, au lieu de l'exciter et l'enflammer, le glace et le paralyse, tandis que spontanément et artificiellement, ses organes fonctionnent normalement. Le résultat négatif est donc le même quant aux rapports naturels, malgré la différence des sentiments qui produisent cette impuissance.

Cette névrose érotique est ainsi généralement confondue à tort avec l'impuissance organique constitutionnelle, malgré tous les caractères évidents de la virilité. Organes sexuels normaux et constitution parfaite à l'examen, désirs naturels et d'autant plus ardents qu'ils ne peuvent être satisfaits, érections normales et durables dans l'isolement, suivies d'éjaculation avec spasme voluptueux d'un sperme abondant et normal à l'aide de la main ou du frottement isolé, solitaire.

En présence et au contact de la femme, au contraire, ces organes restent inertes et mous, sans que les baisers, les attouchements ni les caresses puissent même les stimuler ni les tirer de leur atonie, leur torpeur. L'érection ne peut avoir lieu et, provoquée manuellement, elle cesse et disparaît dans les conditions les plus favorables à l'entretenir, elle tombe invariablement et rend le coït impossible, alors qu'il n'y a ni gêne, ni honte, ni timidité dans des essais tentés exclusivement à cet effet avec des femmes choisies, aimées, adorées.

Tel est, en résumé, le récit fidèle des malheureux, heureusement fort rares, observés par moi. Ils se limitent à sept, depuis une douzaine d'années, sur plusieurs milliers de consultants spéciaux. Les trois premiers exemples étaient des garçons très grands et efféminés, de 25, 32 et 38 ans, restés absolument vierges malgré leurs désirs, dont les observations figurent aux *Anomalies sexuelles* sous les numéros 162, 165 et 167. Le quatrième, les confirmant quoique moins accentué, chez un garçon de 23 ans, est relaté dans la nouvelle édition de l'*Impuissance,* page 288. Il serait donc superflu de les reproduire et il suffira de rapporter les trois derniers, tout récents et inédits.

Cette névrose anaphroditique, négation du sentiment de l'amour, ne s'explique que par l'absence même ou le défaut du sens érotique placé dans le cerveau. Elle est manifestement innée, native, et se rencontre généralement chez des garçons très nerveux, adonnés dès l'enfance à la masturbation solitaire, jamais à deux, ou au frottement, ayant été surmenés par un travail précoce et exagéré du corps et surtout de l'esprit. Leur aspect est efféminé, neurasthénique, timide et énervé, soit à la vue, soit par photographie ou correspondance. Ils sont exempts de toute tendance pédérastique et il suffit de les en soupçonner pour qu'ils s'en défendent avec horreur; ils aiment au contraire passionnément les femmes. On jugera de ces caractères par les faits publiés et ceux qui suivent.

La syncope génitale précitée, page 136, a une certaine analogie avec cette névrose en rendant l'homme impuissant instantanément, sans lésion ni maladie, puisque la virilité reparaît aussitôt dans des conditions différentes. L'élément moral ou nerveux peut donc subjuguer le physique au point de le paralyser complètement. Toute la différence avec l'anaphrodisie essentielle c'est la durée et la persistance indéfinie de celle-ci au contact de la femme, alors que seuls, isolés, ces hommes retrouvent immédiatement tous les signes de leur virilité. Ce n'est donc pas de l'impuissance au sens vrai du mot. Et quand il est démontré que sous l'influence d'affections nerveuses, morales, et même certains médicaments agissant spécialement sur le cerveau, une anaphrodisie accidentelle plus ou moins prolongée en résulte, comme de nombreux exemples en témoignent dans l'*Impuissance physique et morale,* on ne peut y voir qu'une névrose psychique ou anaphroditique du sens génital.

Cette frigidité morale existe à divers degrés, en raison même des causes variées pouvant la produire. Plusieurs faits, ne pouvant être considérés comme de l'impuissance physique, ni même de la faiblesse nerveuse, ont été placés sous ce titre dans les *Anomalies sexuelles,* page 346, qui sont évidemment des cas d'anaphrodisie relative, dépendant de l'âge ou d'autres causes accessoires : timidité, émotivité, impressionnabilité, féminisme, etc., dont voici un exemple :

64. — Un juif de 21 ans, brun, né pendant le siège de

Paris, se présente comme impuissant, après de nombreux échecs successifs jusque-là, car il s'était essayé de bonne heure, sans avoir jamais eu recours à la masturbation ni au frottement. Privé absolument de prépuce par une circoncision mal faite, il ne pouvait entrer en érection; il tremblait en s'essayant, malgré ses désirs, et s'était constamment retiré bredouille. Cette prétendue impuissance était évidemment anaphroditique par défaut du sentiment amoureux. Rassuré par la prescription de ne plus se joindre avec la première venue, mais celle de son choix, et de ne s'essayer absolument qu'impressionné par celle-là, il réussit si bien qu'il venait, comme je lui avais demandé, m'annoncer son succès, bien confirmé, environ dix-huit mois après.

La neurasthénie est souvent la cause de cette prétendue impuissance des jeunes garçons ayant abusé de la masturbation et souvent sans désir ni connaissance de ce qu'ils veulent faire. Quand, en dehors de ces causes apparentes, l'impuissance existe chez des garçons jeunes, forts et bien portants, c'est de l'anaphrodisie essentielle.

En présence d'un fait semblable, Roubaud, l'auteur de *l'Impuissance physique* il y a plus d'un demi-siècle, n'admettant pas l'anaphrodisie comme cause, imagina de l'attribuer à *l'apathie*. N'est-ce donc pas là une cause exclusivement morale? L'apathie, c'est-à-dire insensibilité, indolence des organes, ne saurait résister à l'excitation directe des attouchements et des caresses, si l'imagination n'était enchaînée par la timidité et la honte. Voici ce fait, formant l'observation 104 des *Anomalies sexuelles,* afin d'en mieux faire juger.

65. — Garçon de vingt-cinq ans, beau, bien fait, d'une bonne constitution, avec des organes génitaux bien proportionnés et doté d'une fortune considérable. Sa froideur sexuelle est telle qu'il n'a jamais pu obtenir la moindre érection au contact des femmes les plus séduisantes. Seul, au contraire, il ressent les plus violents désirs, au souvenir des beautés qui le glaçaient auparavant et de violentes érections persistantes ont lieu. Accourt-il dans les bras de sa fausse maîtresse pour lui témoigner son ardeur que, malgré les raffinements lascifs et toute sa complaisance, il n'obtient plus la moindre érection.

De même lorsque, dévoré de désirs fougueux que son âge et sa constitution rendent presque intolérables, il veut porter la main sur lui pour obtenir un soulagement artificiel, l'érection cesse immédiatement, le souvenir, la pensée de la femme qu'il aime étant insuffisants à l'exciter. Ce n'est que par le frottement mécanique sur les draps que l'infortuné obtient l'émission d'un sperme abondant, contenant de nombreux spermatozoaires.

N'est-ce pas là le tableau fidèle de l'anaphrodisie essentielle et absolument semblable aux faits qui le précèdent et le suivent? Si elle n'est parfois qu'apparente, passagère, par les préoccupations de l'esprit ou sa contention, elle constitue alors une simple faiblesse ou perturbation nerveuse du sens génésique. C'est pourquoi il est rationnel d'admettre qu'il fait absolument défaut, quand l'absence du sentiment de l'amour est durable, persistante, indéfinie, comme dans les cas suivants.

66. — Un Canadien, âgé de trente ans, fils aîné de parents américains, a eu une enfance maladive, une puberté lente et tardive. De taille moyenne, châtain, aux traits fins, il est mince, délicat et très nerveux, avec battements de cœur, palpitations à la moindre émotion. Sa profession de journaliste a encore accru cette impressionnabilité excessive. Adonné à la masturbation solitaire de treize à quatorze ans, il n'en a jamais éprouvé le besoin qu'à des intervalles de plusieurs semaines et même des mois jusqu'à vingt ans, en la remplaçant depuis par le frottement sur ses draps, qu'il appelle pittoresquement *danse du ventre* depuis sa visite à l'Exposition de 1889.

Fiancé depuis trois ans, il doute de son aptitude au mariage au moment de le réaliser. L'exiguité du pénis avec phimosis et la présence d'un seul testicule apparent sont les motifs qu'il invoque. Son ignorance du fonctionnement régulier de ces organes incomplets et la crainte de rester en affront, l'ont toujours tenu éloigné des femmes, malgré le plaisir qu'il trouve dans leur compagnie. Introduit avec des amis dans la société des *cocottes* à Paris, il en a vu plusieurs qui lui plaisaient beaucoup et le faisaient entrer spontanément en érection ; mais au lieu d'y donner suite, comme ses camarades, l'idée fixe de son incapacité, par l'insuffisance de ses organes, et la crainte des maladies vénériennes, l'ont toujours fait fuir, malgré ses désirs. Sa volonté est si ferme à cet égard qu'ayant eu à subir, par ses beaux yeux et son joli minois de Cupidon, plusieurs assauts galants de femmes mariées, lui déclarant leur amour et venant lui faire violence chez lui étant couché, l a pu résister victorieusement en se levant et les chassant. Il déclare être absolument vierge, quoiqu'il éprouve des érections spontanées, avec éjaculation voluptueuse, et des pertes séminales actives, le réveillant dans la nuit, quand il a été surexcité.

A l'examen, pénis normal, plutôt volumineux et mou avec un léger allongement du prépuce, résultant sans doute de la masturbation. Il recouvre le gland dans la flaccidité, mais se relève très facilement au-dessus. Un testicule unique existe, il est vrai, à droite, sans trace de bourse à gauche ni raphé apparent. L'exploration de l'aine gauche ne décèle ni grosseur, ni dureté, ni sensibilité appréciable.

Il y a donc monorchidie confirmée par le volume augmenté d'un gros œuf de poule du testicule présent.

Une semi-érection s'étant produite sous l'influence de ces explorations minutieuses, je puis convaincre ce jeune homme de son erreur. Comment avait-il pu résister, dans ses aventures amoureuses, sans être entraîné, forcé par l'érection à s'essayer au moins une fois?

— Mon insuffisance était une idée fixe, préconçue, et je n'eusse jamais pu m'exposer à un échec, un affront avec des femmes de mes amis sans risquer d'être bafoué.

— Des érections vives et pressantes ne vous poussaient-elles pas au coït?

— Nullement, ma volonté étant de résister, je restais froid.

— Vous vous trompez, monsieur, la volonté est aussi impuissante, dans l'état normal, à empêcher l'érection, quand elle est favorablement provoquée, qu'à la favoriser quand elle manque. Vous aimez les femmes, mais elles ne vous excitent guère, puisque vous pouvez résister à leurs demandes et leurs provocations. C'est là de l'anaphrodisie constitutionnelle, engendrée et entretenue par votre habitude de vous satisfaire et vous exonérer vous-même. Vous avez pu rester ainsi fiancé depuis trois ans, en résistant aux sollicitations, aux prières, aux caresses d'une femme qui vous aime et que vous aimez. Je vous conseille donc de vous marier, mais en essayant préalablement votre virilité.

Ce fut dès lors une autre objection : à savoir s'il pourrait avoir des enfants, sa fiancée en faisant l'objet principal. Le sperme était très abondant, d'après lui. L'épreuve le montra assez rare, au contraire, jaunâtre, épais, sans grumeaux et peu odorant. Il tombait en masse au fond d'un verre d'eau, mais son examen au microscope ne décela que des cellules rares sans spermatozoaires. De là sa fin de non-recevoir.

— Mais vous n'êtes pas ici dans les conditions normales. Votre sperme s'améliorera par l'usage même de la fonction et, à votre âge, il y a tout espoir qu'il deviendra fécondant.

Convaincu seulement à demi, ce malheureux anaphrodite, avec son imagination exaltée, ses idées fixes, a bien pu se forger encore de nouveaux obstacles à son mariage. Ces pervertis restent si froids au contact de la femme, à défaut du sens érotique, qu'ils doutent toujours d'eux-mêmes, sans en avoir fait l'épreuve. Il suffit qu'ils soient atteints de la moindre anomalie ou difformité sexuelle ou par leurs habitudes vicieuses prolongées, surtout à l'âge de la puberté, pour que leurs organes restent mous et flasques, au contact de la femme. Ils ne s'érigent qu'à l'usage de leurs habitudes perverses. D'où leur célibat indéfini.

67. — En présence aussi d'un brillant mariage s'offrant avec une cousine de vingt-quatre ans, un employé de trente ans, vivant en famille dans les Bouches-du-Rhône, demandait en 1890, dans une longue épître de huit pages grand in-folio, s'il peut se marier, avec les renseignements suivants. Bel enfant de trois à quatre ans, il devint malingre, chétif, petit, jusqu'à treize ans avec une voix flûtée. Triste, taciturne, indifférent et ne jouant guère avec ses camarades, il fut appris néanmoins par l'un d'eux à l'onanisme manuel. Mais ayant le prépuce un peu serré et n'y trouvant aucun plaisir, il n'y persista guère.

Puberté lente et tardive de quinze à dix-huit ans, opérant une transformation complète. De faible et maladif, il devint grand, fort et vigoureux comme un homme de trente; ayant taille et corpulence au-dessus de la moyenne lors du recrutement avec voix mâle. Seuls, les organes génitaux n'avaient pas changé, en restant petits, faibles, sans ressort et sans dilatation du prépuce. Par curiosité plutôt que besoin, il se masturbait rarement, avec pollutions nocturnes rares le réveillant.

Arrivé à la caserne, sans connaître la femme ni avoir jamais éprouvé le besoin d'essayer sa virilité, il se convainquit bientôt, dans l'intimité de la chambrée, de la faiblesse native de son appareil génital. Afin d'éviter les quolibets dont un pauvre diable, atteint comme lui d'un phimosis, était l'objet, il résolut de subir l'examen médical; ce qui lui permit, avec des bains locaux prolongés et des tractions répétées du prépuce, de mettre le gland à nu. Enhardi par ce succès et excité par l'exemple, il tenta de s'essayer dans une maison publique, mais, soit répugnance ou crainte, l'érection imparfaite ne lui permit pas l'intromission complète. Et il en fut de même à trois nouvelles tentatives, faites de quinze à vingt jours d'intervalle, avec des femmes différentes. Complètement découragé, il partit du régiment comme il y était entré.

Il en fut de même dans la vie civile, où il essaya à plusieurs reprises, et toujours sans succès, de coïter normalement avec diverses pensionnaires de maisons publiques. Et chose lui paraissant fort bizarre, il obtenait très facilement par la masturbation, ou la succion ensuite, une érection complète et le spasme cynique avec éjaculation abondante. Triste et découragé profondément par cette anomalie constitutionnelle, il se rassura en s'avouant qu'il n'était pas impuissant, puisqu'il obtenait artificiellement tout le plaisir et les sensations du coït, attribuant l'insuccès de celui-ci à sa timidité et son manque d'assurance. Et il attendit ainsi paisiblement que ses organes se développassent, pendant quatre à cinq ans, sans rien tenter de nouveau, se masturbant par intermittences, à la suite d'une lecture légère ou d'un spectacle, pour se démontrer qu'il n'était pas impuissant.

A la vue d'une belle fille, pendant tout ce temps, il l'admirait comme un beau tableau, un beau cheval ou une belle fleur, sans aucun désir sexuel. Il feignait même de ne remarquer ni de comprendre les avances presque directes faites par certaines femmes. Il vécut ainsi sans fréquenter personne, dans un isolement volontaire complet. Entré dans une grande administration, il consacrait toute son activité et son temps au travail et réussit ainsi à se faire noter comme un excellent agent, un fonctionnaire zélé. De là son avancement au choix.

Il reçut des propositions de mariage. Mais ne ressentant rien auprès de sa cousine, il comprit, après lecture des cas semblables déjà cités aux *Anomalies sexuelles*, que c'était de l'anaphrodisie pure. Jamais pourtant l'idée ne lui est venue de s'adresser à un homme. La pensée seule de ces rapports ignobles lui remplit le cœur de dégoût.

Fort et bien découplé, à la poitrine large et bombée, buste très long, cheveux et barbe très fournis, poils assez abondants, ce garçon remarque qu'ils n'ont ni la frisure, ni le brillant observés chez ses camarades de chambrée. Ses chairs sont très blanches, très froides, sans muscles saillants, et les filles, à l'aspect de son corps, lui ont dit que ses cuisses et ses bras ressemblaient à ceux de la femme. Seins anormalement développés, et les mamelons, au contact du plastron de la chemise, entrent en érection quand le temps est froid, au point d'être douloureux.

Les organes génitaux, restés infantiles jusqu'à vingt-et-un ans, sont peu développés, flasques et très pendants, froids même au lit. Ils ne se contractent que par la main et acquièrent un volume normal et une rigidité complète. Mais cette érection n'est jamais naturelle, spontanée, et n'a lieu, même au contact de la femme, que par des attouchements prolongés. Les manœuvres onanistiques produisent toujours facilement le spasme cynique, surtout en imitant le mouvement cadencé du coït par le frottement du pénis sur les draps ou un traversin. La crise voluptueuse est si forte, par une succion raffinée de la femme, qu'il y a grincement de dents et cris. Mais en voulant s'essayer dans le vagin, l'érection tombe avant l'intromission complète.

L'incertitude causée par cet état sur son aptitude au mariage, depuis qu'il en est question, lui a troublé le cerveau. Il ne peut plus étudier; tous ses livres sont abandonnés, la mémoire a disparu et ses facultés sont atteintes. Il est devenu très impressionnable et excessivement nerveux. Crampes presque constantes, maux de tête insupportables; l'écriture même est difficile certains jours. Il est devenu défiant, méchant, insociable, voyant tout en noir et ne se trouvant bien que seul, ayant continuellement l'esprit troublé par sa situation indécise. Le sommeil est bon, sans rêves, mais lourd, au point d'être dix à douze heures assoupi sans éprouver le besoin d'uriner, causé sans doute par le défaut de ressort des organes.

Après l'esquisse faite au début de l'anaphrodisie essentielle, cette analyse exacte d'une longue observation type était nécessaire pour en montrer et en faire bien comprendre tous les détails. Elle en achève et complète le tableau d'après nature. Tous les traits ne peuvent en être mieux fixés et réunis pour affirmer explicitement cette singulière névrose cérébrale. Féminisme marqué, désirs naturels bien accentués, essais répétés pour les satisfaire, insuccès complets, évidents, tandis que le fonctionnement normal des organes sexuels par excitation directe et artificielle est parfait, sans trace ni soupçon possible de pédérastie. Cette réunion de signes, et notamment l'essai répété d'un coït normal, sont absolument indispensables pour diagnostiquer cette anaphrodisie. Ce jugement si grave a été réservé ainsi, faute de cette épreuve concluante dans l'observation 60, en en faisant un devoir absolu et la condition *sine qua non* du mariage. Il faut même suspendre ce jugement, malgré cette épreuve signalée par correspondance, si l'on ne peut voir l'individu et l'interroger à loisir.

68. — Un garçon de 30 ans, sans profession, écrit de Toulon s'être livré à la masturbation solitaire de seize à vingt-trois ans avec plus ou moins d'excès. Des pertes séminales survenant, il se ralentit sans cesser. Ces pertes surviennent alors par la défécation avec envies fréquentes d'uriner, urines tantôt blanches, tantôt troubles avec dépôt rouge. Ces accidents disparaissent bientôt par l'usage des injections anales à la noix vomique, mais en revenant à ses pratiques jusqu'à vingt-huit ans, les érections sont moins fortes et les éjaculations baveuses. Il s'en effraie et cesse complètement de se masturber.

Sa continence devient aussitôt insupportable et il fait venir chez lui une jeune fille galante la nuit. « Habillé, il avait de fortes érections et de grands désirs, mais une fois au lit, tout cessait et, malgré les caresses, il n'a pu accomplir le coït pendant six mois qu'ont duré ces essais nocturnes. Plus j'y pensais, dit-il, et le voulais, moins j'avais d'érections, sans doute à cause de la tension d'esprit, la crainte et le dépit de ne pas arriver. Après plusieurs heures d'excitations, sans érection, j'ai trouvé parfois des taches de sperme sanguinolent sur mon linge. »

Cette épreuve fruste, malgré sa prolongation, attribuée à la masturbation, y fait renoncer complètement. De très forte constitution, arthritique et nerveux, ce garçon, très impressionnable, se livre alors à des exercices physiques: gymnastique, boxe, équitation, chasse à courre, marches forcées de 30 kilomètres, maniements de poids de 40 kilos sans fatigue, conversations, lectures, rencontres et vues excitantes étant évitées. A l'analyse de l'urine demandée, aucune trace d'albumine ni de sucre, mais elle est très ammoniacale sans pus, non plus que le sperme montrant des spermatozoaires vivants très nombreux.

En position de se marier et trouvant une occasion favorable, ce consultant demandait s'il le pouvait dans son état physique très satisfaisant. Il hésitait devant l'insuccès précédent, tout en se reconnaissant viril et nullement impuissant. A quoi attribuer dès lors son échec, sinon à l'anaphrodisie? D'autant plus qu'il ne présentait pas trace de neurasthénie, quoique très craintif, impressionnable et timide. Sans prononcer le mot, j'ai mis comme condition absolue un nouvel essai dans de meilleures conditions et après un complet succès, en prescrivant ergotine et élixir de Garus cantharidé pour le réaliser plus sûrement. Pas de réponse depuis trois mois.

Devant un insuccès constant, répété, à de longs intervalles et en différentes conditions, alors que l'érection et l'éjaculation s'exécutent autrement, il n'y a pas d'hésitation possible : c'est de l'anaphrodisie essentielle. En voici un exemple concluant.

69. — Un Belge de quarante-trois ans, employé d'agent de change, lymphatico-nerveux, grand et intelligent, fort désireux de se marier, demande un moyen de se convaincre de sa virilité restée jusque-là constamment en défaut dans les divers essais qu'il en a fait. Élevé dans un pensionnat jusqu'à dix-neuf ans, il y a contracté, avec les camarades et les pions, la pratique de la masturbation seul et à deux sans en éprouver grand plaisir. Aussi n'en fit-il jamais abus; tous les huit à quinze jours seulement quand, après une perte séminale spontanée l'ayant réveillé la nuit précédente, il désirait en renouveler la sensation voluptueuse, quoiqu'elle ne fût pas très vive.

Très timide, il ne se sentit jamais attiré vers la femme, quoique fréquentant les bals, réunions et sociétés, dansant et causant, sans éprouver le moindre désir sexuel ni érection. Lors du tirage au sort, il suivit ses camarades au bordel. Ce fut un premier échec par honte et dégoût, ce que la fille attribua habilement à son ébriété. Une nouvelle tentative quinze jours après, dans de meilleures conditions, resta aussi infructueuse. Il reprit dès lors son ancienne habitude au besoin.

A vingt-cinq ans, il rencontre dans la société une jeune fille ayant une belle position qui le tenta pour s'en créer une. Il lui fit la cour. Elle était très lascive et quand il l'embrassait sur la bouche le soir en la quittant, elle déterminait l'érection *en le touchant*, ce qui le rassura. Mais après six mois de cour, le mariage n'eut pas lieu. Il se promit dès lors d'y renoncer et n'éprouvant plus de désirs dans l'onanisme, ses pertes devinrent de plus en plus rares. Trois co-associés, aussi indifférents et froids que lui pour la femme, se réunirent pour se promener et jouer ensemble, aller au théâtre et employer ainsi leurs loisirs, sans qu'il fût plus question entre eux de femmes que d'hommes.

Arrivé ainsi à trente-deux ans, il fit un nouvel essai avec une prostituée, aussi infructueux que les autres; toutes connaissances et amourettes privées le laissant indifférent et sans désirs. A trente-quatre ans, nouveaux désirs de mariage et essais d'amourettes avec deux ou trois femmes privées, sans éveiller le moindre désir érotique. Les peintures et les lectures n'ayant pas plus d'effet, il tenta d'essayer les agaceries et les taquineries directes en entrant boire dans les maisons publiques, sans plus de succès.

De trente-cinq à quarante ans, il travaillait chez un parent qui se maria et eut bientôt un petit garçon qui devint son idole et lui fit oublier toute autre distraction. Vivant dans cet intérieur si heureux, il ne pensait plus à autre chose, dans l'idée que cela durerait toujours. Le besoin de l'onanisme se manifestait seulement quatre à cinq fois par an. Malheureusement, l'enfant mourut et une banqueroute d'État lui fit perdre son avoir. Réagissant contre cette double perte, il fit une maîtresse, afin de pouvoir essayer le coït lorsque les érections spontanées du matin paraîtraient. Il vécut maritalement pendant six mois avec cette femme qui, dans la misère, endurait sa frigidité, ayant « *gîte et manger.* » Elle pouvait se déshabiller devant lui, essayer toutes les excitations possibles dans le jour comme la nuit, sans produire aucun effet ; au contraire, les érections devinrent d'une rareté désespérante. Honteux de lui-même, après cette expérience, il rompit.

Résolu à tout essayer, il consulta successivement trois médecins dont l'examen local fut unanime à constater qu'il était bien conformé sans rien d'anormal. On lui ordonna des douches froides avec fortes frictions. Sous la main du frotteur, il éprouva des érections de plus en plus fortes et désirs si violents que l'éjaculation se produisait spontanément. Averti de cet effet, le médecin fit immédiatement cesser les frictions, mais il les fit continuer par une femme en prétextant un lumbago. Aucune érection. Il alla dans un autre établissement et réclama la main du garçon; il n'en résulta aucun effet. L'attouchement de l'homme et de la femme restant insensible, il cessa les douches et fut soumis successivement au quinquina, la coca et à la strychnine, sans aucun résultat.

Découragé par ces insuccès et de plus en plus attristé, il m'écrivit : « la vie que je mène me devient tellement à charge que je dois faire un effort surhumain pour ne pas me laisser aller à mon sombre désespoir. En voyant le soir les amoureux bras dessus bras dessous, je suis pris d'une telle rage folle de mon état que je rentre chez moi en pleurs comme un enfant. » Les faits étant brièvement résumés, des détails explicites, avec les points sur les i, étaient indispensables pour savoir s'il ne s'agissait pas d'un érotomane déséquilibré, comme il s'en trouve. Un cas en est cité dans *l'Onanisme* page 139. La réponse de quatre pages grand *in-folio* était au contraire des plus correctes et précises, comme on le voit ci-dessus. Il n'y avait plus qu'à diagnostiquer une anaphrodisie dont le nom n'avait pas encore été prononcé. Il demandait en outre les moyens de réussir dans un prochain essai possible avec une nouvelle conquête qu'il avait en vue. Quelques dragées d'ergotine et des suppositoires à la noix vomique furent indiqués en conséquence.

Deux mois après, un grand homme maigre, sec même, se présentait un matin. C'était le correspondant en question qui me confirma, par un interrogatoire précis, mon diagnostic et son inaptitude au mariage. Il voulait encore néanmoins essayer avec sa Dulcinée. Je lui prescrivis à cet effet l'élixir de Garus cantharidé. Il m'annonçait, cinq jours après, plus découragé que jamais, avoir encore échoué, tout en s'assurant ensuite manuellement de l'abondance et de la valeur de son sperme.

Ces deux faits précis, relatés en détail à dessein, sont la démonstration évidente et indéniable que cette impuissance est toute morale, sans difformité ni lésion physique appréciable de l'appareil sexuel. Elles ne sont même ni possibles ni présumables, devant le fonctionnement artificiel de ces organes. La masturbation et le féminisme, constatés chez ces sujets, n'en peuvent être la cause en existant dans des cas innombrables sans produire cet effet. Si elles y contribuent, c'est en affaiblissant et perturbant le système nerveux cérébral, en pervertissant et troublant le sentiment érotique ou génésique, comme des exemples s'en trouvent cités aux *Anomalies sexuelles*, page 340. Un fait à l'appui, c'est de s'adresser presque exclusivement à des prostituées pour s'essayer, marquant par là que l'aiguillon de l'amour leur manque pour faire la cour à d'autres.

Dans ces conditions, l'anaphrodisie essentielle ou relative peut être cachée, obscurcie, voilée parfois, quand la masturbation est persistante, en y rapportant exclusivement les échecs et les faillites. Il est alors très difficile d'apprécier justement si le défaut d'érection, en recherchant les femmes, est l'effet de leur habitude ou de l'anaphrodisie. Un seul mot peut éclairer la cause réelle, quand ils vous disent : « Même au lit avec une femme, je suis sans désirs. » C'est là un signe positif d'anaphrodisie en se répétant; la masturbation est entretenue par son influence, d'après les deux exemples suivants.

70. — En septembre 1891, un très grand et timide novice anglais, de vingt-trois ans, se présente comme impuissant, d'après les vains essais qu'il vient de tenter à Paris à plusieurs reprises. Le danger et le dégoût des filles publiques anglaises l'ont toujours retenu et sa pudeur exagérée l'a livré ainsi à la masturbation durant plusieurs années; d'où la cause de son impuissance. Prescription : Gouttes d'alcoolat de noix vomique en petits lavements froids à garder; douches et excitants locaux sur les organes flasques. Essais chaque semaine dans des conditions normales.

A la fin de l'année, il annonçait avoir des érections plus fortes le matin, sans avoir pu mieux coïter qu'auparavant, les attouchements étant toujours indispensables et l'émission trop rapide. « Il est si timide, dit-il, que même au lit avec une femme, il n'a aucun désir. » D'où le diagnostic d'anaphrodisie.

71. — J'ai vingt-cinq ans et ne connais pas la femme, écrit un Polonais, et je me suis masturbé de dix-sept à vingt-et-un ans presque chaque jour, moins depuis. Une nervosité maladive m'en est restée, avec indifférence pour la femme ou plutôt le coït que j'ai en aversion, après avoir vu quelques prostituées dont la sensation m'a été désagréable, quand j'ai pu y parvenir. Est-ce parce qu'elle est impure, la puanteur et l'immondice?... Je me sentirais plutôt attiré vers l'homme.

Pendant un an, j'ai eu une femme charmante à ma disposition, sans être arrivé à une érection suffisante pour la posséder. Et actuellement encore j'aime et j'admire une charmante enfant qui m'aime également et dont le mariage m'assurerait non-seulement le bonheur, mais une belle position. Sans pouvoir me rassasier de contempler son frais visage et sa taille fine, je ne la désire pas! Passer ma vie à côté d'elle, lui baiser les yeux et les lèvres serait pour moi le paradis.

Est-ce donc là de l'impuissance? Je n'ai pas répondu; plusieurs médecins ayant déjà essayé cantharides et autres aphrodisiaques, douches, massages et le reste sans résultat. C'est évidemment un état mental mixte d'érotomanie avec anaphrodisie relevant plus de l'aliéniste que du médecin.

Un dernier fait achèvera, par ses amples renseignements, de mettre en lumière les nombreux rapports de l'anaphrodisie latente avec la masturbation persistante qui lui sert en quelque sorte de paravent pour mieux la dissimuler au malade et au médecin; d'autant mieux que ne la connaissant pas et se compliquant de neurasthénie, ils ne peuvent y penser ni la soupçonner. Elle est susceptible ainsi de passer inaperçue. D'où l'utilité de placer ce fait en sentinelle comme avertissement avant la masturbation.

72. — Un enfant des Basses-Alpes a eu une enfance si chétive et maladive que l'adolescence passe inaperçue. De treize à quatorze ans, il était aussi petit, sans aucun caractère de masculinité. Jusqu'à dix-huit ans, la peau était restée absolument glabre, lorsqu'un jeune homme lui enseigna la masturbation. Il s'y livra dès lors deux à trois fois par semaine avec un grand plaisir. En six mois, sa taille s'élança au-dessus de la moyenne et la peau se couvrit de poils. C'était un grand gaillard efféminé, lymphatique et très impressionnable, lorsqu'il tira au sort sans nulle préoccupation de l'autre sexe.

Il fit les campagnes du Sud-Oranais de 1881 à 83 dans le corps des zouaves, puis au Tonkin de 1885 à 86, et quoique miné, épuisé par les fatigues et les privations parfois extrêmes, l'anémie, la fièvre, la dysenterie, son système nerveux résista, tout en continuant à s'exonérer par la masturbation. Revenu à la maison paternelle, libre de soucis et de préoccupations, il vécut dans l'attente d'une place dans les postes ou les chemins de fer avec le mariage en perspective. Sa santé s'affermit, malgré des besoins sexuels pressants et tourmentants, tant il était vigoureux sur ce point. Néanmoins, il ne chercha ni ne tenta aucune occasion de se soulager naturellement.

Au lieu de ces brillantes espérances, récompensant ses bons services, il est nommé facteur rural dans un trou de montagnes qu'il fallait péniblement gravir chaque jour pour son travail, aux appointements de 40 francs par mois ! Sans autres ressources, il fut soumis à toutes les misères et les privations pour subsister. Il s'affaiblit bientôt, le système nerveux se détraque en voyant tout son espoir déçu. Triste et déprimé, il n'a plus d'espérance ni désirs. L'idée, la perspective de l'impuissance l'accable ; il ne peut faire son service. Sa demande de changement est repoussée. Il oppose l'impossibilité de faire son service par faiblesse. Un congé de *dix jours* lui est accordé pour se rétablir dans sa famille à 75 kilomètres de distance. Obligé de faire la route à pied, cette visite l'accable et, de retour à son poste, il est plus énervé, faible et perturbé qu'en le quittant.

La neurasthénie éclate dès le lendemain par la faiblesse et l'épuisement génital inusité. Effrayé de ne pouvoir obtenir l'érection, il est assiégé de craintes, d'idées tristes, troublant et empêchant le sommeil, perte de l'appétit, maigreur, constipation, maux de reins, douleurs nerveuses des jambes, refroidissement des extrémités avec engourdissement, voix éteinte, yeux fixes, trouble de la mémoire, transformation de l'existence, etc. A tout cela, on répond que ce n'est rien, sinon de l'hypocondrie. Il est purgé à outrance et on lui dit de se marier.

Après dix-huit mois de privations et de souffrances, il est enfin changé de son misérable poste pour un meilleur; mais le mal était fait. Exténué et sans forces, il mange sans faim et maigrit jusqu'à perdre 4 kilogrammes. Il se plaint de palpitations, d'oppressions et s'adresse à différents médecins pour ces accidents nerveux. L'estomac, le foie, le cœur, les poumons sont examinés tour à tour et ne trouvant pas de lésion appréciable, on lui prescrit le repos en le rassurant et quelques calmants contre ses insomnies, ses rêves, ses cauchemars. L'atonie génitale augmente et l'impuissance le préoccupe surtout. Il lit alors l'*Onanisme* qui était son mal secret et qu'il n'avouait à personne. Il avait alors trente-trois ans et n'avait jamais essayé de rapports sexuels qu'une année auparavant pour juger de sa virilité. Or, l'érection était constamment restée incomplète et l'éjaculation hâtive sans intromission. De là son désespoir, attribuant son impuissance à la masturbation solitaire qu'il avait pratiquée depuis la puberté. « Je mettrais, écrivait-il, autant d'empressement à tirer un homme de l'onanisme que s'il tombait à l'eau, tant vos récits là-dessus m'ont impressionné. Voilà ma vie et mon existence empoisonnées par cette *stupide, bête et imbécile habitude.* » (29 décembre 1893.)

Aucun organe n'étant atteint, d'après l'observation répétée des médecins consultés, tous les accidents étaient évidemment d'essence nerveuse. C'était une neurasthénie résultant des privations et des chagrins, des fatigues et des inquiétudes endurées pendant de longs mois de souffrances physiques et morales. Toutes les fonctions en étaient troublées, dérangées, celles de la génération en particulier, par l'abus qui en avait été fait et l'ébranlement général du système nerveux. Ce malade m'écrivait ainsi spécialement pour son impuissance.

L'absence de désirs, de rapports sexuels chez cet ancien zouave, adonné à la masturbation active, solitaire, avant, pendant et après son service pour y suppléer, ne doit-elle pas éveiller des doutes sur la nature de ses sentiments érotiques ? Ce n'était pas de la pédérastie dont les anaphrodites se défendent aussi haut et ferme que les pédérastes s'en accusent bassement. Ses échecs constants dans ses relations avec une femme, pendant une année, ne sont-ils pas un indice d'anaphrodisie constitutionnelle, d'après le précédent exemple du Belge, page 253. Ne pouvant l'en convaincre par correspondance, je le rassurai sur son avenir, en lui prescrivant un régime tonique et calmant, le repos avec distractions, surtout dans la société des femmes, afin d'abandonner plus sûrement sa fatale habitude, l'excitation des organes génitaux avec des douches et irrigations, en proscrivant l'électricité qu'il recherchait, d'après l'annonce d'un vulgaire charlatan parisien.

Trois mois après, il annonçait un mieux sensible : meilleur appétit et sommeil calme, organes moins flasques et insensibles. Deux érections complètes et durables s'étaient produites spontanément pour la première fois depuis trois ans. L'espoir avait ainsi fait place au découragement ; mais rien de tout cela n'excluait l'anaphrodisie soupçonnée.

Les jeunes anaphrodites confondent souvent le

désir de la femme avec leur appétit vénérien. Elle leur plait et ils l'admirent... platoniquement, en parlent avec ardeur et enthousiasme, y pensent, en rêvent même, sans que leurs organes en soient impressionnés. Froids, torpides, inanimés, ce sont des érotomanes par imagination, sans que le désir vénérien les pousse dans leurs recherches. D'où leur impuissance absolue en entrant dans les maisons publiques. C'est en restant calmes et tranquilles, en attendant l'âge et les occasions favorables à l'éclosion de leurs désirs, que réussiront ceux qui n'en sont pas entièrement privés.

Tout autre est l'anaphrodite natif. Le sentiment normal de l'amour lui manque et probablement aussi le sens érotique qui le fait naître, guide et provoque l'homme à le chercher et le trouver partout où il se trouve. Il le rencontre ainsi, tandis que l'anaphrodite n'en a ni l'idée ni le sentiment. Il passe à côté sans l'apercevoir ; il s'en éloigne même à certaines avances. Il feint de ne pas les voir et quand elles sont trop directes, il les repousse, son cœur et ses sens étant insensibles à leur aspect. Les caresses directes peuvent seules émouvoir ses organes, il est honteux de les recevoir sans les avoir provoquées, d'autant plus qu'il ne peut y donner suite. Il ne s'avoue pas qu'il n'aime pas la femme et n'a pas de véritable amour pour elle. Il peut même en avoir comme amies, fiancées et maîtresses, pendant des mois et des années, sans les aimer véritablement. D'où la frigidité de ses sens.

Au contraire, il se dirige presque invariablement

où l'amour n'existe pas : la prostitution, en invoquant faussement sa timidité, son dégoût, sa honte, la crainte des maladies vénériennes, pour justifier ses échecs. Il s'habitue ainsi à ces lieux infects, ces contacts impurs qui, au lieu d'allumer l'amour, en sont l'éteignoir. Et c'est en se soumettant passivement à toutes les pratiques immondes de ces infâmes lupanars, pour se convaincre qu'il n'est pas impuissant, qu'il achève tranquillement sa perte définitive.

S'il avait l'amour au cœur, il obéirait à ses désirs pour les faire partager à l'autre sexe en fréquentant les réunions publiques : bals, concerts, spectacles où il se rencontre et lui faire la cour. A moins d'être amateur ou mélomane, il s'isole, au contraire, n'y prenant aucun plaisir; s'il le fait, c'est par imitation et comme simple passe-temps ou divertissement, sans que son cœur en éprouve la moindre sensation. Il n'a ordinairement ni amis, ni confidents pour les imiter, les questionner et apprendre ce qu'il ignore ou, s'il en a, ce sont des neutres comme lui, ne parlant jamais de femmes ni d'amour; ce sujet leur étant indifférent, inconnu. Ils jouent, dansent, valsent, s'ils en ont la passion, et peuvent même embrasser leur compagne et lui faire de tendres déclarations; mais c'est machinal, passif, sans penser à ce qu'ils font, même dans le contact le plus intime avec elle. C'est l'impression reçue de ces anaphrodites dans mes entretiens et interrogations avec eux.

A défaut de ces ressources mondaines, il suffit, en suivant son chemin droit, de faire attention aux rencontres, pour fixer, remarquer celle qui plaît davantage, lier conversation et tenter une amourette. Il faut être privé absolument du sentiment de l'amour à vingt ans, ou livré passionnellement à l'onanisme, pour ne pas céder spontanément à ces incitations naturelles. L'anaphrodite ne le fait pas à défaut de les ressentir et persiste ainsi isolément dans ses mauvaises habitudes. De là le chagrin, l'ennui, la tristesse, le remords et jusqu'au désespoir qui, en le minant et l'affaiblissant, amènent tous les accidents de la neurasthénie sexuelle, comme dans le dernier cas.

D'après les six cas observés, cette anaphrodisie absolue ne semble pas curable, le climat ne paraissant y jouer aucun rôle. Deux habitaient le Midi, c'est-à-dire les Bouches-du-Rhône, trois le Nord : Belgique, Canada et Suède, l'autre Paris. Il faut donc chercher à la prévenir, l'atténuer ou la corriger par une éducation spéciale. Le féminisme et le nervosisme étant le cachet ordinaire des plus menacés de cette névrose, les prédisposant de bonne heure à l'onanisme, ils doivent être élevés, nourris et instruits de manière à les rendre forts et rustiques dès l'enfance, afin de les prémunir contre la masturbation. Ces mesures ne réussissent pas toujours, mais il n'est pas moins indiqué d'y recourir. Leur mariage n'est permis qu'à la condition de savoir positivement s'ils sont capables d'en remplir les devoirs et s'ils en ont fait la preuve. Leur incapacité persistant au delà de vingt-cinq à quarante ans en est une contre-indication formelle, sous peine d'encourir toutes les conséquences légales et sociales de cette impuissance... morale.

CAUSES LOCALES

Les organes génitaux, par l'abus et le mauvais usage qui en sont faits, deviennent le siège exclusif de ces causes. Elles sont ainsi les plus apparentes et appréciables aux malades et au médecin. Mais elles existent rarement seules, isolées; le plus souvent, elles sont accompagnées de l'une ou l'autre des précédentes, physiques et morales, qu'elles aient été déterminées, provoquées par celles-ci, ou qu'elles en soient la conséquence. Elles se confondent ainsi intimement. Au contraire, les altérations, lésions ou maladies de ces organes y sont presque absolument étrangères. D'où l'extrême différence entre l'impuissance et l'épuisement nerveux génital dont il s'agit.

La *masturbation* est la principale et la plus directe de ces causes par son extrême fréquence et les graves dangers qu'elle entraîne pour le système nerveux. Elle figure ainsi en vedette, comme l'initiatrice de tous les abus et les excès vénériens, immédiats et consécutifs, et de tous les accidents nerveux s'y rapportant aux divers âges chez les deux sexes. Quoique signalée déjà dans tous nos précédents ouvrages sur l'hygiène de la Génération, dont elle est le plus redoutable fauteur, et formant le principal sujet de l'*Onanisme seul et à deux,* il faut encore y revenir pour montrer son action spéciale sur l'épuisement génital.

D'autant plus que les enfants faibles et nerveux sont les plus disposés et entraînés à s'y livrer en découvrant spontanément, les premiers d'ordinaire, le centre vénérien en grimpant à l'arbre dans les campagnes, en faisant de la gymnastique dans les villes par l'usage de la corde raide et partout en se frottant les cuisses chez les deux sexes. Le défaut de propreté des organes, par la négligence que les parents y apportent, en est souvent cause. Quand elle ne persiste pas après l'enfance et l'adolescence, elle se retrouve à l'origine de tous les excès génitaux prématurés, aussi bien que les fraudes inter-sexuelles, les aberrations, anomalies et dépravations, perversions génitales. Ce fléau de l'espèce humaine est partout la source de la neurasthénie sexuelle, dans le Nouveau-Monde comme dans l'Ancien.

Les garçons efféminés y sont spécialement enclins comme au frottement. Leur constitution physique et morale les entraîne presque fatalement à s'y livrer partout, dans tous les pays et sous toutes les latitudes. Reconnaissables à leurs traits extérieurs, décrits au *Féminisme,* on doit les surveiller tout spécialement, car ils sont les plus exposés à en éprouver des accidents. La cause locale, s'ajoutant à la cause générale, rend l'épuisement nerveux presque inévitable.

Ses effets généraux les plus immédiats et fréquents, disions-nous à l'Onanisme manuel, page 221[1], sont presque tous apparents et en forment les meilleurs signes, chez les enfants et surtout les adolescents, quand les pertes séminales s'ensuivent. L'appauvrissement du sang entraîne directement la perte de l'énergie corporelle et morale. De là des vertiges, des tintements d'oreilles, l'essoufflement, la débilité musculaire. La mémoire s'affaiblit, l'intelligence baisse; ils pâlissent, maigrissent, malgré leur appétit dévorant; l'aptitude au travail physique ou intellectuel diminue, d'après le résultat des études ou des travaux, avec palpitations et tristesse. Sauf une affection ou maladie constitutionnelle évidente, expliquant ces divers symptômes, il est toujours permis de soupçonner un vice caché produisant cet ensemble de signes graves de l'épuisement nerveux ou neurasthénie sexuelle. Livrées à cette passion, ses victimes ne sont plus des hommes, ce sont des esclaves, car ils n'ont plus ni intelligence, ni courage, ni volonté pour s'en délivrer.

La raison en est que cet acte artificiel, provoqué par le système nerveux, s'exerce essentiellement à ses dépens. Qu'il soit déterminé par l'excitation du cerveau ou de la moelle, le spasme cynique qui a toujours lieu, en s'opérant sans éjaculation chez l'enfant et chez la femme pour y mettre fin, atteint et

[1] Nouvelle édition.

congestionne d'autant plus, en se prolongeant, ces organes et tout le système nerveux à la suite. « La masturbation est une maladie des nerfs, » a dit Tissot, d'accord avec Hippocrate et tous les grands médecins de l'antiquité. En en fixant les effets les plus marqués dans la moelle épinière, ils ont mis évidemment le doigt sur la plaie. D'où les accès nerveux et les grandes névroses convulsives en résultant. L'opinion des anciens s'est ainsi confirmée par l'observation des modernes.

Tel l'exemple d'Esquirol, déjà cité dans l'*Onanisme*, page 271, d'un garçon fort et robuste de douze à treize ans, devenu d'une excessive susceptibilité en se livrant à la masturbation et pris subitement d'accès épouvantables d'épilepsie à quinze ans. Son extrême impressionnabilité le rendait, au moindre prétexte, chagrin et méchant. Un traitement approprié et la cessation de l'onanisme diminuèrent ces accès en six mois. Il n'en eut qu'un autre deux ans plus tard, en revoyant sa mère dont il était séparé depuis deux ans. Il voyagea en se livrant au commerce jusqu'à vingt-sept ans sans nouvel accès, se maria et jouit ensuite d'une parfaite santé.

Ce fait d'ailleurs n'est pas unique et n'est relaté ici que comme témoin à l'appui. L'illustre Zimmermann en a observé un semblable, et la guérison obtenue par l'aliéniste Morel dans un asile sont des faits irrécusables que ces épouvantables accès du *haut mal* peuvent être produits par la masturbation et cesser en l'empêchant. (Voy. *Onanisme manuel chez l'homme*, page 304, nouvelle édition 1893.)

Ces faits authentiques, appuyés sur beaucoup d'autres analogues, sont la réfutation complète de l'innocuité de la masturbation, soutenue par M. Christian, admettant qu'elle ne dégénère *jamais* en habitude sans qu'il y ait en jeu des causes individuelles: état nerveux, maladie nerveuse ou morale. Invétérée, elle serait toujours l'effet d'un état spécial, préexistant, du cerveau. D'où le nom de cérébraux héréditaires ou de fous raisonnants, imposé par Lasègue à ces onanistes forcenés.

Des cas s'observent sans doute à l'appui de ces assertions. Mais en faire une loi générale, c'est conclure d'après les malades des hôpitaux et non ceux de la ville en bien plus grand nombre. Des masturbateurs ou frotteurs, arrivés par tous les accidents neurasthéniques en résultant — les pertes séminales en particulier — au dernier degré d'épuisement nerveux génital, guérissent parfaitement en quittant leurs mauvaises habitudes. « Loin de prédisposer à la folie, dit Beard, la neurasthénie sexuelle en sauvegarde plutôt ses victimes comme de l'alcoolisme et l'épilepsie. Ce qu'elle détermine, en entretenant la masturbation, c'est souvent, chez les fortes constitutions, une forme mélancolique qui se rencontre à la ville comme dans les asiles d'aliénés et se confond avec la folie. Dans un cas où la circoncision fut employée avec divers autres traitements, le malade continua son habitude jusqu'à devenir presque fou. Il semblait devoir succomber avant, mais il a été perdu de vue, sans qu'aucune de ces tristes perspectives se soit réalisée. De là la divergence extrême des opinions à ce sujet. Il n'est pas plus vrai qu'elle se produit toujours que jamais.

« Ces remarques ne sont pas applicables aux mal équilibrés ou vicieux, d'après ce qui s'observe dans les asiles où la masturbation est à la fois cause et effet de la folie. La tendance à la folie consiste essentiellement dans l'absence ou la perte du sens moral et du respect de soi-même, qui fait de ses victimes un simple animal ; l'une des manifestations les plus marquées de la liberté de l'animalisme étant de se livrer sans contrainte ni mesure à cette forme onanistique. D'où l'extrême difficulté de différencier et décider au juste, dans les cas d'excitation furieuse de cette passion chez l'aliéné, si elle est un effet de l'exaltation ou sa cause ; souvent même, elle n'a pas cette double relation avec la folie, car dans la neurasthénie extrême, la folie mélancolique se développe souvent. Tous les efforts ont été vains pour en sauver quelques-uns de ces malades.

« Une certaine proportion de mélancoliques des asiles américains sont ainsi d'anciens neurasthéniques. Il en est même qui, en recouvrant la raison, ne peuvent obtenir la force nerveuse nécessaire à la santé. Ils persistent dans leur premier état jusqu'à ce que, sous l'action de nouvelles influences déprimantes, ils ne retombent dans les régions obscures de la folie. Chez d'autres, un traitement convenable a sauvé des neurasthéniques de la folie. En maintenant le physique dans de bonnes conditions, les troubles de l'esprit ont été arrêtés.

« Des masturbateurs neurasthéniques sont poursuivis par la crainte de devenir fous, aliénés, ou d'être atteints d'autres maux analogues : impuissance, stérilité, paralysie, ataxie, syphilis, etc. Ces illusions résultent évidemment de la dépression, du trouble ou la faiblesse de leur système nerveux, et c'est en le restaurant par les nervins, dont la kola est un des meilleurs, que la raison a pu être rétablie chez quelques-uns. »

Ces malades se reconnaissent à des signes déjà décrits aux *Anomalies sexuelles*, page 185, dont l'observation 48 ci-dessus est le type. Célibat prolongé, préoccupation constante de leurs organes génitaux et leurs fonctions, en tenant compte des moindres détails, qu'ils énumèrent avec complaisance, idées fixes et hypocondriaques, craintes enfantines. Tel était le cas du facteur rural, cité page 137 de l'*Onanisme*, et celui dont l'observation 72 précédente est la confirmation.

Mais combien plus nombreux sont ceux qui offrent des singularités aussi frappantes, avec un raisonnement parfait, sans tare héréditaire, et remplissant des fonctions publiques, même officielles, justifiant de leur capacité intellectuelle. Ils ne déraisonnent que sur l'objet spécial de leur attention. La règle posée par M. Christian est donc trop absolue et ne saurait se justifier que par des aliénistes, voyant comme lui des fous partout.

L'épilepsie, dit Guislain, est souvent la conséquence d'émissions spermatiques fréquentes et répétées, même par l'acte naturel. Une femme fut ainsi frappée la première fois d'épilepsie, trois jours après son mariage, par le retentissement de l'acte vénérien répété sur la moelle épinière. Une jeune fille livrée à l'onanisme manuel sur le clitoris avait des attaques d'épilepsie. Le docteur White ayant excisé l'organe, aucun accès n'avait reparu trois ans après. Preuve qu'elles étaient causées par cette habitude. (*On.*, p. 351.)

Les excès sexuels des satyres, comme leurs abus, sont souvent suivis d'attaques épileptiformes, de même que dans les orgies de l'onanisme vulvo-vaginal. Un garçon de vingt-huit ans, ne pouvant avoir de rapports avec sa maîtresse que debout et en fraudant, sentait ensuite un grand vide dans le cerveau et fut pris ainsi de sa première attaque. Un ouvrier tonnelier de trente-deux ans, voulant mettre un terme à sa famille de six enfants, fraudait depuis six mois à peine qu'il était maigri, avec tremblement du corps étant debout. « Je sens que je perds la tête, disait-il souvent; au milieu de la rue, je vois les maisons tourner autour de moi. » Il suffit de supprimer la cause pour mettre fin à ces accidents.

Les jeunes gens très nerveux, atteints de chorée ou danse de Saint-Guy dans leur enfance, en sont aussi repris chaque fois qu'ils se livrent à la masturbation. On peut les en accuser ouvertement à ce signe. L'hystérie peut même en résulter chez les enfants. Un exemple en a été observé et relaté par Jacobi en 1876.

Coutumière ou habituelle, la masturbation pratiquée par des adolescents est souvent une névrose comme les précédentes. Beaucoup s'y laissent aller presque malgré eux. Ils se font un fantôme, une difficulté impossible à vaincre d'agir plus naturellement, pour mieux s'y autoriser et en faire, au besoin, une nécessité de leur continence. Par ces excès, aussi bien que ceux du coït, quand ils y succèdent dans la jeunesse, la moelle épinière peut en être atteinte et déterminer ainsi plus tard un priapisme persistant, sous forme de névrose, comme des exemples cités dans l'*Impuissance* le montrent, page 223 ; d'autres le confirmeront à la fin de cet ouvrage.

Il y a pis encore. Elle entraîne aux perversions de l'instinct sexuel et y prédispose manifestement, en en étant parfois une variété. Elle est souvent l'avant-coureur de la pédérastie et paraît conduire, dans la plupart des cas, aux autres aberrations génésiques, en existant le plus souvent à l'origine. Les exemples précédents et ceux rapportés aux *Anomalies sexuelles* le démontrent. Elle contient ainsi en germe une foule de maux, dont on ne s'occupe guère, en n'y faisant pas attention. On confond souvent l'effet avec la cause, en attribuant la persistance de cette habitude à un cerveau mal équilibré ou malade, alors que son dérangement est le résultat seul de cette névrose.

Ces faits divers confirment ce que l'on sait de positif sur les effets généraux de la masturbation. C'est qu'en agissant directement et spécialement sur le système nerveux local et général, elle est surtout préjudiciable à ceux qui l'ont très impressionnable et développé. Et ce sont précisément ceux-là, chez les deux sexes, qui sont les plus enclins à s'y abandonner.

∴

L'abus de l'onanisme manuel avant la puberté est

beaucoup plus dangereux et malfaisant qu'en s'y livrant après. Plus il commence jeune et pires en sont les effets; au contraire, ils semblent diminuer avec l'âge en proportion arithmétique. Les personnes qui en prennent l'habitude avec une constitution faite, soit de vingt à trente ans, sont très rares et n'ont que peu de dangers à courir, en ne s'y laissant aller qu'au besoin. Cette *douce* est plutôt hygiénique chez les célibataires et les veufs, en prévenant des pertes séminales nocturnes très affaiblissantes. Dans la plupart des cas nécessitant le secours du médecin, l'habitude a commencé avant la puberté ou pendant son évolution.

Les effets apparents n'en sont pas toujours immédiats, quoique l'affaiblissement et le trouble du système nerveux en soient une conséquence inévitable; mais ils restent souvent imperceptibles, latents, surtout si elle a été pratiquée avec modération. Ce n'est que par les excès consécutifs, naturels ou artificiels, que ces effets éclatent tardivement, sans que l'on pense à les rattacher à la masturbation primitive. Le médecin seul, en l'apprenant, doit toujours en tenir compte. Exemple :

73. — Un garçon de vingt-quatre ans, s'étant masturbé sans grand excès, fut alors pris de pertes séminales nocturnes, se répétant parfois la même nuit. Elles duraient depuis deux ans, lorsqu'il devint amoureux. Il consulta dès lors plusieurs médecins pour guérir de sa fatale habitude et des accidents qui en étaient la conséquence, mais chacun le renvoyait comme hypocondriaque, sans tenir compte de ses insomnies persistantes, ses rêves fatigants, ses indigestions, son extrême nervosité presque hystérique et son regard de fou.

Ces symptômes graves et positifs, indiquant un état maladif réel, frappèrent le dernier médecin consulté, comme réclamant une médication énergique et suivie. A cet effet, il s'adressa à Beard, qui, reconnaissant une neurasthénie sexuelle, lui indiqua le traitement à suivre.

Cette opinion était si généralement partagée alors, que le docteur Bumstead, dans un chapitre écrit avant sa mort sur l'hypocondrie sexuelle, relate la plupart de ces symptômes de la neurasthénie comme étant imaginaires, sans rien de positif. Heureusement, on a reconnu depuis cette erreur en traitant activement tous ces cas comme ils le méritent.

L'hypocondrie, étant la crainte fausse d'une maladie qui n'existe pas, doit se rencontrer fréquemment surtout avec les troubles, les perversions et les affections génitales purement nerveuses, comme les diverses formes d'onanisme et toutes les névroses qu'elles entraînent. Au contraire, Beard prétend qu'elle n'existe guère sans une base, un fondement réel, surtout dans les affections nerveuses fonctionnelles, et qu'ainsi elle n'est pas réelle. Des signes inappréciables aux sens, ne pouvant être vus, entendus, touchés par le médecin, ni exactement décrits par les malades, sont ainsi faussement rapportés à l'hypocondrie, alors qu'il suffirait parfois d'un examen de l'urèthre ou de l'urine pour révéler le mal, comme dans le fait suivant :

74. — Un garçon de vingt-trois ans est adonné, depuis l'âge de dix-sept ans, à une masturbation modérée. Il accuse des palpitations, une grande peur d'être malade et l'aversion de la société. L'examen découvre un prépuce allongé, ouverture rouge et gonflée du canal, avec douleurs fréquentes au fond. Tout allait bien autrement. Fort et musculeux, ce garçon accomplissait un travail pénible et prolongé, dans son état de graveur. Digestion et sommeil normaux.

L'ignorance de ce masturbateur, ajoutée aux troubles de son esprit et ses craintes d'être gravement malade par suite de son habitude, constituait donc toute sa maladie. Il la craignait, la redoutait, bien plus qu'il n'en souffrait. C'est donc bien là de l'hypocondrie dans toute sa réalité. Les exemples n'en sont pas rares en pareil cas, surtout lorsqu'il s'y joint des pertes séminales.

C'est l'hypocondrie sexuelle décrite, enseignée par sir J. Paget dans ses *Leçons* et signalée par nous dans l'*Onanisme,* il y a plus de dix ans. Cette forme particulière du *spleen,* très fréquente en Angleterre, se rattache exclusivement aux organes et aux fonctions de la génération. L'objet des préoccupations délirantes est pour les uns la présence du sperme dans l'urine, l'existence du varicocèle, pour d'autres; celui-ci ne parle que des pertes séminales et celui-là de la masturbation dans ses rapports avec l'impuissance. Elle est si commune que le célèbre professeur a cru devoir prémunir ses élèves contre ces idées délirantes, en leur en montrant l'étrangeté et la folie. Des cas analogues s'observent parmi les onanistes qui refusent de se marier et de quitter leurs habitudes, sous prétexte d'impuissance, comme le gentleman de l'observation 153 des *Anomalies sexuelles.* Les regrets, les remords, les inquiétudes de ces individus les prédisposent à cette forme.

Beard n'en ayant pas eu connaissance, sans doute, est d'un avis diamétralement opposé. Voici ses raisons : « L'hypocondrie vraie, réelle, ou pathophobie, ne disparaît pas en instruisant le malade de son état. Il sait bien que sa crainte est sans fondement ; il désire s'en défaire, mais il ne le peut, tant que son système nerveux déprimé, dont la crainte morbide est le signe et l'effet, soit calmé et fortifié. Celle-là n'est jamais guérie par de simples renseignements démonstratifs de son erreur. L'expérience séculaire en a été faite par les plus célèbres médecins du monde entier. Un hypocondriaque peut traverser les continents et les océans pour consulter quelque fameux médecin, tant il a confiance en lui ; si, en obtenant cette entrevue, on lui dit que la maladie dont il se croit victime n'existe pas, sa crainte morbide ne changera pas : il restera pathophobique et persistera à consulter médecin après médecin. L'hypocondrie dans ce cas est tout à fait semblable aux illusions de l'aliéné ; elle ne peut être corrigée par l'évidence directe des sens, ni par aucun procédé de raisonnement ; rien ne peut la changer que la modification de la maladie dont ces illusions dépendent. »

A ce degré, ce n'est plus de l'hypocondrie, mais du délire à idée fixe. Aussi l'auteur admet-il deux phases distinctes dans cette fausse crainte de la maladie : intellectuelle et émotionnelle, pouvant coexister. Il s'agit de les différencier. Il n'admet pas l'idée d'hypocondrie dans le cas précité, parce qu'une irritation locale du fond de l'urèthre, résultant de la masturbation, fut révélée par l'examen et indiquée par les symptômes.

La masturbation plus ou moins prolongée et violente détermine sans doute l'irritation du canal de l'urèthre en le congestionnant. La preuve en a été faite par le célèbre S. Gross, de Philadelphie, comme nous l'avons signalé aux *Anomalies sexuelles,* page 306. En examinant l'intérieur avec l'endoscope chez 331 masturbateurs, sans écoulements ni lésions du périnée, il a constaté une grande sensibilité au passage de l'instrument, avec irritation locale et gonflement interne étendu en diminuant le calibre ; 88 pour 100 des cas examinés étaient dans cet état. Ce qui rend compte de la rougeur et la turgescence de l'ouverture du canal à l'extérieur, constatées par nous chez bon nombre de masturbateurs.

Dès qu'il y a lésion locale, il n'y a pas hypocondrie sans doute. Mais lors même qu'elle est fixée au siège de la prostate chez d'anciens opérés de la cautérisation répétée du fond de l'urèthre, et caractérisée par du malaise, de l'impuissance ou une sensation douloureuse indéfinissable, sans que l'on puisse rien découvrir, ni névralgie ni névrose, comment ne pas les convaincre d'hypocondrie? Une grande attention est sans doute nécessaire avant de se prononcer ; mais dès que ce diagnostic est bien établi, mieux vaut le déclarer aux malades, toujours craintifs et nerveux, et les en convaincre, que de les entretenir dans des médications diverses sans fin ni résultat. C'est en agissant ainsi que plusieurs de ces hypocondriaques m'ont déclaré un, deux, trois ans après avoir cessé tout traitement, qu'ils avaient repris leurs rapports sexuels, sans ressentir aucune souffrance locale. « J'ai suivi vos conseils de point en point, écrivait l'un d'eux, le 4 décembre 1893, et je m'en trouve mieux que de me droguer. » Mais c'était pour se plaindre encore d'une douleur au nombril remontée du côté gauche, très forte par moment, surtout le matin à 9 heures, disparaissant après déjeûner jusqu'au dîner. Deux médecins de Blois consultés l'ont attribuée, le premier, à un varicocèle, existant depuis vingt ans à la suite de la masturbation ; aussi le suspensoir prescrit n'a-t-il rien fait; le second l'a rapportée à une dyspepsie, dont le traitement n'a pas eu plus de résultat. Confirmation éclatante de l'hypocondrie, diagnostiquée trois ans avant chez ce nerveux, ancien enfant trouvé.

***

« Je suis persuadé, dit Beard, qu'une constitution nerveuse et d'une irritabilité excessive, allant jusqu'à la débilité chez un sujet faible, le prédispose à la masturbation et aux excès sexuels. Les individus forts et robustes, d'une constitution solide et vivant en bonne santé au grand air, travaillant plus du corps que de l'esprit, ne sont pas tourmentés d'idées érotiques, ni de désirs vénériens au même degré ni de la même manière que les hystériques, émotifs, nerveux vivant à l'intérieur et occupant plus leur esprit, leur intelligence que leurs muscles. Le docteur Boteler, qui a longtemps pratiqué parmi les Indiens dans l'Amérique du Nord, a constaté que les boys (gamins) de ces tribus ne se masturbent pas et ne se livrent guère aux excès vénériens avant le mariage. D'où la conclusion que les jeunes gens délicats des grandes villes, élevés plus mollement et dans la plus haute civilisation, sont plus exposés aux abus et excès génitaux par tout ce qu'ils savent, voient et entendent, que les enfants des nègres sauvages ou demi-sauvages, ainsi que les populations fortes et saines livrées à l'agriculture ou autres travaux au grand air. (page 102.) Il ajoute même (page 204) : la masturbation n'agit que sur les nerveux et n'a que peu d'effet chez les deux sexes, doués d'une forte et solide constitution, pouvant ainsi s'y livrer longtemps sans aucun mal local ni constitutionnel. Elle ne produit la neurasthénie sexuelle que chez les faibles, lymphatiques et nerveux. »

Mais il se contredit plus loin en ajoutant : « L'habitude d'abuser de soi-même par la masturbation est presque universelle et commune aux deux sexes. Elle n'est pas limitée aux nations civilisées; les demi-barbares et les sauvages s'y adonnent aussi. Elle n'est même pas spéciale à l'espèce humaine; certains grands animaux la partageant. » (*Idem*, page 120.)

Le système nerveux formant la corde sensible de l'appareil génital, avons-nous dit dans l'*Onanisme*, tous les artifices employés en amour l'altèrent et le perturbent si rapidement qu'il faut bientôt l'exciter sans cesse davantage pour en obtenir l'effet voulu. Signe évident de son affaiblissement graduel. Et nous ajoutions : (*Nouvelle édition*, 1894.)

« Les graves et dangereuses conséquences de l'onanisme manuel sont générales et locales. Les premières sont produites par son action élective sur le système nerveux et les altérations secondaires, directes ou indirectes, sur les appareils de la digestion, la circulation, la respiration. Les secondes proviennent exclusivement de son mécanisme et sont plus ou moins analogues ou semblables à celles des excès vénériens. » (page 150.) « Ces stigmates extérieurs de la masturbation ne sont que peu de chose, comparativement aux troubles moraux bien plus graves qu'elle amène presque fatalement chez les deux sexes, dès qu'elle persiste après la puberté, c'est-à-dire de seize à dix-huit ans. » (page 152.) « Son action élective sur le cerveau, centre de l'intelligence et de toutes les facultés, l'atteint presque aussi directement que les organes génitaux. L'onanisme les alanguit, les affaiblit, les paralyse et les détruit même par l'idiotie, la démence, la folie en résultant, sans lésion apparente ni appréciable. » (page 156.) Justification de l'assertion précédente qu'au lieu d'être entretenue par l'état maladif du cerveau, la masturbation le détermine souvent. Vérité démontrée par la neurasthénie consécutive.

On constate ainsi, parmi ses effets généraux, la plupart de ceux indiqués à cette maladie : Affaiblissement de toutes les facultés intellectuelles, perte de la mémoire, obscurcissement des idées, inquiétudes, angoisses, vertiges, troubles de la vue et de l'ouïe, sommeil agité de rêves, perte des forces corporelles, fonctions digestives troublées, dérangées. » (page 160.)

Toutes les conditions présidant d'ordinaire à cette

manœuvre directe et isolée, affaiblissent donc spécialement le système nerveux. La facilité pour l'enfant de s'y livrer seul, à volonté et à satiété, par le chatouillement qui en résulte, sans autre limite que la fatigue, l'épuisement, est de la renouveler dès qu'il se trouve seul, le jour et la nuit, debout, assis, couché. De même plus tard, chez l'adolescent, les frottements prolongés et violents nécessaires à l'émission, en l'absence de la volupté naturelle, de l'imagination, des souvenirs et des images psychiques propres à la provoquer, contribuent à déterminer mécaniquement des pertes séminales passives, cause si fréquente ensuite d'épuisement nerveux.

Toutes ces diverses habitudes onanistiques produisent, entretiennent et augmentent la timidité sexuelle, et éloignent les deux sexes l'un de l'autre en les refroidissant mutuellement. Après cette indifférence pour le sexe opposé, il y a la peur d'un coït normal; ils le redoutent plus qu'ils ne le désirent et en sont effrayés au moment de l'effectuer. De là leur persévérance dans leur vice, quel qu'il soit, malgré les souffrances physiques et morales qu'ils en éprouvent, par la difficulté de s'en débarrasser.

L'onanisme persistant après la puberté est le plus durable et malfaisant chez les nerveux. La métamorphose qui s'opère à cette époque le fait cesser chez les autres spontanément. S'il passe en habitude, au contraire, il expose fatalement à la pédérastie. Les plus réservés, en se confessant d'avoir conservé ce vice honteux plusieurs années après la puberté, avouent avoir éprouvé alors des idées, des sentiments pédérastiques, soit en portant leur choix sur un camarade d'études au collège, école ou lycée, soit même à l'atelier. Ils surgissent même spontanément chez les plus âgés et ancrés dans ce vice. L'observation 16 des *Anomalies sexuelles* (page 89) et les efféminés suivants en sont des preuves. Ceux même que la honte ou la pudeur a retenus à avouer ce sentiment, sans y céder, se sont toujours aperçus, à un signe quelconque, qu'il était partagé plus vivement malgré leur réserve. Cette perversion sexuelle, que je n'ai vue signalée nulle part, m'a été révélée si souvent, que je la considère comme un grand danger de plus de la masturbation à ajouter aux suivants.

Sa récidive est toujours à craindre dans les diverses conditions de l'existence et à tout âge. En atténuant la virilité du jeune homme, elle le prédispose à toutes les perversions génésiques. Ceux qui la délaissent sont d'autant plus portés à des excès naturels avec les femmes. L'un succède à l'autre et est aussi malfaisant, dit Beard qui en donne les faits suivants à l'appui.

75. — Un Anglais, devenu masturbateur de quinze à dix-huit ans, sans arrêt, se livrait avec une telle fureur à cet acte, qu'il le renouvelait deux à trois fois dans l'espace d'une heure. Il avait ensuite commis des excès avec les femmes et en éprouva un grand affaiblissement de sa virilité, pendant deux années consécutives, avec pertes de liquide muqueux, par des caresses libidineuses. Il ne pouvait uriner, malgré un besoin pressant, par la coarctation du col de la vessie.

Il se maria ensuite et perdit bientôt sa femme ; puis se rendit en Amérique, et eut pour la première fois une attaque intense de fièvre des foins, pendant l'été suivant.

Il avait alors trente ans et présentait les symptômes suivants : raideur des membres inférieurs, avec douleurs intenses dans le bas de la colonne vertébrale, derrière la tête et le cou, avec sensation de serrement. Chaleur dans la colonne vertébrale, démangeaisons de la plante des pieds, avec sensation d'un nerf à nu aux talons. Gencives blanches et sensibles, pupilles dilatées, dyspepsie nerveuse, refroidissement intense des mains et des pieds, surtout en pensant ; difficulté de l'application mentale, bruits dans les oreilles, insomnie, vertiges gastriques et vomissements, aversion de la société.

Un voyage en Europe fut sans résultat, sinon que ses mains et la figure devinrent bouffies pendant la traversée. (Page 183.)

76. — Un garçon commence à se masturber à dix-sept ans, avec une fréquence de 75 fois par mois, jusqu'à vingt ans ; excès démontrant une nervosité maladive qui explique les accidents consécutifs. Une éruption d'acné apparut alors sur la face et le corps ; puis des pertes séminales nocturnes. Dès lors, il s'accoutuma à voir les femmes pour y mettre fin, mais ces pertes n'en furent pas arrêtées.

Étant assis avec un ami dans une maison, il fut pris subitement de la peur de la société, ou anthropophobie. Cela fut aussi soudain qu'un accès de fièvre ou de névralgie, sans avoir jamais rien éprouvé de semblable à ce symptôme mental. Il s'aggrava tellement, qu'à vingt-sept ans, cet homme restait le plus souvent enfermé chez lui, trouvant toujours difficile de sortir pour aller n'importe où et faire quoi que ce fût.

Il se plaignait aussi de maux de reins avec démangeaison des paupières, obscurité de la vue, prurit avec chaleur et douleur au sommet de la tête, surtout après le repas, sueurs des mains, sécheresse de la bouche, dépression mentale, insomnie. Il était ainsi anémié, neurasthénié, sans résolution ni volonté. Tel fut l'effet de ses excès. (Page 129.)

Ces accidents de neurasthénie sexuelle, consécutifs à la masturbation, sont d'autant plus à redouter que les mieux disposés à y renoncer se jettent aussitôt dans des abus sexuels, aussi dangereux et compromettants. Échapperaient-ils à ces défaillances immédiates qu'ils sont entraînés plus tard, dans leurs liaisons galantes et même leurs rapports normaux, à revenir à l'onanisme d'une manière quelconque, pour prolonger ou varier leurs plaisirs et augmenter leurs sensations érotiques. La manuélisation et la succion sont les procédés libidineux les plus usités, dès que leurs compagnes n'y font pas une résistance absolue. Les plus nerveux et entreprenants parcourent ainsi la gamme des foyers érogènes jusqu'à satiété. Les anciens masturbateurs sont les plus vicieux dans leurs rapports sexuels.

A l'appui de ces observations, publiées en 1891 dans la seconde édition de la *Sexual neurasthenia,* voici les extraits de quelques faits observés par nous auparavant et consignés, dès 1889, dans les *Anomalies sexuelles,* en montrant les mêmes accidents neurasthéniques chez de jeunes masturbateurs.

77. — Un enfant, s'étant livré dès neuf ans à la masturbation jusqu'à quinze ans, était atteint, à vingt ans, de pertes séminales hebdomadaires, avec sueurs des mains, acné du front, catarrhe de l'estomac, pupilles dilatées, mobiles et parfois inégales, troublant la vue.

78. — Ayant commencé à se masturber à douze ans, un employé belge, de vingt-quatre ans, était en proie à des idées tristes, mélancoliques, faisant place à une gaîté nerveuse avec idées hypocondriaques. En se masturbant après quelques libations de bière alcoolique, il éprouvait, depuis six mois, de l'incontinence d'urine avec douleurs du bas-ventre pendant la nuit. Fatigue dorsale et des membres inférieurs; plus d'érections spontanées. Elles se produisent par un bain froid et sont nulles ensuite. Pesanteurs de tête, troubles digestifs, affaiblissement de la vue et de l'ouïe, tandis que l'odorat est très développé. (*Observation* 118.)

79. — Livré seul à l'onanisme manuel depuis l'âge de onze ans, en moyenne deux fois par jour, un garçon de dix-huit ans, d'une précocité morale très grande et menant surtout une vie solitaire depuis son enfance, en accuse les effets suivants : paresse insurmontable du corps et de l'esprit, idées noires, dégoût et pessimisme général, affaiblissement graduel de la mémoire et surtout décadence profonde, irrémédiable, dit-il, des facultés intellectuelles. (*Observation* 137.)

80. — Instruit dans un institut religieux de sept à dix-huit ans, un garçon contracte de bonne heure l'habitude de la masturbation jusqu'à dix-neuf ans. Entré comme employé dans un bureau du matin au soir, il cesse à peu près complètement, mais avec la continence qu'il s'impose, des pertes séminales involontaires surviennent, et à vingt-deux ans, voici quel était son état :

Maigreur croissante, suffocations fréquentes, sommeil lourd; au réveil, mal de tête, idées confuses, facultés intellectuelles engourdies; tintements violents et constants dans les oreilles, ayant commencé à seize ans en devenant de plus en plus intenses. Sensibilité excessive à l'amour; pollutions très fréquentes, suivies presque toujours de crachats teintés de sang; constriction ou serrement des testicules, raccourcissement du pénis et du scrotum. Timidité excessive, malgré le contact du monde, et empêchement de tout rapprochement sexuel. (*Observation* 194.)

81. — Un garçon de vingt ans, adonné depuis l'âge de huit à neuf ans à la masturbation, seul, assis ou couché, et sans pollution jusqu'à treize ans, s'y livra ensuite jusqu'à extinction. Plus tard, ce fut par intermittences de un à trois mois, pendant lesquels il s'y livrait de deux à cinq fois par jour ; il restait tranquille ensuite par remords et idées religieuses.

L'influence de cette forme pernicieuse développa rapidement ses effets, dès l'âge de seize ans. Placé au collège, il cessa pendant sept mois, pour recommencer avec une sorte de frénésie furieuse jusqu'à huit fois par jour durant les vacances, en se plongeant dans des rêves lubriques qu'il prolongeait par le ralentissement de sa main pour retarder le spasme.

Une dyspepsie grave l'obligea de quitter le collège. Sous l'influence d'un traitement antispasmodique de quatre médecins, il s'abstint, d'octobre 1885 au mois d'août suivant. Mais toutes les facultés étaient affaiblies : plus de mémoire, démence, inquiétudes, perte des forces, tristesse et surtout manie érotique pour une Louise de seize ans, sa voisine, devant laquelle il restait en contemplation muette et impuissante. (*Observation* 143.)

Ces tableaux statistiques des débauches et des relâches des masturbateurs sont en général d'un mauvais augure, d'après les exemplaires qui nous ont été soumis. C'est d'abord leur prolongation indéfinie. L'un datait de 1874 à la fin de 1889. Tenus soi-disant pour servir de frein à leurs égarements, ils servent plutôt à rappeler leurs souvenirs de débauche, comme l'enregistrement par les vieux satyres de leurs conquêtes. Leurs relâches marquées coïncident plutôt avec un changement de lieu, de position ou de saison que de leur résolution. Sans volonté pour réprimer leurs incitations malsaines, corriger ou modifier leurs penchants, ils ne font que les changer en les aggravant après un certain âge. Ce sont des vicieux incorrigibles.

L'impuissance dont se plaignent ensuite la plupart de ces jeunes masturbateurs, en s'essayant surtout avec les prostituées, n'est souvent ainsi qu'apparente. Ils peuvent s'en convaincre en obtenant l'érection autrement. Leurs échecs ou faillites dépendent bien plutôt du trouble de leurs pensées et l'absence de désirs, leur froideur, leur timidité et leur torpidité. Ils ne sont pas à ce qu'ils font et ne savent ce qu'ils veulent. Ils ne s'appartiennent pas par la faiblesse et l'instabilité de leur système nerveux, résultant des accidents anémiques et neurasthéniques qu'ils éprouvent souvent, sans les rapporter à leur fatale habitude.

Tels sont les saignements de nez ou épistaxis, si fréquents chez les adolescents qu'ils ont pris le titre spécial de cet âge. Attribués autrefois à la croissance seule, ils coïncident si souvent avec la masturbation qu'ils sont exclusivement rapportés aujourd'hui à cette cause. Le docteur Joal les caractérise ainsi *d'épistaxis génitales.* C'est une exagération. Mais il est si commun de rencontrer le catarrhe nasal, l'enchifrènement, chez les onanistes passionnés, avec ou sans saignements, que l'action directe de ce vice sur le nez, comme sur les yeux, est évidente. Ce saignement survient même pendant l'acte, comme je l'ai observé. (*Anomalies sexuelles,* page 308.) Il faut donc toujours tenir compte de ce signe, quand il coïncide avec la maigreur, malgré l'appétit, la pâleur, le féminisme, l'isolement et la taciturnité. C'est une cause grave d'épuisement nerveux par l'anémie en résultant, quand elle s'ajoute à l'onanisme.

Les céphalées ou maux de tête persistants, localisés au front, n'ont ordinairement pas d'autre cause en coïncidant avec la paresse cérébrale, l'inaptitude au travail intellectuel, une irritabilité nerveuse entraînant à la tristesse, la colère, la mélancolie, le chagrin. Des vertiges, des cauchemars, des faiblesses ou syncopes, un sommeil agité, s'y joignent souvent. Des troubles de la vue, de la mémoire, des bourdonnements ou tintements d'oreilles s'y mêlent aussi. Tous accidents neurasthéniques pouvant résulter directement de la masturbation et augmenter surtout par le surmenage du travail et une mauvaise nourriture. Si l'irritation des organes génitaux, lors de la puberté, suffit à les produire, ils sont toujours plus graves et intenses chez les onanistes, comme il a été signalé dès 1889 aux *Anomalies sexuelles*, notamment à la masturbation, page 303.

Ces faits anciens doivent-ils nous dispenser d'en citer de nouveaux, à l'appui de l'action directe de cette fatale passion sur l'épuisement nerveux génital, en y renvoyant les intéressés? L'impuissance se manifestant parfois à la suite, sans neurasthénie appréciable, une confusion pourrait s'ensuivre. C'est donc par des exemples spéciaux à ce sujet que la lumière pourra en résulter, comme dans les cas suivants.

82. — Un collégien parisien de dix-sept ans, en observation, a contracté spontanément de mauvaises habitudes à neuf ans, rarement d'abord en augmentant graduellement jusqu'à trois fois par jour à quinze ans, avec l'usage abusif de la bicyclette. Voici les effets qu'il en relate d'une écriture vacillante, due aux tremblements nerveux de sa main.

Hématurie ou pissement de sang, avec un gramme d'albumine, déterminant un affaiblissement le retenant un mois au lit. Convalescent, il revient à la masturbation et l'urine redevient albumineuse. Douches froides, suspendues à défaut de réaction. Ralentissement de l'onanisme. Diminution de l'intelligence et de la mémoire allant en augmentant. Yeux enfoncés, vitreux, regard fixe. Figure hébétée. Dos voûté avec légère déviation de la colonne vertébrale entre les épaules. Maigreur extrême. Gland volumineux, rugueux et violacé, complètement découvert en avant, avec méat déformé et saillant. Écoulements blanchâtres assez fréquents la nuit.

En troisième, ses professeurs le tenaient pour un esprit vif; actuellement la réflexion est lente, difficile, impossible même parfois. Deux à trois heures sont nécessaires pour comprendre un théorème; incapacité de résoudre un problème, tant la réflexion est rebelle. Une dissertation lui est impossible par l'engourdissement de la pensée et de l'esprit. De là, un abattement complet et des idées de suicide. « Je ris et pleure sans raison. Pensées lascives continuelles dirigées sur des femmes. Elles m'engourdissent et occasionnent des écoulements muqueux. Des coliques néphrétiques sont survenues à deux reprises et il a sans cesse un poids dans le cerveau.

« Ne pouvant satisfaire mes idées, je me masturbe. La honte et les regrets viennent ensuite et j'essaie de m'absorber dans le travail; mais la volonté me manque. Voir une femme nue et coucher avec elle est mon idée dominante. Elles sont ainsi déréglées et, las de cette lutte, je crains de succomber de nouveau à la masturbation en y résistant depuis quatre mois. » Malgré un appétit extraordinaire, il est insensible à la joie et au plaisir.

Dans cet état grave de corps et d'esprit, ce jeune homme était tenu en rhétorique pour se présenter deux mois après au baccalauréat. Telle est l'incurie coupable des parents, ne cherchant pas à pénétrer les causes secrètes de cet état physique et moral apparent de leur fils, réclamant le repos d'esprit et la liberté, plutôt que le surmenage de l'étude pour son avenir.

83 — « A l'âge où les premières érections se font sentir, écrit du Midi un jeune militaire de vingt-deux ans, j'ai été un masturbateur effréné jusqu'à cinq à six fois par jour. Je me sentais parfois des maux de tête et comme un bandeau sur les yeux. Voyageur de commerce en liquides de dix-sept à dix-huit ans et demi, je consommais beaucoup d'alcool, ce qui a pu contribuer à m'entretenir dans ces excès.

« Engagé alors dans l'artillerie, je me trouvai sans désirs et sans érections en cessant ma fatale habitude. Malgré ma vie réglée et jouissant d'une santé parfaite et d'une force normale, malgré mes petits os et toujours *grassouillet*, je n'ai pu retrouver ma virilité *artificielle* d'autrefois. Couché avec une femme, j'éprouve bien les désirs d'un jeune homme, mais l'érection reste imparfaite et le coït ne peut avoir lieu. La verge est molle, flasque, ainsi que le gland, un peu en massue et toujours ridé comme un vieillard. Érections rares la nuit. »

Cette description naïve indique très clairement la faiblesse et l'atonie nerveuse du centre génital, malgré les désirs érotiques. Effet direct d'une masturbation furieuse et prolongée, d'autant plus malfaisante qu'elle était pratiquée probablement par un adolescent grassouillet, c'est-à-dire efféminé. Étant à la fin de son congé, ce jeune artilleur demandait instamment à récupérer ses forces viriles, parce que sa famille lui destinait une jeune fille pour le marier à son retour, afin de le fixer plus sûrement au foyer. Moyen certain d'affaiblir encore plus sa virilité. En lui prescrivant un traitement local, propre à tonifier et stimuler le centre nerveux génital, je lui enjoignais de n'avoir de rapprochement sexuel que sous l'influence d'érections spontanées et à mesure qu'elles se produiraient.

Le Nouveau Monde produit les mêmes exemples que l'ancien, comme partout, d'après les faits suivants, observés par Beard.

84. — Un jeune étudiant, d'un tempérament nervoso-sanguin, mais bien constitué et assez fort, ayant commencé à se masturber à seize ans, fut bientôt atteint de pertes séminales sept à huit fois par mois. Il se plaignait spécialement, en consultant Beard, d'une douleur dans le testicule gauche en se baissant et à l'extrémité inférieure de la colonne vertébrale ou coccyx. C'était une véritable coccydinie, fréquente chez la femme, mais très rare chez l'homme. L'examen avec la sonde provoqua un phénomène réflexe curieux : rougeur très vive entre les yeux, le nez et la lèvre supérieure, par l'irritation de la sonde. (Page 141.)

85. — Un garçon de vingt-neuf ans avait commencé isolément à se masturber à treize ans, en s'y livrant plusieurs fois par jour jusqu'à dix-neuf ans. Des pertes séminales survinrent alors et, trois ans après, il était devenu très nerveux.

En se présentant, il accusait une vive irritabilité du cœur avec de violents battements en montant et en marchant vite, arrêts de la respiration en causant, obscurcissements capricieux de la vue, défaut de mémoire, peur de la lumière et, contrairement à l'insomnie ordinaire, assoupissement entraînant à dormir dix à douze heures sans en être reposé. Sensation d'humidité et de froid dès organes génitaux, comme s'ils étaient inondés; douleurs au bas des reins, faiblesse des genoux, urination incomplète; piqûre et brûlure de la plante des pieds, après le coït pratiqué assez fréquemment et n'amenant aucun soulagement du malaise général. Relâchement considérable des organes à l'examen; scrotum pendant, testicules petits et mous. (Page 141.)

A ce degré d'habitude, de passion ou de vice, la masturbation constitue une névrose génitale chez les deux sexes. L'ancien soldat de trente-trois ans, cité page 137 de l'*Onanisme*, en offre l'exemple frappant en se liant la verge jusqu'à l'ecchymose pour y résister. Les nerveux et impressionnables, faibles, lymphatiques, efféminés, choréiques, hystériques, maniaques, en sont spécialement atteints et en éprouvent les plus graves et dangereux effets sur le système nerveux génital.

86. — Un cocher de grande maison, âgé de trente-et-un ans, fort et vigoureux, s'est livré à la masturbation solitaire jusqu'à dix-huit ans. Il en porte comme effet la fonte à peu près complète du testicule droit, remplacé par un énorme paquet variqueux. Il est ainsi resté en échec avec ses premières conquêtes; pertes séminales ensuite. L'érection est lente depuis, l'éjaculation toujours précoce. De là, son célibat et sa continence avec pollutions hebdomadaires qui l'affaiblissent. Cet exemple tout récent est confirmé par de nombreux analogues, décrits aux *Anomalies sexuelles* de l'érection et l'éjaculation.

87. — « Voici l'origine de l'affaiblissement nerveux dont je souffre, » écrit un cultivateur de la Drôme, âgé de trente-trois ans. Très fort à treize et livré aux travaux de la ferme, il a contracté l'habitude de la masturbation jusqu'à vingt-deux, en s'arrêtant souvent pour éviter l'éjaculation. Gêne de l'urination avec douleur au fond du canal.

En fréquentant les filles, il a peine à obtenir l'érection, poitrine faible, irritée surtout à gauche; fourmillements des jambes, digestions irrégulières, douloureuses, ballonnement du ventre. Cessation absolue de la masturbation à vingt-quatre ans. Érections fatigantes et impuissance en essayant des rapports sexuels. Malgré l'arséniate de fer et le bromure de potassium, l'estomac reste gêné, embarrassé, avec constipation et énervement croissant, fourmillements, intelligence obscurcie.

Une saison à Vals est prescrite à trente ans. Les eaux et la cuisine épicée l'énervent et l'irritent. Les douches froides fortifient les jambes, avec impression de raideur dans les reins. Au retour, il reprend ses travaux des champs avec modération, régime doux sans boissons alcooliques, amélioration sensible.

La connaissance d'une femme très amoureuse le replonge bientôt dans le même état par des caresses passionnées réciproques l'énervant. Des piqûres comme des épingles ou des orties se font sentir partout. Compression du cerveau troublant les idées. Toutes relations sexuelles sont cessées depuis et néanmoins il y a toujours brûlures, aigreurs et tiraillements de l'estomac avec selles irrégulières, constipation, douleurs du bas-ventre; organes génitaux mous et relâchés, envies continues d'uriner, peu à la fois, suivies de cuisson dans le canal. Continence absolue depuis trois ans environ. Érections nocturnes, faibles pollutions très rares avec rétraction de la verge et des testicules.

Et tout cela chez un homme de forte constitution, bien charpenté, ayant des transpirations abondantes et le moral détraqué au moindre dérangement de l'estomac. Prescription : Nouvelle saison à Vals avec douches. Régime sévère et cessation du célibat, aussitôt le rétablissement de la santé générale et... génitale.

88. — Un très grand et robuste enfant russe est élevé dans sa famille, vivant dans un domaine isolé. Un frère aîné est resté simple et incapable. Livré tout jeune et inconscient à la masturbation solitaire la nuit et le jour, il s'aperçoit plus tard d'une étroitesse de l'orifice du prépuce l'empêchant de découvrir le gland et de le nettoyer; ce qui a pu entretenir cette habitude jusqu'à son arrivée à Saint-Pétersbourg avec sa famille pour son instruction. Un médecin découvre alors une balanite, causée par un amas infect de matière sébacée, avec un tel développement de la couronne du gland qu'il était impossible de le laisser découvert sans danger de paraphimosis.

L'habitude prise persista ainsi jusqu'à vingt-deux ans, sans jamais découvrir le gland par la gêne et la douleur en résultant, sinon pour le laver et le nettoyer à de rares intervalles. Il n'ose s'adresser aux femmes en pareil état, devient honteux de sa situation, timide et craintif qu'on ne la découvre. Il croit que tout le monde s'en aperçoit en le regardant. Il évite de sortir et se cloître. Des maux de tête surviennent avec insomnies, digestions laborieuses, difficulté de travail, troubles de la vue, ennui et tristesse si profonds qu'il pleure spontanément. Il est accablé d'idées sombres, pessimistes. Son affection se porte alors sur un condisciple qu'il convoite vivement. Il n'ose lui déclarer ses désirs, mais l'autre s'en aperçoit et lui montre qu'il l'a compris en le recherchant.

Heureusement, il quitte alors le gymnase pour se préparer, sous la direction d'un précepteur privé, à ses examens de licence qu'il passe avec succès à vingt-quatre ans. Ce travail forcé le mit à bout de force et d'énergie. Il fut ainsi envoyé dans le Sud pour se remettre. Libre et seul, sans guide ni ami, il se jette à corps perdu dans tous les plaisirs publics. Il gagne d'abord une blennorrhagie en Italie et, arrivé à Paris, visite et parcourt les bals et réunions galantes pour en connaître les habituées et choisir celles qui savent mieux le fasciner. Mais, effet de son ancienne habitude et de l'irritation chronique du gland, le coït lui est plus pénible que voluptueux, il ne peut le renouveler à volonté et le remplace en se soumettant passivement à tout ce que ces Messalines peuvent imaginer pour mieux l'exploiter. De là, un éreintement et un dégoût précoces, qui l'obligent au repos, avant d'avoir goûté les joies et les plaisirs rêvés.

C'est surtout en se communiquant au cerveau et à tout le système nerveux que cette fatale habitude produit ses effets les plus redoutables et effrayants.

Voici, quant aux conséquences de ce faux phimosis, produit parfois par l'onanisme, un exemple montrant ses graves effets sur le système nerveux.

89. — Arrivé aux États-Unis à seize ans, un Scandinave, âgé de trente-sept ans, marié et père de trois enfants, se plaint de faiblesse des organes génitaux. La plus légère friction du gland produit une érection incomplète suivie d'éjaculation en quelques secondes. Elle est de même hâtive dans le coït avec turgescence molle persistante du pénis ensuite. Une matière blanchâtre, épaisse, puante, s'écoule aussi avec les dernières gouttes d'urine; ce qui lui fait craindre d'avoir une maladie qu'il puisse communiquer à sa femme. Il en est ainsi très tourmenté, craintif et préoccupé depuis trois mois.

L'examen montre un long prépuce recouvrant entièrement le gland. Celui-ci se découvre difficilement par un amas de smegma derrière la couronne, donnant l'explication de tous les accidents relatés. Mais les bourses très relâchées et les testicules pendants très bas, avec les veines dilatées à gauche, semblaient accuser d'anciennes habitudes de masturbation. Il les nia formellement et jura être resté fidèle à sa femme.

La circoncision, pratiquée aussitôt, et l'usage du bromure de potassium avec quinquina, strychnine et fer suffirent à dissiper bientôt ses craintes, en ramenant sa virilité première. Mais elles reparurent l'année suivante, au point de l'empêcher d'entrer dans des cabinets d'aisance étrangers. La moindre tache sur sa chemise l'épouvantait. Malgré le succès du même traitement, il revint ainsi à plusieurs reprises consécutives, comme une preuve de son état nerveux hypocondriaque, le trouble de son imagination et la faiblesse de son raisonnement sur ce sujet spécial. (Beard, p. 154.)

Il n'est pas rare, sans doute, que ce simple vice de conformation d'un prépuce exubérant ou rétréci, à son ouverture ou plus loin, comme un exemple en est relaté à l'*Impuissance,* sans constituer un phimosis complet, ne perturbe les idées et l'imagination de ses victimes, dès qu'il gêne la fonction de l'organe. C'est même là une incitation dangereuse du frottement ou de l'onanisme, par la crainte de ne pas réussir dans l'acte normal, la douleur ou le défaut de plaisir en résultant. L'irritation du gland ou *balanite,* par l'abondance du smegma empêchant bientôt de le découvrir et le nettoyer, détermine de fausses idées et des craintes folles sur les suites de cette légère difformité quant à la virilité.

Une douzaine de cas s'en sont offerts à mon observation, sans qu'aucune opération fût nécessaire. Il suffit alors de baigner la partie dans l'eau douce ou tiède, durant quelques minutes, pour relever lentement et progressivement le prépuce et découvrir entièrement le gland, en le nettoyant ensuite à l'aide de la crême Simon ou de vaseline boriquée. On obtient chaque jour le même résultat en nettoyant la partie et la graissant jusqu'à parfait glissement spontané.

Quand l'irritation et la douleur sont trop vives pour arriver à ce décalottement du gland, il faut remplacer l'eau simple par une décoction de racine de guimauve ou de graine de lin avec une tête de pavot. Il suffit de deux ou trois bains tièdes de l'extrémité de la verge pour dissiper l'irritation et atténuer la douleur. On relève alors graduellement et de plus en plus le prépuce jusqu'à franchir complètement la couronne. On nettoie les parties comme ci-dessus, on les graisse ensuite et l'on rabat aussitôt le prépuce, car il est dangereux de le laisser immédiatement relevé.

Après ces soins répétés durant deux à trois jours, matin et soir autant que possible, remplacer la décoction précédente par celle de plantes aromatiques, avec la précaution de graisser toujours le gland avant de le recouvrir, jusqu'à ce que le prépuce glisse facilement, sans gêne ni douleur pour l'abaisser et le relever.

Ces légères difformités génitales, avec ou sans étroitesse, rétrécissement du méat urinaire, ne produisent pas généralement l'épuisement nerveux, chez les hommes forts et bien constitués; mais les nerveux et impressionnables peuvent s'en préoccuper et en éprouver des accidents génitaux de faiblesse et d'émissions séminales. Des signes de neurasthénie sexuelle se développent même chez d'aucuns, sous l'influence des causes déprimantes du climat, du travail, du chagrin, du tabac, de l'alcool, de blessure ou d'autres excès. (Voy. *observations 135 et 136.*)

Ces cas coïncident surtout avec d'autres affections nerveuses. Sur 192 observations de ce genre, Beard a constaté 60 cas de phimosis ou de prépuce exubérant, avec ou sans smegma. 16 furent circoncis, non en vue de combattre seulement l'affection nerveuse, mais comme traitement local et général. D'après les brillants résultats obtenus par la circoncision, chez des enfants atteints d'épilepsie et de paralysie, relatés aux *Anomalies sexuelles*, page 117, cette opération pourrait être faite également contre l'épuisement nerveux génital ; mais sans en espérer une guérison immédiate, pas plus que dans les cas précités. Des semaines et des mois sont toujours nécessaires, l'opération, en enlevant un obstacle ou un foyer d'irritation, n'agit qu'en facilitant l'action du traitement médical ensuite. Deux observations en sont relatées en détail comme preuves.

L'opération est ainsi praticable dans le même but contre l'élongation du prépuce avec balanite et smegma, surtout s'il est abondant et concret; cette cause d'irritation permanente chez les nerveux, même sans phimosis ni étranglement du gland, est toujours dangereuse, spécialement chez ceux qu'elle a conduits à la masturbation et y retient. D'autant plus qu'ils sont menacés du grave danger d'être atteints de cancroïde de l'organe même. Aux 10 exemples relatés en France par Demarquay, Martin (de Philadelphie) vient d'en ajouter 6 nouveaux (juin 1894). Cette épée de Damoclès, suspendue sur leur... tête, doit les décider immédiatement.

Il en est de même chez la femme, quand des maladies locales des organes génitaux coïncident avec la neurasthénie sexuelle.

90. — Enfant né d'une mère très nerveuse. Dès l'âge

de sept à huit ans, il est porté à des attouchements avec ses camarades. A neuf ans, un instituteur ignorantin lui « démontre pratiquement à l'école les mystères de Sodome et abuse de lui trois à quatre fois, sans déchirer l'anus. » Il contracte alors l'habitude de la masturbation assis et couché et éprouve bientôt des serrements de tête avec hochements et tic dans les yeux. Fièvre typhoïde à dix ans, anémie et pâleur consécutives. L'année suivante, du sang coule de l'urèthre en se masturbant. Cessation pendant quinze jours. Atteint de priapisme vers quinze ans, il fut pris de nausées avec faiblesse dans les membres. Une inflammation intestinale survint. Il reprit ensuite sa passion de la masturbation et finit par s'introduire des bougies ou autres corps étrangers dans l'anus avant de s'y livrer, jusqu'à vingt-et-un ans, en agissant toujours seul.

Dans les dernières années, il fut pris d'un tremblement des bras, le droit surtout servant à la masturbation, et ensuite des épaules avec une espèce de frisson lui donnant une contenance embarrassée et des manières gauches.

Il s'adonna dès lors à la prostitution avec excès, au point de se livrer à la succion des parties génitales comme les chiens. De là deux blennorrhagies et un chancre.

En proie à des contractures générales et tremblements de la tête, il est soumis à un traitement par sa famille. Cachant son passé au médecin, il est traité par les bromures, avec douches et pilules de Méglin probablement. Effet à peu près nul. La volonté n'a cependant jamais été annihilée, car malgré le fréquent désir de se livrer aux hommes, il n'y a jamais cédé.

Actuellement : gland en massue et testicules pendants des masturbateurs. Divers accidents à l'anus, gonflement et prolapsus d'un côté en allant à la selle. Démangeaisons du périnée rapportées à un eczéma.

L'auteur de cette odyssée, consultant de Charcot, âgé de trente ans en 1890, était comptable encaisseur d'une maison de commerce du Midi, marchant au moins dix heures par jour et employant six heures ensuite à ses écritures. Il était donc surmené. C'était un névropathe héréditaire par ses tremblements, ses contractures douloureuses et ses allures suspectes, augmentées par ses mauvaises habitudes, mais nullement fou comme le dit son entourage; son raisonnement et ses occupations, qu'il remplit à la satisfaction de ses chefs, en sont un démenti formel. Ses habitudes vicieuses dans l'enfance et la jeunesse, augmentées de son hérédité, l'ont rendu neurasthénique sexuel, par tant de négligence, défaut d'attention et de soins des parents, qu'il semble devoir en être fatalement victime.

Ce cas n'est pas isolé, j'en ai observé plusieurs autres analogues qu'il serait fastidieusement inutile de rappeler par leur similitude. La neurasthénie coïncidente complique le plus souvent ces exemples d'onanisme sous ses différentes formes, comme le prouvent les dix observations de neurasthénie relatées aux *Anomalies sexuelles*, page 223. De ces 10 cas, 5 étaient de jeunes masturbateurs, et l'onanisme intersexuel ou fraudes existait chez 3. Les deux autres étaient des nerveux âgés et épuisés. La masturbation passionnelle et prolongée dans la jeunesse est donc une des principales causes de l'affaiblissement nerveux génital et plus tard de son épuisement. Le fait observé par Beard sous le N° XXXVI en offre la démonstration.

91. — « Consultant âgé de trente ans, s'étant masturbé avec excès dans sa jeunesse. Il en éprouvait les effets suivants en y mettant fin : pertes séminales spontanées très fréquentes en allant à la selle, bourdonnements de l'oreille gauche avec tintements d'une sonnette éloignée, pesanteurs de tête, dépression mentale, crainte de la société ou anthropophobie. Sueurs dans les mains, douleurs entre les épaules et au centre génital de la région lombaire en bas des reins. Sommeil incertain avec cauchemars, éjaculation rapide dans le coït et après comme avant la moindre excitation érotique, suintement d'une gouttelette de liquide filant et transparent du canal de l'urèthre. C'est le « pénis *weeping* ou pleureur de l'auteur. »

« L'inspection lui montra ce pénis très volumineux, flasque et mollasse, donnant au toucher la sensation cartilagineuse résultant ordinairement de l'abus prolongé de la masturbation. Ce volume exagéré est digne d'être noté, dit-il, car il n'a guère été signalé jusqu'ici. » Il eût dû préciser en ajoutant : aux États-Unis. Ce volume exagéré du pénis a été signalé en effet dès la plus haute antiquité, par Galien notamment, disant avoir observé des organes génitaux très développés chez ceux qui s'étaient abandonnés sans réserve aux jouissances de l'amour. Simple application de cette loi physiologique que l'exercice développe l'organe, démontrée par l'excès de force et de développement de la main droite sur la gauche chez les manouvriers, confirmée par le contraire chez les gauchers.

Je le démontrais dès 1879 dans le *Mariage,* puis dans *l'Onanisme,* page 265, et ensuite dans les *Anomalies sexuelles,* page 88, par de nombreux exemples, comme signe évident de la masturbation prolongée. Mais ce n'est pas là un caractère constant, comme Tardieu l'a prétendu, au point d'en faire un signe médico-légal. Au contraire, des masturbateurs solitaires ont souvent un pénis très exigu. Son hypertrophie n'existe que chez les masturbateurs effrénés et à deux ordinairement. Elle est produite par l'agrandissement des sinus caverneux, résultant de l'afflux renouvelé et prolongé du sang, sous l'action mécanique et directe de la main. Elle se reconnait surtout à une extrême mollesse dans le relâchement et à sa moindre dureté dans l'érection, par le fait même de cette dilatation des vésicules des corps caverneux. Avec l'apparence du gland bien détaché du prépuce et en battant de cloche, ce sont les plus sûrs caractères de ce vice. La dilatation de la veine dorsale de la verge en est la confirmation.

Ces signes accusateurs, indélébiles et ineffaçables, sont souvent accompagnés de varicocèle droit et de fonte du testicule correspondant. Effets directs de ce vice avec les bourses relâchées et pendantes exigeant le port d'un suspensoir pour les soutenir.

Cet ensemble de caractères est nécessaire, d'ailleurs, pour distinguer l'hypertrophie artificielle du pénis de son développement exagéré naturel. Il est aussi dû parfois au frottement professionnel de cet organe. Tels sont les aides-boulangers ou pétrisseurs et les ouvriers travaillant contre un établi. De même des calculeux et des prostatiques incités par leur démangeaison habituelle du méat urinaire à y porter involontairement la main pour l'apaiser. Toutes ces exceptions sont encore plus explicitement indiquées dans la nouvelle édition, corrigée et très augmentée, de *l'Onanisme* qui vient de paraître.

Pratiquée debout et souvent avec excès, la masturbation en devient beaucoup plus dangereuse. Depuis longtemps, les médecins avaient observé des congestions de la moelle épinière chez les hommes, à la suite du coït pratiqué dans cette position. Des exemples de paralysie en sont résultés dont plusieurs ont été suivis de mort. La rachialgie ou douleur de la colonne vertébrale s'étendant aux membres inférieurs et déterminant la faiblesse génitale, signalée depuis comme le principal symptôme neurasthénique, il est à croire qu'elle dépend souvent de la masturbation ainsi pratiquée. D'où l'urgence d'en élucider la cause réelle. En voici un exemple probant.

92. — Un garçon de trente-deux ans, employé des douanes maritimes dans le Midi, se plaint, le 2 novembre 1891, d'éprouver depuis trois mois une diminution croissante de sa virilité, quoique jouissant d'une parfaite santé. Plus d'érections spontanées, même à la vue des femmes, bien que l'imagination soit toujours en éveil. Il n'en a plus que d'instantanées le matin. Il éprouve de temps en temps et avec intermittences soit des inquiétudes dans l'épine dorsale, soit un froid aux pieds anormal ou un léger fourmillement. Sommeil calme avec lourdeur du corps. Affaiblissement de la vue qu'il attribue à la réverbération des quais où est son travail, sinon à l'abus du tabac.

Il s'accuse de s'être livré à la masturbation de neuf à dix ans jusqu'à dix-huit, avec intermittences, au moins une fois par jour. Plus tard, j'ai vu des femmes avec plaisir et ma constitution s'est fortifiée ensuite. Mais à vingt-deux ans, je me suis trouvé, pendant deux ans environ, en contact journalier et continu avec une personne dont l'aspect m'excitait beaucoup, tout en la respectant.

Après deux mois de traitement, les fourmillements des pieds étaient disparus, mais les douleurs des reins persistaient, quoique moins fortes et plus courtes. L'érection s'est montrée deux fois à la chaleur du lit, suivie d'un coït très rapide, avec éjaculation immédiate et presque insensible malgré son abondance. La main tremble en écrivant.

La rachialgie persistant après divers révulsifs employés, j'ai conseillé des pointes de feu, en s'adressant à un médecin instruit pour les appliquer, après avoir établi un diagnostic éclairé; ce malade parlait en effet de maladie de la moelle et ne pouvait se déplacer pour le vérifier. Pas de nouvelles ultérieures.

Il y a lieu de s'en tenir ici à l'idée d'une rachialgie déterminée par les excès vénériens antérieurs et les deux années d'érotomanie continue et sans issue devant son idole. D'abondantes pertes séminales ont dû en résulter, comme chez la plupart de ces amoureux transis. Ni excitation sexuelle locale, ni impuissance absolue n'étaient signalées. La faiblesse génitale pouvait donc résulter d'un simple trouble nerveux local, provoqué directement par tant d'abus successifs du centre génital, puisque des érections spontanées se produisaient encore dans les conditions ordinaires du jour et de la nuit. Il est bien difficile d'ailleurs de se prononcer sur ce diagnostic différentiel, d'après le fait analogue et encore compliqué de syphilis où, malgré l'intervention de Ricord et de Charcot, il n'a pu être élucidé. (Observation 131 des *Anomalies sexuelles.*)

93. — Un homme brun de trente-trois ans, grand et

fort, robuste même d'apparence, marié avec enfants, éprouve une telle faiblesse générale, une fatigue, un accablement si profonds, avec malaise dans le bas des reins et la colonne vertébrale, lourdeur, pesanteur des membres inférieurs, qu'averti par ses études médicales, il craint et redoute une maladie de la moelle épinière. Il se fonde à ce sujet sur tous les excès sexuels imaginables qu'il a commis dès sa prime jeunesse, en étudiant le droit et jusqu'à son mariage. Doué d'une virilité herculéenne, il en a abusé; tandis qu'il n'a plus guère maintenant de désirs ni d'érections avec sa jeune femme, quoique parfaitement en ménage.

Préoccupé de cette crainte d'ataxie, quoique n'en éprouvant aucun signe, il est accablé et chagriné. Livré constamment à l'étude, il en est vite fatigué avec maux de tête, troubles de la vue par des bluettes. Rien à l'examen ophthalmoscopique d'un maître. Sommeil imparfait, lourd, réveil pénible. Diminution de l'appétit, perte de poids.

En le dissuadant de ses craintes, je lui montrai que les accidents étaient purement neurasthéniques, nés de ses anciens excès et donnant lieu à sa frigidité par le malaise, l'affaiblissement éprouvé à la suite du coït, si rare soit-il. Le repos à la campagne, des bains froids, des douches, des distractions, des stimulants nervins, des toniques furent indiqués avec diète sexuelle autant que possible.

L'analogie de ces accidents neurasthéniques avec les maladies de la moelle épinière frappe et inquiète surtout ces malades. Sans en connaître ni en faire la différence, le pressentiment de l'ataxie et la paralysie, qui suivent ces maladies, les tourmente sans cesse. Cette crainte poursuit surtout ceux qui ont abusé de la masturbation jusqu'à un âge avancé et, à la moindre douleur de reins ou de faiblesse des jambes, ils se désespèrent, sans considérer les symptômes les plus rassurants : pâleur, anémie, faiblesse générale, amaigrissement, gastrite ou dyspepsie, palpitations et autres signes de neurasthénie.

94. — Tel était l'état physique d'un valet de chambre de trente ans, petit et brun, marié depuis deux ans. Il ne pouvait avoir des rapports sexuels que tous les huit à dix jours avec éjaculation tardive et peu voluptueuse. Néanmoins, il en était si débilité que son travail, possible la veille, devenait difficile, impossible même le lendemain. Consultant son médecin ordinaire à ce sujet, sans autres détails ni sans que celui-ci s'en inquiétât, une neurasthénie fut diagnostiquée et traitée en conséquence avec toniques, douches, phosphure de zinc, régime fortifiant et repos, sans diète sexuelle. Mais cette prescription, suivie plusieurs mois, ne donna pas de résultat, la dyspepsie rendant l'alimentation, la digestion et l'assimilation incomplètes et, malgré un repos de trois mois à la campagne, ce malade ne se trouvait ni plus fort, ni plus viril à son retour qu'au départ.

Inquiet de cet état et soupçonnant qu'une cause secrète contribuait à sa faiblesse génitale et celle des jambes, il vint me confier que de huit à dix ans jusqu'à vingt-cinq, il s'était masturbé, debout et couché, environ cinq à six fois par jour à certaines périodes. Affaibli par ces pratiques et en étant rebuté, il fit une jeune conquête qu'il ne pouvait satisfaire tout en ne se rencontrant qu'une fois par semaine, sans pertes séminales dans l'intervalle. Ses parties molles, pendantes et relâchées, montraient que la cause principale et primitive de la neurasthénie était surtout génitale, ignorée du médecin, faute d'information. Il suffit en effet d'ajouter à la prescription un traitement tonique local et une grande réserve dans les rapports sexuels pour amener une prompte amélioration.

95. — Un noble Italien, à peu près du même âge et livré aussi isolément pendant de longues années à l'onanisme manuel, se plaignait surtout du défaut d'érection empêchant l'intromission. Né d'une mère aliénée et atteint d'un tic de la face et de mouvements choréiques de tout le corps, son extrême impressionnabilité nerveuse expliquait en partie ses nombreux échecs dans la prostitution. Vivant bien et ne travaillant pas, il n'était pas neurasthénique; c'était un simple affaiblissement génital. Un célèbre professeur de son pays lui avait surtout prescrit des moyens généraux, internes et externes, qui n'avaient guère produit d'effet. Comme il était pressé, j'y ajoutai des injections stimulantes anales à garder la nuit et des excitants topiques avec une maîtresse attitrée exclusivement. Il alla à Londres et en revint satisfait, après quelques semaines de ce traitement.

L'affaiblissement nerveux génital se distingue manifestement de l'impuissance, dans ces deux faits, comme d'ordinaire par des signes évidents de virilité : érection plus soutenue ici, mais moins fréquente que là; coït encore possible et imparfait à de rares intervalles chez l'un, à cause de la neurasthénie générale, tandis qu'il est impossible pour d'autres, malgré son action toute locale. Mais sans tenir compte de ces signes rassurants, ceux qui ont abusé de la masturbation pensent invariablement à une maladie de la moelle et ses redoutables conséquences, dès qu'ils éprouvent des accidents de ce côté. C'est une idée fixe qui les rend souvent hypocondriaques, rêveurs, tristes, et les empêche de se marier.

96. — Un jeune professeur de la Haute-Vienne, absorbé par ses études, s'est adonné à la masturbation au collège en s'y livrant de plus en plus avec rage jusqu'à vingt ans passés. Des troubles de l'estomac avec pertes séminales le font maigrir, pâlir avec faiblesse générale. Inquiet et troublé sur son état, il s'éclaire par la lecture de l'*Onanisme* et demande ce qu'il y a à faire, bien résolu à abandonner sa fatale habitude. Il guérit si bien qu'un an après, il obtenait sa licence avec emploi correspondant et pouvait se livrer régulièrement à des rapports sexuels sans aucun inconvénient.

Cet état persiste jusqu'à vingt-sept à vingt-huit ans; mais le célibat se prolongeant, il se relâche graduellement de remplir ses fonctions sexuelles, dont il éprouve de moins en moins le besoin. Il s'isole, devient triste et rêveur et se demande bientôt s'il est apte au mariage par la paresse de ses désirs, malgré de rares pollutions nocturnes le réveillant. L'appétit diminue, des palpitations surviennent, quand il s'est fatigué, énervé, et enfin il découvre, en se tâtant, des douleurs dans la colonne vertébrale paraissant être plutôt de simples douleurs de reins. C'est ainsi qu'il arrive à la fin de juillet dernier, âgé de trente-et-un ans, pour savoir s'il n'est pas menacé d'ataxie, de paralysie, résultant de son ancienne habitude.

Examen fait, je le rassure et lui démontre que son état moral vient surtout de son isolement, sa solitude. Allez vous distraire pendant vos vacances dans une station thermale, nourrissez-vous bien pour vous marier à votre retour.

La masturbation ne produit pas seule ces déplorables résultats; tout onanisme local, la succion même, les détermine, d'après l'exemple 110, aussi récent, d'un marié novice de 30 ans ne se doutant pas, par sa belle santé, d'une aussi triste mésaventure que l'impossibilité d'intromission, pouvant résulter de l'onanisme buccal, seul ou réciproque.

Les excès sexuels normaux conduisent aux mêmes desiderata du mariage, dont on ne comprend pas les effets quand on ne les ressent pas d'avance. D'où l'urgence d'en prévenir ceux qui s'y exposent.

*
* *

L'abus de la masturbation, par ses effets directs sur le cerveau, détermine parfois une altération ou perversion du sens génésique qui en change ou modifie le mode. Le frottement, plus ou moins violent du pénis, se change en un simple frôlement, en le roulant et le pressant sur la cuisse. Habitude machinale, exécutée sans désir ni volupté et amenant l'éjaculation, comme l'ont raconté les sujets des observations 118 et 136 des *Anomalies sexuelles* pour se défendre de la masturbation.

Ce fait n'est pas isolé. L'observation 58 précédente montre un continent pédéraste s'exonérant d'une manière analogue jusqu'à 40 ans environ. Sans action mécanique active et locale, ce procédé est l'indice de l'absence ou l'altération du sens génésique. L'éjaculation, en pareil cas, doit avoir lieu sous l'influence exclusive d'une imagination troublée, pervertie et surexcitée dont le cerveau fait tous les frais, comme dans le rêve. Elle s'opère ainsi passivement, sans érection notable, la turgescence suffit comme dans les pollutions nocturnes involontaires.

97. — Ce frôlement, très rare et peu soupçonné, m'était indiqué de nouveau tout récemment, par un grand garçon blond, maigre et élancé, portant lunettes, ingénieur sans emploi, âgé de trente-deux ans, se plaignant de troubles gastriques douloureux, avec diarrhée et constipation alternatives rapportées aux habitudes onanistiques suivantes.

Exempt de désirs et de besoins vénériens de dix-sept à dix-huit ans, il pratiqua la manuélisation en frottant et roulant sa verge sur la cuisse droite. Il la comprime ainsi plutôt sur le corps que sur le gland, privé de prépuce et dont la sensibilité est nulle. L'érection s'obtient alors avec éjaculation assez rapide, spasme voluptueux et sperme assez abondant, d'après les traces laissées sur le linge.

Né d'une mère très nerveuse, ce garçon est névropathe, triste et hypocondriaque. Deux de ses frères se sont déjà suicidés par dégoût de la vie et lui-même n'est pas éloigné de suivre leur exemple par le chagrin résultant de sa situation actuelle. Amené à s'adresser à la prostitution de vingt-et-un à vingt-deux ans, pour se guérir de sa mauvaise habitude, il n'a jamais pu obtenir un coït normal complet. Le premier acte en est régulier, mais le second n'a jamais pu s'accomplir; à force de prolonger le frottement, sans aucune issue, l'érection tombe sans péroraison. Chose plus étonnante, il ne s'ensuit aucune perte séminale consécutive, à moins de recourir à son procédé spécial de manuélisation.

Surexcité par cet échec de l'éjaculation, il ne tarda pas à renouveler son essai en prolongeant le coït avec toutes les excitations féminines pour le couronner de succès. Vains efforts, il n'obtint à la seconde fois qu'une blennorrhagie aigüe dès le lendemain.

— Dites plutôt uréthrite simple ou échauffement résultant de vos efforts par l'irritation directe du canal de l'urèthre.

— Nullement, l'écoulement était verdâtre, purulent, constaté par le médecin; il dura plusieurs semaines et ne tarit, après la période inflammatoire, qu'avec l'emploi des balsamiques et des astringents.

— C'était dès lors une contamination par la femme.

— Je ne sais; mais il est certain qu'en prenant mes précautions avec des femmes non suspectes, des maîtresses, les mêmes accidents se sont reproduits, deux fois avec priapisme intense, chaude-pisse cordée, dès que je me forçais pour obtenir l'éjaculation, sans qu'elle se soit jamais produite. Je compte ainsi six blennorrhagies successives depuis dix ans, sans avoir exercé plus de quinze à seize fois un coït fruste.

— N'étaient-ce pas des récidives?

— Non, ne l'ayant jamais recommencé qu'après plusieurs mois de guérison parfaite, en m'exonérant avec la main par mon procédé spécial dans l'intervalle.

C'était à n'y rien comprendre, à moins d'admettre le fait connu depuis et consigné dans le *Mal d'Amour*, page 79, d'une uréthrite papillomateuse déterminant un écoulement après chaque coït. Mais aucune anomalie apparente n'existait, sauf un peu de rougeur du méat, sans douleur à la pression ni en urinant. Dans l'impossibilité d'expliquer l'absence d'éjaculation et l'écoulement consécutif chez ce nerveux, je m'informai minutieusement comment s'exerçait la copulation. Voici sa réponse :

« Je connais depuis quelque temps une jeune ouvrière qui me plaît et veut bien m'accepter comme amant. Elle m'a paru si amoureuse dans ses paroles et ses caresses que j'ai remis et hésité à me livrer à des rapports intimes. Pour la première fois, je l'ai suivie, il y a trois jours, dans sa chambre où je suis resté deux à trois heures seulement dans une parfaite sécurité. Un seul coït a eu lieu, sans aucune issue comme d'habitude, et à la cuisson du canal et la rougeur du méat, je crains de voir un écoulement apparaître. Jugez-en. »

En rassurant ce malheureux, je lui prescrivis de continuer ses rapports normaux en toute assurance et sécurité, sans exonération artificielle. Une contracture spasmodique des canaux éjaculateurs peut seule expliquer cette copulation fruste pendant dix années consécutives et suivies de six uréthrites probables, résultant de l'irritation et la prolongation des frottements pour arriver à la conclusion. L'urination absolument normale et indolore dans l'intervalle excluant toute lésion locale subjective, il n'y a, pour rendre compte de ces phénomènes morbides, qu'à invoquer un cerveau surexcité, une imagination pervertie, troublée et des idées fixes, délirantes, suicides.

*
* *

La masturbation produit des effets presque identiques et invariables chez la femme, selon Beard qui en donne comme preuve les deux observations suivantes.

98. — Une dame de trente à quarante ans, d'un tempérament nerveux très marqué, anémique, présentait les symptômes neurasthéniques suivants, dont la cause était hautement reconnue : Pupilles dilatées, regard fixe, mictions fréquentes, vertiges surtout en lisant, avec asthénopie comme la cause probable, mal de tête comme chez l'homme. Accès de dépression mentale, crainte de l'isolement combinée avec celle de la mort. Douleur à l'occiput, sensibilité ovarienne et faible menstruation. (*Observation XLI*, p. 201.)

99. — Une demoiselle de quarante ans passés, très nerveuse comme toute sa famille, ayant présenté diverses affections de ce genre, s'était adonnée dès l'enfance à la manuélisation, surtout avec passion avant la puberté. Elle cessa ensuite passagèrement ; mais restée célibataire, elle reprit cette habitude à divers intervalles jusqu'à présent. Elle présenta ainsi successivement une grande sensibilité des yeux avec sentiment de plénitude de la tête, des craintes morbides, notamment d'être seule, avec mélancolie, illusions, anémie, insomnie. (*Observation XLII.*)

Effet de la différence d'âge, du climat, de la constitution ou du tempérament, quatre cas analogues, soumis à mon observation, ne présentaient rien de semblable, quoique la cause fût identique ; l'hystéricisme, la nymphomanie se manifestaient plutôt que la neurasthénie ou l'épuisement nerveux génital.

100. — Une très jolie fille de vingt-quatre ans, aux yeux papillotants, se présente, le 15 mai 1893, pour savoir si elle peut se marier. Née de parents très nerveux, le père s'étant suicidé, elle est restée orpheline très jeune. Recueillie par une vieille amie de sa famille, elle s'est livrée de bonne heure à la manuélisation solitaire sur le méat, continuée jusqu'ici sans en éprouver aucun accident. Menstruation normale et régulière, sans douleur ; seins minuscules, dissimulés par un corsage bouffant.

Nerveuse et isolée par la mort de sa bienfaitrice qui lui a laissé de l'aisance en mourant, elle est devenue fantasque dans sa liberté. Instruite et très recherchée, elle ne sait que faire en n'éprouvant aucune attraction, ni pour l'homme ni pour la femme. A deux reprises, elle a tenté de suivre l'exemple de son père, et craint que son habitude ne l'ait rendue indigne du mariage par la déformation de ses organes.

Je subordonnai ma réponse à un examen qu'elle refusa obstinément.

Un mois après, elle se plaignait d'envies fréquentes et douloureuses d'uriner, résultat d'une cystite provoquée par ses attouchements, sans autre accident neurasthénique que ses actes et son apparence hystériques. Mariée ensuite à un vieux médecin, elle ne pouvait supporter le coït.

101. — Une dame de trente-deux ans, grande et forte, éblouissante de beauté et de santé, par l'éclat des joues et ses yeux étincelants, gorge opulente, se présente d'une allure dégagée et le sourire aux lèvres, le 18 septembre 1891, pour s'éclairer sur la stérilité d'un second mariage contracté depuis deux ans. Mariée à seize ans avec un homme beaucoup plus âgé, elle en eut bientôt un fils unique dont la santé, chancelante jusqu'ici, est toute sa préoccupation. Le père, faible et délicat, tomba malade aussitôt après et mourut la cinquième année. Elle ne connut ainsi, dans cette première union, que l'aurore des voluptés et des plaisirs qu'elle en avait conçus, imaginés, rêvés, et pour lesquels elle l'avait conclue si jeune.

Douée d'un tempérament très ardent et lubrique, qui se rencontre également chez les deux sexes, elle s'était livrée tout enfant à la manuélisation. Placée dans un grand couvent religieux de Paris, elle ne tarda pas à entrer en intimité avec une amie ayant les mêmes goûts. La préparation à la première communion, en l'obligeant à se confesser de cette mauvaise habitude, l'y fit renoncer pendant deux ans. Mais le contact persistant avec son amie, leurs tendres baisers et leurs confidences réciproques, les firent retomber dans leur péché mignon, à l'époque de la puberté, par l'accroissement de l'excitation érotique en résultant. A la fréquence et la violence même de leurs caresses, elle comprit que leur manège ne pouvait continuer sans être découvert et devenir l'occasion d'un scandale. « Si forte que fût ma passion, dit-elle, je n'en perdais pas la raison. » Elle eut ainsi le courage de solliciter de sa mère, en lui en faisant habilement comprendre l'urgence, sa sortie de pension à quinze ans pour échapper à ce danger. De là son mariage un an après.

Cet épisode authentique fera peut-être rougir plus d'une de mes lectrices en se reconnaissant ; qu'elles en prennent du moins enseignement pour ne pas interner leurs filles, en les conservant près d'elles pour mieux les surveiller et les préserver de cette contagion érotique des gynécées.

Avec la résolution ferme et observée jusqu'ici de ne pas trahir la foi jurée, ni de déshonorer son nom et celui de son enfant, cette jeune et jolie veuve, qui, même pendant son mariage, avait dû réprimer secrètement la violence de ses sens, par l'emploi isolé de ses anciennes habitudes, dut encore les combattre de même, durant sa longue viduité. Elle eut cependant le courage de résister à tout autre moyen, ne voulant se remarier, d'après son expérience, qu'à un homme jeune et aimé. Elle le trouva dans l'un des commis de sa maison de commerce, avec tout le bonheur sensuel qu'elle avait rêvé. Dans toute l'acuité de son érotomanie, cette nymphomane dut plus d'une fois s'avouer vaincue et demander grâce. Tous les artifices susceptibles de provoquer l'érotisme ont été successivement essayés pour en jouir : seins, aisselles, et... bien d'autres !

Mais voilà !... les affaires sont les affaires ; elles exigent que le mari s'absente trois semaines par mois pour les réaliser. Que de souffrances encore pendant ces longues absences ! Au lieu de les calmer, la correspondance les excite. Elle a recours ainsi à ses anciennes habitudes dans l'intervalle, sans pouvoir y échapper. Extrêmement jalouse de son mari, elle n'a jamais conçu l'idée de le trahir. Victime honnête de l'ardeur de son tempérament, cette dame ne peut le calmer que par des bromures à petite dose, les bains tièdes exaltant sa nymphomanie. C'était là évidemment tout le secret de sa stérilité : de telles folies défont tout ce qu'amour peut faire.

102. — A la fin de 1891, une Anglaise de trente-huit ans, fiancée à un homme beaucoup plus jeune, dont elle était fort éprise, désirait savoir si, par l'âge, le rétrécissement ou l'endurcissement des parties génitales ne pouvaient être un obstacle à la consommation du mariage. La raison secrète de cette demande singulière était dans un catarrhe chronique de la gorge, du nez et des oreilles, dont elle souffrait l'hiver surtout, et même en été depuis de longues années, comme dans l'observation de la page 58 des *Anomalies sexuelles* qu'elle indiquait. « Considérez que tout chez moi se rapporte à ce cas, » disait-elle en post-scriptum. C'était avouer, sans le dire, que cette affection des muqueuses coïncidait avec l'habitude de la manuélisation fréquente depuis son enfance jusqu'alors. La menstruation était normale et régulière, mais des pertes blanches et un tympanisme douloureux suivait souvent ses pratiques onanistiques, manuelles et mécaniques. Nouvelle preuve éclatante du retentissement nerveux de la masturbation sur les sens de la voix, l'ouïe et l'odorat, confirmée par le succès, même en hiver, des fumigations de goudron et térébenthine avec inhalations d'eaux sulfureuses des Pyrénées, qui, avec le repos, amenèrent une amélioration très marquée en trois mois.

103. — Tourmentée de petits vers blancs à l'anus, s'étendant jusqu'aux parties génitales, une fillette de onze à douze ans fut conduite inconsciemment à y porter la main par la démangeaison qu'elle y éprouvait. Ces frottements locaux, en lui révélant des sensations érotiques, l'ont entraînée à la masturbation avec une telle intensité que la main ni le doigt ne suffisant plus à la satisfaire lors de la menstruation, elle se servit de son petit chien pour savourer ses lèchements. Elle avoua même avoir enfoncé son doigt dans le vagin assez profondément, peut-être pour dissimuler d'autres pratiques de la petite bête.

Toujours est-il qu'à dix-neuf ans, un mariage se présentant, elle s'aperçut avec effroi de déformations locales qui l'empêchèrent d'accepter, d'après ses lectures de *l'Onanisme*. Les petites lèvres étaient pendantes, flasques, noirâtres, ridées et l'hymen déchiré, quoiqu'elle eût cessé toute pratique depuis deux ans. Son anxiété fut extrême de se trouver ainsi. Et dans son désir de devenir épouse et mère, elle demandait avis sur ce qu'il convenait de faire. État moral calme et excellent, santé parfaite; l'unique crainte était de ne pouvoir se marier. Un traitement topique, en lui rendant cet espoir, a diminué sa souffrance morale et rétabli le cours de ses idées d'avenir.

Ces faits n'autorisent donc pas à admettre, comme exclusivement neurasthéniques, les troubles nerveux locaux, relatés par Beard chez la femme. L'hystérie y joue certainement le principal rôle. Charcot l'a démontré en France par des faits concluants. L'alliance de ces deux névroses se rencontre surtout à la suite de blessure ou traumatisme quelconque, même chez l'homme. De là leur similitude avec ceux constatés souvent chez les masturbateurs du côté de la prostate et du varicocèle. « Pathologiquement, dit-il, l'urèthre prostatique est l'analogue de l'utérus. Il est presque impossible à l'homme, atteint de neurasthénie généralisée, de ne pas éprouver à une époque quelconque des troubles du côté de la prostate, comme il s'en développe tôt ou tard, d'une manière primitive ou secondaire, du côté de la matrice ou des ovaires. » Il y a donc accord tacite en admettant l'élément hystérique, d'autant plus probable avec la masturbation qu'il peut y avoir lésion traumatique latente de part et d'autre.

Cette sensation de malaise, chaleur, souffrance, douleur, élancements ou écoulements chez l'homme, peut être sans gravité et même sans diagnostic possible, malgré le toucher anal. Il n'y a ni gonflement appréciable, ni douleur locale; souvent c'est une simple irritabilité, mais assez grave pour faire de l'homme un invalide, sinon un hypocondriaque, en s'en exagérant l'importance. C'est pourquoi tant d'hommes, ayant eu des affections vénériennes : écoulements chroniques, pertes séminales ou rétrécissements, vont se plaindre aux charlatans pour en être débarrassés, guéris. C'est une idée fixe chez eux qu'il y a là quelque chose de grave; ce qui les pousse à se soumettre à de dangereuses opérations, la cautérisation au nitrate d'argent du fond du canal de l'urèthre, en particulier, d'autant plus redoutable qu'elle s'applique surtout contre la spermatorrhée chronique. Or, il est démontré qu'elle dépend exclusivement parfois de l'irritation des vésicules séminales, ne pouvant être atteintes que par la voie opposée de l'anus, comme des guérisons le prouvent à *Spermatorrhée*.

De même chez la femme, le mal de la matrice ou des ovaires n'a souvent pas plus d'importance, sans grande congestion, ni déplacement, ni inflammation positive; mais assez d'hyperesthésie pour être une source constante d'irritation. La masturbation, dans les deux cas, étend également ainsi ses mauvais effets locaux ou généraux chez les deux sexes.

Frottement. -- Cette forme particulière d'onanisme, chez l'adulte surtout, est encore peu connue et presque inédite. Instruit par les exemples observés depuis la publication de l'*Onanisme*, seul et à deux, nous en avons décrit et étudié les divers procédés dans la nouvelle et récente édition de cet ouvrage, augmentée d'un nouveau chapitre sur ce sujet avec sept observations à l'appui.

Le frottement, il est vrai, est le mécanisme ordinaire de l'acte de la génération et de la plupart des procédés d'onanisme manuel, buccal, mécanique ou autres, c'est toujours du frottement, sinon parfois un simple frôlement, signalé page 310 avec les exemples à l'appui. Il n'en saurait être autrement. Mais la distinction de ses divers modes artificiels est justifiée par les dangers spéciaux qu'ils entraînent, comme je l'ai montré pour chacun en particulier. La succion, par exemple, paraissant la moins nuisible et malfaisante, est, au contraire, si dangereuse que, pratiquée exclusivement avant le mariage, elle a rendu le coït normal absolument impossible ensuite dans le mariage, comme l'observation 110 en est la démonstration. Il en est de même du frottement vulvaire, d'après l'observation 109. La sensibilité locale du gland peut être si émoussée par ces pratiques que le trouble du cerveau et du sentiment érotique aidant, l'érection ne peut se soutenir et tombe avant la conclusion de l'acte, comme dans l'observation 67 précitée, tandis qu'elle a lieu artificiellement.

Ce frottement réagit donc sur le système nerveux comme la masturbation, et peut ainsi en produire de même l'épuisement, surtout quand il y succède. De jeunes pubères, timides et craintifs, sinon casernés dans la plus étroite claustration par leur famille, y recourent par un procédé spécial. Couchés, ils se retournent à plat ventre sur leur drap ou leur chemise et se frottent le pénis, par un mouvement simulant l'acte naturel, jusqu'à provoquer l'émission du sperme. C'est un coït fruste et isolé. Honteux d'eux-mêmes, des masturbateurs, connaissant le procédé naturel, s'en corrigent ainsi en donnant la préférence à ce stratagème comme plus naturel et moins malfaisant que la main. Il est aussi adopté par les adolescents ou les adultes, comme une imitation du procédé normal, en ne voulant ou ne pouvant s'y livrer. Il en est même qui s'y tiennent jusqu'à leur mariage, comme le moyen le plus sûr d'éviter des maladies vénériennes et la prostitution. C'est aussi pour quelques religieux un moyen de garder la..... continence, en se jetant sur le plancher ou la terre de leur cellule lorsqu'ils n'y peuvent plus tenir. Ressource suprême pour les anaphrodites incapables d'exercer le coït et ayant abusé de la masturbation.

Ce procédé d'onanisme, plus fréquent qu'il ne semble, d'après les nombreux cas observés depuis une douzaine d'années, s'il a l'avantage, en exigeant la position couchée sur le ventre, de ne pouvoir être aussi facilement employé qu'avec la main, debout ou assis, est-il réellement moins préjudiciable ? Cette idée, plausible en apparence, est contredite par les faits, quand cette habitude, au lieu d'être un moyen d'exonération chaste, devant un besoin gênant, pressant, pratiqué à intervalles éloignés — comme dans le cas de ce religieux, relaté page 320 du *Célibat et Célibataires* — détermine une sorte de priapisme obligeant d'y recourir tous les jours, sinon soir et matin. Il a alors tous les dangers de la masturbation, sauf de rares exceptions, dont les exemples 130, 131 et suivants témoignent, en étant resté sans effets appréciables sur la constitution ni la santé, mais avec un retentissement très marqué sur le sens érotique et les désirs vénériens. Il éloigne ainsi de la femme et rend indifférent, sinon impropre au mariage, d'après ces observations. Le sujet de l'observation 130 l'employait alternativement avec le coït, sans plus ni moins de choix. Un Champenois de vingt-neuf ans, fort et trapu, vient ainsi me demander, en écrivant ces lignes, s'il est apte au mariage où ses parents le poussent. Il s'est essayé avec succès au coït dans son village avant son service militaire ; mais, dégoûté par les sales prostituées qui s'offraient alors, il préféra le frottement et s'y adonna exclusivement, sans masturbation antérieure, jusqu'à vingt-huit ans. Devenu voyageur de commerce, les femmes ne l'ont pas attiré davantage, quoiqu'il les aime, et tout en ayant délaissé le frottement par les malaises qu'il en éprouvait depuis un an, il n'a que de très rares érections spontanées et encore moins de pollutions, les femmes ne lui faisant aucun effet. Il n'en est nullement influencé et ne les recherche pas, quoique normalement conformé, malgré une érection presque constante.

D'où l'analogie existant entre ces frotteurs et les anaphrodites, en ne se sentant guère non plus portés vers l'autre sexe, sinon platoniquement ; soit qu'ils aient éprouvé des échecs répétés, soit qu'ils sentent qu'ils ne peuvent y recourir, au besoin, avec succès. Incapables de se livrer à la copulation, qu'ils le sachent ou non, ils n'en ont pas moins des besoins génitaux à satisfaire. Dégoûtés de la masturbation, faisant horreur à un certain âge, ils sont conduits à ce moyen d'exonération hygiénique, comme le confirment les observations relatées à l'*Anaphrodisie*. Aussi ce procédé était-il désigné en riant par le Canadien sous le nom pittoresque de *danse du ventre* qu'il venait de voir à l'Exposition universelle.

Ce frottement passif, relativement à celui de la main, n'a donc pas l'immunité qu'on lui attribue et qui y fait recourir de préférence par les adolescents et les pubères. En les obligeant à provoquer dans leur cerveau toute l'excitation indispensable à la conclusion par des idées lubriques, des visions ou des images érotiques, ils surexcitent la pensée et l'imagination. De là sa prolongation et ses effets directs et immédiats sur l'encéphale et tout le système nerveux. Il entraîne ainsi, à la longue, la plupart des accidents de la masturbation. Leur seule différence est d'être plus tardifs, éloignés, après la puberté. D'où l'urgence de convaincre de sa nocuité par des faits montrant la nature et la source de ces accidents. En voici un exemple type :

104. — « Je suis un masturbateur passionné, et depuis l'âge de quinze ans, je n'ai cessé de m'exciter. A dix-sept ans, je compris toute la honte de cette habitude et, après bien des efforts, je parvins à cesser; mais en revanche, je me frotte sur les draps. Le soir, avant de m'endormir, j'ai des visions obscènes, ma trop grande imagination me représente tout ce que je veux, puis je commence à me frotter, mouvement tout naturel chez moi, tant je l'ai pratiqué.

« Néanmoins, pendant son service militaire, en entrant avec ses camarades dans des maisons publiques, il put à trois reprises coïter naturellement. Il reprit son habitude ensuite, d'autant plus que, devenu domestique, il ne peut sortir de six heures du matin à dix heures du soir toute la semaine et n'est libre le dimanche que de deux à six heures après midi. Telle est sa consigne rigoureuse à vingt-trois ans et demi. Il se livre si souvent à ce frottement, écrit-il, qu'il en est éreinté et complètement démoralisé. « *Je ressens sur la nuque une douleur comme une pierre lourde et froide*, surtout après le frottement. Moi, autrefois si gai et insouciant, si heureux de vivre, j'ai des idées noires et suis dégoûté de moi-même. Je ne suis qu'un cadavre vivant, je ne vis pas et cependant je n'ai pas la force de mourir! »

L'action sur le cerveau est ici manifeste par la douleur fixe de la nuque, ressemblant à la céphalée neurasthénique, avec idées noires, désespoir, perte de résistance, de volonté et d'énergie. Grâce à une bonne nourriture, l'état physique était assez satisfaisant, mais le moral était si profondément atteint, affaibli et épuisé, qu'il ne pouvait réagir contre son entraînement passif à se frotter. Il éprouvait et raisonnait bien le mal qu'il se faisait, aucune hérédité psychique n'existant dans sa famille ; mais il prétendait ne pouvoir s'y soustraire une fois couché, sans un remède à cet effet.

105. — De même du licencié en droit de vingt-quatre ans, adonné depuis l'âge de treize à ce frottement et s'y livrant avec excès après la puberté, au point d'en porter le stigmate local sur le pénis, relaté page 383 de l'*Onanisme par frottement*, nouvelle édition. Ses études en furent très affaiblies et difficiles, n'ayant jamais quitté sa mère aussi nerveuse. Sa myopie en avait été graduellement aggravée par une conjonctivite intense avec spasme de la paupière droite surtout. La vue en est altérée et gravement troublée. Migraines et maux de tête fréquents l'empêchant de jouir du théâtre et des réunions de société. Insensible à la vue des femmes, il n'en a jamais essayé. C'est donc là une sorte d'anaphrodisie nerveuse, à ajouter au compte de ce frottement spécial. D'où l'isolement et l'état nerveux dont souffrait ce garçon en lui rendant la vie insupportable.

Cette anaphrodisie n'était pas aussi probable chez le sujet de l'observation 104, esclave de son habitude. Connaissant le coït, il n'avait qu'à s'y livrer pour s'en débarrasser et guérir de ses souffrances, comme je lui avais verbalement indiqué. Et c'est huit jours après qu'il demandait un remède pour s'y soustraire !

106. — Une anaphrodisie analogue semblait exister aussi chez un grand et bel étudiant arménien, de vingt-deux ans. En proie à des troubles nerveux de l'estomac l'obligeant à un régime lacté et sévère, depuis plusieurs mois, avec paresse de l'intelligence et du travail, il venait demander si la continence qu'il observait n'en était pas la cause. Étonné et surpris de cette déclaration par ce garçon brun, déluré et venant d'Orient surtout, je demande comment il pourvoit aux besoins impérieux qu'il doit éprouver.

— Par le frottement sur mon lit, quand ils m'empêchent de travailler ou de dormir.

— Depuis quel âge employez-vous ce procédé ?

— Dès mon enfance, avec excès à la puberté, et seulement quand j'en éprouve un pressant besoin depuis quelques années. Je croyais m'exonérer ainsi jusqu'à mon mariage, afin d'éviter sûrement les maladies vénériennes.

— Vos accidents nerveux sont certainement dus à votre exonération artificielle qui ne saurait jamais remplacer les rapports naturels. Pour éviter les accidents vénériens, vous vous exposez à en faire naître de bien plus graves et je vous conseille de suivre l'exemple de vos camarades, en vous nourrissant plus toniquement et en partageant leurs amusements, leurs plaisirs et leurs jeux. Vous travaillerez ainsi avec plus d'efficacité et vous dormirez mieux.

107. — Tel était encore un Suisse de trente-trois ans, n'ayant jamais dansé et resté continent jusqu'à cet âge, quoique aimant les femmes... platoniquement sans doute. Après l'onanisme par frottement des cuisses à l'école, il a continué en se renversant sur son lit avec un oreiller ou un traversin entre les jambes. Employé très modérément, deux à trois fois par mois, ce procédé n'a jamais produit d'autres accidents que de rares pertes séminales nocturnes dans l'intervalle. Testicules gros et durs, le gauche pendant très bas et tirant sur le cordon avec douleur.

L'aptitude au mariage, en pareil cas, est toujours douteuse. Aussi ai-je prescrit à ce frotteur, avant de s'y engager, l'usage d'un suspensoir, des douches et l'apprentissage de la femme. Il parait en effet, d'après les exemples précédents, que ce procédé, par son influence directe sur le cerveau, agit parfois localement sur le sens érotique en particulier en le paralysant. L'anaphrodisie, rendue probable dans les cas précédents, est confirmée par l'impuissance conjugale dans celui-ci.

108. — Un jeune avocat, durant une enfance maladive, contracta de bonne heure l'habitude de se frotter le pénis sur ses draps. L'éjaculation étant survenue de douze à treize ans, il s'y livrait avec excès et jusqu'à deux à trois fois par nuit, sans jamais se servir de la main.

Il fit néanmoins ses études avec succès, passa son baccalauréat et devint étudiant en droit à Paris. Son service militaire eut lieu ensuite dans la cavalerie, sans cesser son habitude enfantine ni voir de femmes, dont il n'avait guère l'idée ni le goût, à défaut du besoin.

De retour à la maison paternelle, il passe sa licence et devient aussitôt orphelin. Cet évènement amène une cousine à la maison qui y rend de grands services. Elle a deux ans de plus que lui. Ils sont comme frère et sœur. Il s'y attache par reconnaissance, et son héritage lui donnant de l'aisance, il se marie avec elle à vingt-deux ans.

La défloration est impossible durant plusieurs mois, et quand elle a lieu, ne trouvant pas dans le vagin une sensation aussi vive que sur ses draps, il ne peut éjaculer et l'érection tombant, il se retire après trois minutes environ. Trois coïts frustes ont ainsi lieu la première année, sans que la jeune femme s'en blesse ni s'en étonne, à cause de la faiblesse maladive de son mari. Blond, mince, pâle et élancé avec l'air efféminé, il se porte bien néanmoins. Il n'obtient l'éjaculation qu'en rêve ou en se frottant sur ses draps. Ses rapprochements n'ont lieu que le matin par la turgescence spontanée du pénis, tandis qu'il s'endort en se couchant, quoique sans fatigue. Aucun vice de conformation n'existant sur les organes génitaux, sauf une coloration bleuâtre très marquée du gland, on ne peut donc attribuer la sensibilité émoussée de cet organe et sa torpidité qu'à l'habitude de son frottement artificiel et mécanique. Cause d'impuissance nouvelle et non signalée jusqu'ici, augmentée par l'anaphrodisie manifeste de ce jeune homme.

109. — Le *frottement vulvaire* prolongé, *sans intromission*, a produit échecs et faillites répétés chez un grand garçon, fort et vigoureux, de vingt-neuf ans, constructeur de bâtiments. Livré de bonne heure à la prostitution, il contracta la syphilis à vingt-deux ans. Traité par le médecin de sa famille pendant deux ans en gardant la continence, il fut déclaré guéri et reprit bientôt ses anciennes habitudes, en allant tous les huit jours voir les filles, sans aucun accident, lorsqu'un mariage à sa convenance lui fut proposé. Ne pouvant rester continent pendant les pourparlers, il fut étonné d'une première faiblesse d'érection et surtout d'une seconde plus marquée. Effrayé de ce contretemps, il vint demander s'il pouvait se marier sans crainte. Réponse affirmative, ne trouvant d'autre cause pour expliquer ces échecs que sa crainte continuelle d'une récidive de sa syphilis, encore augmentée à la veille de son mariage.

Quinze jours après, il m'annonçait que, marié depuis deux jours, il n'avait pu consommer son union et sollicitait un aphrodisiaque *sûr* pour la troisième nuit. Aux détails demandés, il répondit n'avoir pu pénétrer faute d'érection suffisante et qu'il avait éjaculé, *selon son habitude*, en se frottant sur la vulve. De plus en plus surpris, j'appris que depuis sa syphilis, soit sept ans environ, il n'avait jamais procédé autrement par précaution, pour n'en pas contracter une nouvelle. Je lui reprochai, à mon tour, de ne pas m'avoir révélé plus tôt cette stupide précaution, cause certaine de ses échecs, en lui indiquant de procéder au grand jour et à découvert au besoin pour réussir.

Ces échecs plus ou moins prolongés ne doivent pas être considérés comme de l'impuissance, puisqu'il y a simultanément érection et éjaculation spontanée. C'est plutôt une névrose par émotivité et faiblesse nerveuse et le défaut d'érotisme par la mauvaise habitude contractée. Les anaphrodisiaques ne conviennent donc pas, en pareil cas, et les toniques stimulants, les dragées d'ergotine, les douches et même quelques bains de vapeur sont mieux indiqués.

110. — Un cas analogue s'est présenté, en écrivant ces lignes, chez un châtelain de trente ans, sans profession, brun, calme, placide, et d'une santé parfaite. Marié depuis dix mois à une jeune femme de vingt-et-un ans, il se trouve impuissant, malgré des érections rapides immédiates dans leurs caresses amoureuses nuit et jour. Mais elles tombent dès l'essai d'intromission, par la rétraction du pénis, et l'éjaculation presque insensible a constamment lieu *extra vas*. Sa femme lui en a fait l'observation et depuis, au lieu de renouveler ses approches deux à trois fois par semaine, elles n'ont plus lieu que tous les quinze jours par l'atonie, la confusion et la honte en résultant.

A défaut de masturbation, d'alcoolisme, de tabagisme, quelle pouvait être la cause de cette singulière impuissance? La crainte des maladies vénériennes avait entraîné ce jeune homme, depuis dix-huit ans, à s'en tenir exclusivement, avec les filles publiques, à l'onanisme manuel et succion réciproque. Jamais d'autre rapport ni maîtresse; le coït lui était inconnu en se mariant. C'était donc de l'onanisme à deux, analogue au précédent de l'abus intersexuel. Cette histoire récente est relatée en détail à l'Onanisme buccal, page 474 de la nouvelle édition de *l'Onanisme, seul et à deux, sous toutes ses formes.*

Tout onanisme, quelle qu'en soit la forme, dès qu'il se prolonge, est susceptible d'amener un effet analogue. Il suffit que l'organe copulateur soit détourné, dévié de son rôle actif, son fonctionnement normal et régulier, pour ne plus être impressionné physiologiquement. Sa texture délicate n'en reçoit jamais un influx nerveux aussi vif et profond; la sensibilité exquise du gland en est affaiblie, atténuée, émoussée graduellement par l'acte artificiel et ne réagit plus dès lors sur le sens érotique du cerveau. Mis en contact naturel et immédiat avec la femme, l'organe en est à peine impressionné, surtout chez les ignorants, ne sachant guère comment s'y prendre. De là une chute rapide de l'érection sous cette influence purement vitale, le pénis étant habitué à une action mécanique, volontaire, violente même. D'où le défaut, l'impossibilité de l'intromission et une éjaculation passive, à peine sensible, sans jouissance ni volupté.

∴

Un mode de frottement m'a été révélé par un employé, adonné très jeune à la masturbation solitaire, quoique amputé de la main droite à cinq ans. Il en éprouvait de si graves accidents nerveux de dix-sept à dix-huit ans, que las, fatigué, énervé, il imagina de se renverser sur le ventre et, en fermant la main gauche à demi, d'y introduire le pénis. Il lui suffit alors d'imiter le coït par un mouvement de va-et-vient du bassin pour provoquer l'érection et l'éjaculation. Ce procédé lui sembla plus naturel et moins malfaisant.

« La main n'agit plus, dit-il, c'est tout le corps; c'est le coït figuré et non plus la masturbation; j'éprouve ainsi plus de jouissance et cela me fait moins de mal. » Une détente heureuse s'ensuivit bientôt, et, devenant plus hardi et résolu, il alla s'essayer avec l'autre sexe et réussit. « Depuis ma dernière lettre, écrivait-il le 27 juillet 1890, j'ai goûté les douceurs du coït, ce qui m'a donné un réel dégoût de la masturbation. J'en suis totalement guéri et ne crains plus de rechutes. Je vous en remercie infiniment. »

Ce n'est là évidemment que l'un des nombreux moyens suggérés par l'érotisme en délire. Qui ne connaît les divers procédés de frottement artificiel employés entre les deux sexes pour prolonger leurs plaisirs. L'onanisme mammaire en est le plus connu jusqu'à celui de l'aisselle qui l'est beaucoup moins. Il y a même celui de l'oreille! Le clitorisme n'est qu'un frottement des parties génitales chez les femmes, de même que les pédérastes entre eux se frottent à nu, *à poil*, comme ils le disent, pour en ressentir toute l'action aphrodisiaque. Le bonheur suprême de certains sodomistes passifs, après avoir éprouvé la jouissance de leur acolyte, est de se frotter ensuite le pénis à nu sur son ventre. Ils obtiennent rapidement ainsi une éjaculation très voluptueuse, tant ce contact des poils allume l'érotisme, d'après ces frôleurs et frotteurs. Un intendant de maison et surtout l'artiste coiffeur de dames, dont il sera question plus loin, m'ont renseigné sur ce procédé spécial. C'est d'après ces faits authentiques, et d'autres analogues, que la pédérastie se trouve positivement séparée de la sodomie dans les *Anomalies sexuelles,* page 440.

Tous ces procédés artificiels, dérivés du coït, ont pour effet commun, par leur durée, leur prolongation pour la conclusion de l'acte, de surexciter le système nerveux et de l'affaiblir surtout localement. Leur action débilitante paraît plutôt locale que générale par le trouble et la perversion du mécanisme naturel des organes génitaux. D'où l'impuissance qui s'en est suivie. Mais ils n'ont pas encore l'influence mécanique si redoutable de la main à tout ce qu'elle touche, comme on l'a vu.

A en juger cependant par l'allongement du prépuce et sa déformation, constatés chez l'enfant qui se frotte le pénis entre les cuisses en se croisant les jambes, pour ne pas éveiller l'attention, on se demande si le frottement sur un lit dur et garni de grosse toile rude n'agit pas aussi à la longue à le découvrir plus en avant qu'en arrière. Cette malformation existait chez le garçon de l'observation 105 ci-dessus, se croyant ainsi atteint de phimosis. A l'examen, le gland, quoique découvert sur un diamètre d'un centimètre, ne montrait aucune ouverture; le méat urinaire restait caché par la partie postérieure. Il fallait tirer sur le frein pour le découvrir. Aucune autre anomalie n'expliquait celle-ci que l'auteur disait simplement congénitale.

C'est ordinairement de dix-huit à vingt ans que, sous l'influence déprimante de son vice, l'onaniste invétéré, même seul et sans excès, honteux de lui-même, timide et froid, insensible devant l'autre sexe, devient triste en s'apercevant du gouffre béant qui s'ouvre devant lui. Il demande alors, avec découragement et naïveté, le remède pouvant le débarrasser de son habitude. (Voir les observations qui suivent.) Ne devrait-il pas comprendre, à cet âge, que la femme seule, dont le besoin est si exigeant, en est le spécifique? Il n'a donc qu'à la chercher et s'y attacher. Agir autrement, c'est reconnaître son indifférence pour elle et confesser le peu d'attrait qu'elle a pour lui, le défaut d'impression de sa compagnie et sa vue sur ses sens.

La paresse morale est encore son plus grand ennemi, ce qu'il ignore généralement. Un Bordelais de vingt-sept ans, fort et robuste, mais simple et indécis, écrivait ainsi le 29 mars 1890 : « Ma pensée dominante est toujours d'attendre encore quelques jours pour être plus fort et sûr de moi. Puis, je retombe de nouveau et il n'est guère de semaine que je ne me laisse entraîner par cette fatale habitude. »

De même des frotteurs. Que leur habitude soit primitive ou secondaire, ils y reviennent dès que leurs autres modes d'exonération à deux leur font défaut. La pensée fixe de ce beau gentleman anglais était de se frotter le pénis sur le ventre d'un homme obèse à l'aspect sensuel. « *Obese sensual looking man.* » Il n'en pouvait apercevoir un, sans le poursuivre du regard. (Observation 228 des *Anomalies sexuelles.*) Cette aberration étrange et rare des hommes gros, obèses, au ventre proéminent, pour satisfaire leurs passions bestiales, n'est pas spéciale aux pédérastes. Elle équivaut à celle des hommes exclusivement impressionnés par les femmes potelées, grasses, aux formes opulentes, et est l'analogue du frottement des femmes entre elles ou saphisme.

Le goût exclusif de ce frottement sur le ventre de leur acolyte est assez commun parmi les pédérastes. Un jeune coiffeur de dames en ville, dans une grande maison, m'a révélé que, comme l'Anglais, il n'aimait l'homme que pour cela. Il ne souffrait toute autre caresse ou manœuvre qu'à cette condition. D'épouvantables aventures de chantage lui en étaient arrivées. Un autre ayant découvert le plaisir du frottement dans son enfance, en montant à l'arbre, avait conservé ce goût spécial pour l'homme. Sodomiste passif, il n'était actif que de cette manière et ne pouvait l'être autrement. Et, fait remarquable, ces jeunes gens, loin d'être mal équilibrés ni fous, s'étaient distingués chacun dans sa profession par une grande habileté. C'était chez eux une étrangeté exclusive du sens érotique ou une perversion du centre génital.

Le mécanisme volontaire de ces deux formes d'onanisme, manuel et par frottement, peut n'être qu'un simple effet physique et tout local, lorsqu'il est provoqué par l'âge et le besoin érotique. S'il est seulement passager, il n'influe guère sur le système nerveux local et son retentissement sur le cerveau est plutôt calmant qu'excitant. Il est alors sans danger ni gravité, en ne se prolongeant pas. Ce n'est vraiment rien alors et il n'y a pas à en tenir compte.

Mais c'est tout le contraire en débutant dans l'enfance et l'adolescence. Déterminé exclusivement alors par l'exemple, le vice ou l'imagination, des idées lubriques précoces, le cerveau en est principalement impressionné, perturbé, troublé, et tout le système nerveux affaibli, localement surtout, et secondairement tous les autres organes. De là des fièvres cérébrales, par la congestion sans cesse renouvelée du cerveau, des méningites, la chorée, l'épilepsie et autres maladies nerveuses. Des sentiments spéciaux surviennent chez les adolescents qui les astreignent et les soumettent impérieusement, malgré eux, à des actes auxquels ils ne sont pas libres de résister.

De simples masturbateurs ou frotteurs dans l'enfance et l'adolescence sont ainsi entraînés, par le trouble de l'esprit résultant de leur fatale habitude et la surexcitation du centre génital, à se laisser aller consécutivement à toutes les perversions qui leur sont enseignées par de plus corrompus. A la masturbation simple, succède la réciproque, puis les baisers. Ce que l'un ne connait pas, l'autre l'enseigne ou le demande. La succion et jusqu'à la sodomie parfois en résultent, sans que ces aberrations sexuelles soient innées. Elles sont subies passivement. La preuve en est dans l'observation de ces jeunes gens revenant, aussitôt qu'ils le peuvent, aux rapports normaux, désabusés, énervés et surtout dégoûtés des autres. Ils ne les avouent souvent qu'aux mauvais effets qu'ils en éprouvent, et si le médecin insiste sur les détails écrits; autrement, ils se bornent à cette formule générale : « Docteur, j'ai fait tout ce qu'il est possible. » Et cela dit, souvent même accepté faute de temps et afin de ne pas prolonger la consultation, le médecin ne sait rien au juste de ce qui détermine l'impuissance invoquée : ce sont des excès et tout est dit, en ignorant leur nature précise, comme dans l'exemple suivant.

111. — Un ingénieur français de la marine, âgé de trente ans, écrit de Constantinople, le 26 juillet 1890, que sans avoir eu jamais rien que des fièvres intermittentes contractées au Sénégal, il éprouvait de la faiblesse génitale avec sa maîtresse. Séparé d'elle pendant un mois de voyage sur la Méditerranée, sans pollutions nocturnes, malgré des rêves lascifs, il n'a plus, six à huit jours après son retour, que des érections molles, sans éjaculation, alors que durant son voyage, aller et retour, ses érections spontanées sont très fortes, malgré une ou deux relâches, très viriles, durant sa traversée.

A la demande de détails et de renseignements précis, voici l'analyse de la réponse en six pages, grand in-folio :

Bonne constitution, force musculaire au-dessus de la moyenne, tempérament lymphatique, très impressionnable, enclin à la jalousie, corps et organes génitaux bien développés. Nature très précoce. De douze à treize ans, masturbation inconsciente, provoquée par la société des petites filles, et l'année suivante entre camarades à l'école avec grands excès. Apprenti à l'Arsenal à quinze ans, le frôlement de l'étau provoquait l'érection et la masturbation solitaire plusieurs fois la semaine. Le dimanche, de seize à dix-sept ans, le contact des robes de soie des filles déterminait aussi l'érection, sans pollution ni coït, malgré l'occasion, par ignorance et timidité. Étudiant ses examens, il continue à se masturber jusqu'à en perdre la mémoire. Rencontrant un sodomiste qui l'excita dans l'atelier, il le sodomisait deux à trois fois par semaine durant trois mois. Prenant ensuite des croquis à bord de navires désarmés, le gardien l'invita à le suivre pour le sucer et le payer. Il se soumit ainsi passivement à la succion, une fois par semaine pendant deux mois, avec une telle jouissance, dit-il, qu'il en maigrit avec douleurs de poitrine; ce qui le fit renoncer à toutes ces pratiques dégoûtantes.

Engagé à dix-huit ans, il entra dans une maison publique avec succès. Mais n'ayant pas d'argent, il continua à se masturber pendant ses cinq ans, *lorsqu'il en trouvait l'occasion*, sans voir beaucoup de femmes. Néanmoins, il contractait une blennorrhagie à Constantinople en 1879 et un chancre en 1880, suivi de plaques muqueuses dans la bouche. Des cautérisations avec traitement mercuriel et ioduré mirent bientôt fin aux accidents.

Parti au Sénégal à vingt-cinq ans, il faillit y mourir et, après neuf mois de séjour, il fut rapatrié dans sa famille à la campagne, où il resta neuf mois au milieu des villageoises sans le moindre désir érotique, soit par faiblesse, crainte ou influence de la syphilis; mais, suivant son habitude, il se masturbait au besoin.

Reprenant de vingt-sept à trente ans ses voyages mensuels, des excès de coït sont commis durant ses escales, ne passant ordinairement qu'une nuit dehors. Un léger écoulement avec fortes douleurs à l'éjaculation apparut ainsi en 1889 venant de la prostate, d'après le docteur. Des injections le firent disparaître bientôt.

Actuellement, tout en entrant facilement en érection à son arrivée, il reste bientôt bredouille. Des caresses prolongées réciproques sont indispensables, mais sans éjaculation au premier coït. Il accuse des maux de tête au front presque continus avec défaut de mémoire et souvent des douleurs de reins. Le travail intellectuel est pénible, impossible même parfois, malgré un régime tonique et stimulant : quinquina avant le repas, poisson et œufs tous les jours, coquillages, viandes saignantes, beefsteaks ou côtelettes, thon, ail, oignon, anchois, olives, piments, vin coupé d'eau ferrugineuse, pas d'alcool ni tabac. Et malgré cela, et une continence d'un mois, la virilité diminue au retour!

Tel est ce qu'on appelle tacitement *tout le possible*. Comment l'imaginer, sans une description exacte des excès commis? L'impuissance anticipée, par épuisement nerveux du centre génital, est ainsi manifeste dans ce fait, comme l'effet direct des divers abus et excès et les symptômes neurasthéniques signalés. Un exercice très mesuré, régulier et normal de la fonction sexuelle est alors la condition expresse d'entretenir et conserver cette virilité très atténuée, malgré la jeunesse, sauf à la perdre complètement à bref délai si l'on enfreint l'ordonnance.

Sans ces rapports honteux entre hommes, qui ne s'avouent guère, beaucoup de jeunes gens sont dans le même cas. Pour avoir lieu entre les deux sexes, les mêmes abus n'en sont pas moins dangereux et malfaisants. Après les excès du coït normal, n'y a-t-il pas aussi ses abus, et des fraudes de tout genre et les mêmes pratiques n'ont-elles pas lieu entre eux? Coïts artificiels ici ou là, embûches et obstacles de tout genre contre la génération par restriction, réticences, suspension, succion réciproque dans le mariage comme dans le célibat, sont aussi susceptibles d'entraîner l'affaiblissement et l'épuisement nerveux chez l'homme. Toutes ces pratiques onanistiques troublent, épuisent et ruinent le système nerveux bien plus que l'acte naturel, préjudiciable seulement par ses excès relatifs aux forces et à l'excitation de ceux qui les commettent. Il faut donc aussi en demander et exiger l'explication pour en connaître et distinguer les effets sur le cerveau ou la moelle, à moins de confondre l'impuissance physique avec l'anaphrodisie et traiter empiriquement les malades.

Il serait hors de propos de s'étendre ici sur les dangereux effets de ces fraudes intersexuelles, même dans le mariage. Les observations 135 et 166 des *Anomalies sexuelles* en sont le tableau vivant. Il suffit de les consulter pour que ceux qui s'y adonnent, hommes et femmes, sachent à quoi s'en tenir.

Pertes séminales, Pollutions, Spermatorrhée. — L'émission du sperme étant plus ou moins excitée, irritée, provoquée artificiellement, cette fonction continue presque fatalement ensuite à se produire passivement à la moindre idée ou sentiment érotique. Les pertes séminales involontaires succèdent ainsi presque invariablement à la masturbation, comme les observations précédentes en déposent. De là aussi l'éjaculation hâtive et prématurée dans les rapports normaux, chez les anciens masturbateurs. Ces pertes doivent donc être signalées ici, comme cause et effet de l'affaiblissement nerveux génital et de la neurasthénie sexuelle coïncidente.

Il faut en exclure d'abord les pollutions actives, produites pendant le sommeil sous l'influence de la puberté, la nubilité, la sécrétion normale de ce fluide vital et l'excitation érotique, le prurit sexuel en résultant. Elles sont plutôt un signe de santé que de maladie et, en se produisant normalement à de rares intervalles, il n'y a à s'en préoccuper que pour obéir à dame Nature et les remplacer par l'acte naturel pour en prévenir l'apparition.

Tout autres sont celles qui s'effectuent passivement sans grande sensation, la nuit comme le jour, sous l'influence de la moindre excitation par le désir, l'idée ou la vue. L'onanisme ou les excès, les abus vénériens en sont les causes ordinaires, surtout chez les adolescents lymphatiques, faibles et nerveux. Les plus forts et robustes y sont moins exposés par leur résistance organique, sans en être absolument exempts. Sous l'influence de pensées, de rêves ou de cauchemars lubriques durant le sommeil, le sens érotique du cerveau, surexcité par les manœuvres précédentes, en retentissant sur les organes sexuels, affaiblis et surmenés, provoque spontanément cette émission, avec ou sans érection. On les voit alors pâlir, maigrir, et leur taille s'élancer subitement. C'est le signe révélateur et significatif de leur habitude cachée. Elle se constate sûrement à l'examen par leur scrotum relâché, pendant, au pénis mou, turgescent, très développé dans l'érection avec un gland proéminent.

Enclins à se masturber plus tard par l'éclosion de leurs désirs, leurs conversations et des érections spontanées, les adolescents, en s'y livrant avec plus de fréquence et de passion par le plaisir et le succès qu'ils en éprouvent, sont exposés aux mêmes accidents, encore plus graves et rapides. Ces pertes provoquées sont d'autant plus dangereuses et redoutables que, la masturbation cessée, il reste la continence, incompatible avec la fonction génitale éveillée, ou en lui donnant carte blanche par des rapports sexuels excessifs. Tout contribue donc à aggraver et augmenter ces pertes, une fois déclarées. Les observations 115 et 194 des *Anomalies sexuelles* sont démonstratives à ce sujet. Celle-ci l'est spécialement quant à la neurasthénie sexuelle dont il s'agit ici. Ce garçon de 22 ans, d'une maigreur croissante, accusait des suffocations fréquentes, un sommeil lourd, et, au réveil, mal de tête, idées confuses, facultés intellectuelles engourdies, tintements violents et constants des oreilles, sensibilité excessive à l'amour, pollutions très fréquentes suivies de crachats teintés de sang, constriction des testicules, rétraction de la verge et du prépuce sur le gland.

D'où la difficulté d'éviter ces pertes séminales d'une manière quelconque, chez ceux qui ont abusé de l'onanisme avant la puberté. Elles ont lieu presque fatalement ensuite, de diverses façons utiles à signaler. Elles passent même parfois inaperçues des intéressés, lorsque le sperme est altéré et très fluide. Ses réservoirs, les vésicules séminales, étant placées sous la vessie, il suffit que celle-ci soit malade ou l'urine altérée pour que les contractions en urinant en provoquent la sortie dans le canal de l'urèthre et qu'il soit ainsi expulsé avec l'urine. D'où la nécessité d'examiner celle-ci. Le moindre effort de défécation, par la constipation ou autrement, produit le même effet. Mêlées ainsi à l'urine ou aux matières fécales, ces pertes, imperceptibles au passage, restent souvent ignorées, si elles n'y sont recherchées avec soin.

L'éjaculation hâtive ou précoce, dans les rapports normaux, est absolument assimilable à ces pertes, en procédant ordinairement des mêmes causes : masturbation, frottement, rapports sexuels prématurés ayant déterminé l'affaiblissement ou l'atonie des organes génitaux, la débilité de la constitution, l'anémie, l'hystérie, la manie et le nervosisme. Les dix observations relatées aux *Anomalies sexuelles de l'éjaculation*, du numéro 194 à 204, en témoignent. D'où la division de ces pertes en essentielles, par affaiblissement nerveux local, et par maladies des organes même. L'incontinence d'urine coïncide parfois avec celles-ci.

Impossible de doser, préciser mathématiquement le nombre et la fréquence de ces pertes compatibles avec la santé. Ce qui est une condition, un signe de force pour l'un, entraîne la débilité chez l'autre. Aucune règle n'est applicable à toutes les constitutions à cet égard, pas plus que la quantité d'aliments, de boisson ou d'exercice nécessaire et utile à chacun pour se bien porter. Mais il est certain qu'elles sont préjudiciables à tous, en les exposant à en ressentir tôt ou tard les effets locaux sur les parties génitales et leur fonctionnement. Telle est la prédisposition aux écoulements du canal de l'urèthre, leur persistance et leur récidive par l'irritation même du fond de ce canal. Beard l'appelle *urèthre irritable* et y insiste comme la cause cachée et très fréquemment produite par l'abus de la masturbation, et la congestion locale en résultant. De même des lésions de la prostate et des voies séminales adjacentes, les canaux éjaculateurs en particulier, donnant lieu à la spermatorrhée, la prostatorrhée qui entraînent parfois l'impuissance et la stérilité. Les observations pages 193 et 194 de *l'Impuissance* en sont des preuves.

Ces pertes sont si fréquentes parfois, qu'elles paraissent dépendre plutôt d'un affaissement général de la constitution, de son relâchement, que de lésions purement locales. Dans ces cas, moins rares que l'on ne pense, elles sont souvent l'effet de la maladie et non sa cause. Elles coïncident alors avec des symptômes nerveux fonctionnels : troubles de la vue, craintes morbides variées, sueurs des mains et des pieds, douleurs de tête en avant et en arrière ainsi que de la moelle épinière, dyspepsie et autres caractères de la neurasthénie. Au contraire, l'épuisement local se manifeste par l'impuissance à divers degrés, la congestion prostatique, le défaut de désirs et d'érection, des éjaculations hâtives, le refroidissement des organes, alors que la constitution est en parfait état et l'homme aussi fort et énergique que jamais dans son travail physique et moral.

Ces pertes séminales involontaires sont-elles la cause de l'affaissement, l'épuisement nerveux, comme on l'admet aujourd'hui, ou bien n'en sont-elles au contraire que l'effet et un symptôme, selon la doctrine exclusive d'il y a un demi-siècle? Des médecins de cette génération le soutiennent encore, en montrant qu'ils n'ont rien appris ni oublié. L'affaiblissement nerveux, produit et entretenu par ces pertes, persisterait tant qu'elles durent et ne disparaîtrait que par leur suppression.

Raisonner aussi absolument, c'est ne voir que la spermatorrhée inflammatoire, douloureuse, dont un exemple type est relaté sous le N° 115 des *Anomalies sexuelles,* après six jours consécutifs d'excès vénériens, chez un jeune masturbateur. C'est confondre avec elle toutes les autres variétés des pertes séminales, actives et passives, décrites *in extenso* dans l'*Impuissance physique et morale,* page 186, nouvelle édition. Il serait superflu d'insister ici et de discuter sur ces distinctions, devant les faits montrant que l'affaiblissement nerveux génital s'observe sans pertes séminales ni douleur locale. Elles n'en sont donc pas l'unique cause. Les névroses génitales, exemptes de toute inflammation et coïncidant avec l'épuisement, en sont d'autres preuves démonstratives et indubitables. Ces pertes séminales peuvent être ainsi cause et effet, selon les cas.

* * *

Aucune confusion n'est donc possible entre ces pertes maladives, qu'elles soient d'origine générale ou locale, et les pollutions spontanées, dites *fausses couches,* qui ont lieu naturellement lors de la puberté, chez les garçons forts et robustes, exempts de tout abus vénérien. Leur rareté est l'opposé de la fréquence des autres et leur effet est plutôt salutaire que nuisible, malfaisant. Elles sont le signe de la force, la vigueur; les autres, de la faiblesse et presque toujours de la neurasthénie sexuelle. Il n'y a d'exception pour les premières qu'en se prolongeant indéfiniment comme dans la continence prolongée. (*V. ce mot*, page 120.)

De là, deux sortes bien différentes et distinctes de ces pertes, opposées même quant à leurs causes. Les premières, étant produites par l'abus des organes génitaux et leur irritabilité, sont toutes locales et résultent de l'atonie, l'affaiblissement et la dilatation des conduits excréteurs du sperme. Spontanées, au contraire, par défaut de fonctionnement, les autres proviennent de causes toutes morales: entretiens, lectures ou représentations libidineuses, c'est-à-dire du cerveau. Elles ont lieu en effet pendant le sommeil, sous l'influence de désirs érotiques, rêves lubriques, visions lascives, provoquées par l'activité ou l'excès de sécrétion du sperme et sa rétention dans ses réservoirs, à moins que des névroses locales les déterminent.

Deux observations feront saisir la différence de ces pollutions actives, causées par l'âge et les pertes passives, résultant de la masturbation.

112. — Un garçon de seize ans, cultivateur dans l'Ain, fut instruit par un camarade de son habitude de la masturbation. Il s'y livrait depuis un an lorsque, surpris par un de ses voisins, qui lui en exposa les dangers, il y renonça immédiatement. Deux jours après, il eut une pollution spontanée dans la nuit avec une certaine volupté, durant le rêve de l'attouchement d'une fille; ce qui n'a cessé de se répéter au moins toutes les semaines en interrompant le sommeil. Cette éjaculation spontanée, lente à se produire en plusieurs coups, a lieu surtout en étant couché sur le dos ou en prenant des excitants dans la journée. Des douleurs dans la tête et la poitrine s'ensuivent avec maigreur et faiblesse. Néanmoins, il avait assez bonne mine, à dix-huit ans, pour que ses parents ni personne ne s'en aperçût.

113. — Un garçon de treize à quatorze ans, bien portant, intelligent et travailleur, est placé demi-pensionnaire dans un collège de la Drôme. Voyant ses camarades se livrer à la masturbation et instruit par l'un d'eux, il les imite en juillet 1892, tous les jours d'abord pour diminuer le second mois et cesser en janvier, n'y trouvant guère de plaisir. Au printemps, il y revient parfois, tout en *piochan* sa rhétorique pour passer son baccalauréat à la fin de l'année. Simultanément, sa croissance précoce est si rapide qu'en six mois sa taille atteint 1 m. 76 avec de larges épaules et une poitrine très bombée. Vers la fin de 1893, n'ayant pas quinze ans révolus, il paraissait en avoir vingt, sauf sa figure imberbe.

C'est alors, se trouvant tout mouillé en se réveillant une nuit à la suite d'une pollution spontanée, que, sans y rien comprendre, il en fut effrayé, abattu, fatigué, prostré en se levant, avec mal de tête et incapacité de travailler. Les pollutions se renouvelant, ces accidents nerveux augmentèrent rapidement, sans qu'il pût en avouer la cause à sa mère. Un médecin, parent de la famille, fut appelé et, attribuant ces accidents neurasthéniques très marqués, comme les pollutions, à l'excès de travail et à la croissance coïncidente, sans en connaître la cause antérieure secrète, fit cesser les études immédiatement en prescrivant l'hydrothérapie et un traitement interne approprié.

Éclairé en secret, par la lecture de l'*Onanisme, seul et à deux*, sur la nature de son état et ne pouvant se confier à personne, il en perdit la tête en s'en aggravant les conséquences. Les pollutions n'arrivant que dans le lit, il imagina de ne plus se coucher et passait ses nuits sur un fauteuil ou un canapé, afin de les éviter, car il en était très fatigué, refusant de se lever ensuite et de manger. Il pleurait, avait les yeux ternes, hagards, le caractère irritable, très triste, désespéré, de gai et facile qu'il était auparavant. Insupportable le lendemain de ces pollutions, il refusait absolument toute nourriture, remèdes, distractions, et ne parlait que de partir pour échapper à la maladie, afin de mourir seul. Il se sauva à deux reprises pour éviter la douche.

Informé de cet état grave, je rassurai directement ce jeune homme, en lui indiquant la cause de ses pertes et les moyens topiques de les arrêter, l'usage d'un lit dur, une bonne nourriture, quelques sédatifs, en se calmant surtout par l'exercice, des promenades et des distractions agréables, la gymnastique, etc., sauf l'équitation et la bicyclette.

Nier la masturbation comme cause déterminante de ces accidents neurasthéniques, surtout à cet âge critique de l'adolescence, c'est la négliger de parti pris, sans vouloir en tenir compte, parce que certains garçons robustes échappent à d'aussi graves conséquences. L'étude et la croissance n'eussent jamais déterminé des pollutions aussi fréquentes, si l'appareil génital n'eut été préalablement surexcité et affaibli. Elles sont de simples adjuvants en pareil cas. D'où l'indication de traiter directement ces pollutions par les topiques de l'anus et les douches sur la colonne vertébrale et lombaire en particulier.

Il y a donc un grave danger à négliger ces pertes et une erreur très dangereuse à les considérer comme insignifiantes, lorsqu'elles ont lieu deux ou trois fois par semaine. Beard blâme hautement les médecins qui ont émis cette opinion. (Page 199.) En survenant après l'onanisme sous une forme quelconque, elles sont un effet manifeste d'un affaiblissement local et la plus directe et redoutable cause de l'épuisement nerveux génital. Sans un traitement préalable, le mariage est toujours dangereux en pareil cas.

Même actives et spontanées, des pollutions aussi fréquentes ne sont pas à négliger. En étant la manifestation évidente d'une excitation érotique maladive, elles méritent toujours d'être réprimées par des calmants physiques ou moraux, suivant la cause qui les provoque.

⁂

En persistant indéfiniment dans le célibat et la continence, ces deux causes distinctes des pertes séminales et des pollutions spontanées ont le danger de produire également la neurasthénie sexuelle. Elle est d'autant plus grave, marquée et rapide, que les patients sont soumis à des conditions plus débilitantes de l'organisme ou qu'ils ont commis plus d'abus ou d'excès vénériens ensuite. Les observations 115 et 146, relatées aux *Anomalies sexuelles*, sont des preuves éclatantes de cette dernière proposition; lors même que ces pertes sont toutes passives, en allant à la selle et sans constipation ni douleur. Mais cette neurasthénie n'est pas plus la conséquence habituelle de ces pertes qu'elle n'est fatalement produite par la dilatation de l'estomac. La femme en offre la preuve irréfutable, en étant plus exposée à cette névrose que l'homme, après ses débauches vénériennes. Privée de sperme, elle y est donc conduite par son système nerveux seul. La même cause la produit chez l'homme; les faibles et nerveux en sont ainsi les plus menacés

La *spermatorrhée* ou écoulement continu et passif du liquide spermatique altéré, diffluent, se produit ainsi le jour et la nuit. Il est provoqué par la moindre cause occasionnelle, morale ou physique : excitation érotique, compression du périnée, oscillation du corps en voiture, en chemin de fer, à cheval ou en bicyclette. L'observation 200 des *Anomalies sexuelles* en offre le type. « Cet accident, a dit Lasègue, devient un trouble immense, une véritable calamité qui empoisonne la vie; les malades deviennent sombres et mélancoliques, ils ont des étourdissements, des vertiges fréquents et déclarent qu'ils ne peuvent se livrer à aucun travail sérieux. » Signes évidents de neurasthénie.

De nombreux examens d'urine ont démontré à Beard que l'écoulement passif du sperme, en urinant et en allant à la selle, n'est pas la vraie spermatorrhée. Le défaut d'examen et d'enquête à ce sujet, près des malades, a répandu la croyance contraire, d'après l'enseignement médical, écrit et oral, que ce fait était très rare. On le traite d'illusion, tandis qu'il peut être démontré à quiconque sait examiner l'urine à cet égard et prend le temps de le faire. C'est un signe très fréquent de neurasthénie et d'autres maladies débilitantes. Les oxalates, les phosphates, les urates en excès y sont également découverts et observés. La composition de l'urine varie ainsi non seulement chaque jour, à chaque heure, mais à chaque instant même chez les nerveux, selon leurs impressions. C'est le baromètre de la digestion et de tout le système. Faire de ces changements autant de maladies spéciales et distinctes, est aussi peu scientifique que d'appeler albuminurie ou diabète l'apparition de l'albumine et du sucre dans l'urine ; erreur démontrée actuellement par des milliers d'expériences. Il en sera de même de la présence fréquente du sperme dans l'urine, quand on voudra s'en convaincre, comme signe de neurasthénie sexuelle ou épuisement nerveux génital.

La justesse de ces remarques n'exclut pas la gravité ni le danger de cette variété de spermatorrhée par l'urine et les selles ; les atténuations de Beard à cet égard ne doivent pas le faire méconnaître. Si cachée et obscure soit-elle, la réalité de ces pertes séminales les rend aussi préjudiciables que les plus apparentes. D'où l'urgence d'en rechercher et constater la présence dans ces excrétions. Cause ou effet de la neurasthénie sexuelle — car elles peuvent être l'une et l'autre — il est toujours nécessaire de les combattre, surtout lorsqu'elles sont continues et persistantes, par des moyens locaux et généraux, pour les faire cesser. Beard constate lui-même cette nécessité, en désignant ces pertes sous le nom de *spermatorrhée latente* à l'observation 136.

*
* *

De grandes analogies existent entre les névroses, résultant de la continence chez l'homme, et celles produites par la spermatorrhée. D'après les observations des auteurs, la sécrétion du sperme est peu abondante dans celle-ci, et la plus grande partie de la matière expulsée provient des glandes accessoires et non des testicules. Tous les phénomènes graves résultant des abus vénériens ne doivent pas être attribués également à la déperdition du sperme, mais à la secousse nerveuse produite par l'éjaculation. Les névroses coïncidant avec la spermatorrhée ne dépendent donc pas logiquement de la perte du sperme, des affections identiques s'observant chez des malades atteints d'orchite et dont l'épididyme obstrué s'oppose au passage des spermatozoaires.

* * *

Une irritabilité spéciale des yeux est signalée par Beard, page 177, comme un symptôme nerveux de cette spermatorrhée. Il en cite trois cas, sous les numéros 3, 33 et 38. Sans caractère déterminé, cette ophthalmie est très pénible, en incitant irrésistiblement les malades à y porter subitement la main pour les frotter et presser dessus. Un oculiste consulté par un gentleman atteint de cette affection n'a pu rien constater localement pour l'expliquer. Il l'a rattachée ainsi à une lésion profonde du fond de l'urèthre, déterminant l'écoulement spermatique, avec l'indication de le traiter localement pour mettre fin à l'irritabilité oculaire. Voici la principale de ces observations :

114. — Un gentleman distingué, de trente-six ans, d'une grande instruction scientifique et d'un parfait bon sens, était atteint d'une vraie spermatorrhée depuis plusieurs années, à la suite de la masturbation, contractée très jeune et cessée depuis onze ans. Chaque selle était presque accompagnée d'une perte plus ou moins abondante, vérifiée au microscope. Sans être hypocondriaque comme la plupart de ces malades, il était neurasthénique, comme dans la majorité des cas, et se plaignait surtout d'insomnie, de dyspepsie nerveuse, d'asthénopie et de débilité mentale et physique. Mais la faiblesse de ses yeux était sous la plus étroite et directe dépendance de l'excitation de sa fonction génitale. Assez intime avec une jeune dame pour badiner, folâtrer avec elle et l'embrasser, il arrivait, en prenant ces privautés, que l'orgasme se produisant, l'éjaculation ou plutôt la perte séminale avait lieu spontanément aussitôt. Il en éprouvait ensuite un sentiment de grand bien-être et de soulagement délicieux, mais faisant place le lendemain à une lassitude particulière de la tête et du corps, avec trépidation nerveuse dans la région hypogastrique, empêchant le repos la nuit, et exacerbation de l'irritabilité oculaire ; ce que le malade exprimait en disant: Chaque heure d'excitation sexuelle se réverbère sur mes yeux.

Un célèbre médecin l'avait assuré qu'il guérirait en se mariant, et il demandait si un coït normal n'aurait pas les inconvénients produits par ses privautés galantes. Beard y mit pour condition préalable un traitement sédatif et fortifiant durant plusieurs mois, et une grande modération ensuite dans ses rapports conjugaux.

Le malade se maria bientôt, sans faire aucun traitement, en objectant qu'il avait déjà pris inutilement ces remèdes. Mais peu de semaines après, il revint en se plaignant d'avoir reçu un mauvais avis, puisque les rapports naturels lui avaient été plus nuisibles et préjudiciables que ses simples galanteries. Beard lui opposa que le mariage ne lui était malfaisant que faute d'avoir suivi le traitement prescrit auparavant. Il le soumit dès lors à l'usage interne de l'ergotine, la belladone, le bromure de camphre, le cathétérisme uréthral et rectal, avec la continence jusqu'à être plus fort. (*Observation XXXIII.*)

* * *

Dans la spermatorrhée pathologique, Mandl, l'un des premiers, a constaté l'altération du sperme. Il a trouvé dans la dernière goutte d'urine transparente, expulsée après la défécation, des spermatozoaires atrophiés et diminués de volume dans leur tête surtout. Au contraire, ils sont plus rares et plus petits dans la goutte opaque et blanchâtre, à la suite d'une pollution, par l'abondance même du sperme. Les malades expriment ce fait en constatant la diminution de l'opacité et la consistance de leur sperme.

Voici les faits observés à la suite de ces différentes causes :

115. — Un étudiant de vingt ans, ayant contracté en pension la vieille et funeste habitude de la masturbation, éprouve, tous les quatre à cinq jours, des pertes séminales ayant lieu sous l'influence de rêves, plutôt pénibles et douloureux qu'agréables et lascifs. Elles surviennent même dans le jour, quand il a peur d'être en retard à ses leçons. Elles ont été combattues tour à tour par la cocaïne, la morphine et le café. Il a pris aussi la strychnine en potion et des douches, sans grand succès. Les digestions sont pénibles, et le moindre excitant, comme le café, suffit à déterminer ces pertes avec insomnie. Leur intensité est telle que, depuis quatre mois, elles ne laissent plus de traces sur le linge. En contact avec une femme, le sperme s'échappe avant que l'érection rende l'intromission possible. Il constate aussi qu'en agissant sur le moral, cette maladie affaiblit son caractère et produit une tristesse extrême.

Combien de garçons, victimes de ces mauvaises habitudes, ne pouvant terminer leurs études près de leur famille, sont envoyés à Paris, par des parents imprévoyants, et enfermés dans des *boîtes* pour passer plus sûrement leurs examens ! En redoutant le mal caché, à cet âge critique, ils devraient au moins essayer de le faire avouer, sinon éclaircir par le médecin. N'y verrait-il que la neurasthénie, comme dans l'observation 113, c'en serait assez pour les retenir près d'eux ; tandis qu'en s'en séparant, ils mettent en péril leur santé à venir, et même la vie chez d'aucuns. Dans ces conditions, ces jeunes étudiants ne peuvent travailler efficacement et leur état physique et moral ne fait que s'aggraver, comme dans les cas suivants :

116. — Garçon de vingt ans, adonné à la masturbation depuis l'âge de treize ans. Malgré un très fort appétit, il ne profite pas. Atteint de myopie à quatorze ans, l'obligeant à porter un binocle, il conserve un teint très pâle et les yeux entourés d'un cercle bleuâtre.

Quoique arrêté sur ce mauvais penchant, par la lecture de l'*Onanisme*, il se réveille à chaque moment de la nuit, en érection constante, suivie de pertes séminales, sans aucun attouchement volontaire. La marche, la gymnastique, le vélocipède, essayés tour à tour pour mettre fin à ces troubles du sommeil, ont complètement échoué. Que faire ?

117. — Un garçon de vingt-deux ans se déclare impuissant, quoique musculairement fort, après essai durant son service militaire. Sa timidité l'a conduit à se livrer à un vice solitaire, inutile à nommer, pendant quatre ans. Parvenu à en triompher en six mois, il a été atteint ensuite de pertes séminales, trois à quatre fois par semaine, sans avoir jamais depuis que des demi-érections, malgré un régime fortifiant et beaucoup d'exercice. Il éprouve une grande tristesse, sans accuser d'autres accidents.

Un examen, quand il est possible, dans ces cas embarrassants, mal dessinés, est toujours nécessaire pour instituer un traitement judicieux, hygiénique et moral surtout. C'est en évitant de s'y soumettre que ces timides et irrésolus accroissent et aggravent leur état par l'emploi de moyens contraires, comme la bicyclette ou l'équitation, essentiellement contrindiquées en pareil cas. En refusant de se faire connaître et en gardant leur secret, ils s'exposent à des effets consécutifs plus sérieux.

118. — Le fils d'un médecin de la Mayenne, âgé de vingt-huit ans, grand et fort, venu à Paris pour s'amuser avec la succession de sa mère, ne peut y réussir à son gré, par une érection molle et une éjaculation hâtive, avant même que l'intromission soit complète. Elle n'est dure que par la masturbation avec éjaculation rapide et abondante.

A l'aspect simple et hébété de ce garçon, atteint d'un strabisme très convergent de l'œil gauche, qui l'a fait réformer, je demande des détails plus précis. Sa faible intelligence, dit-il, l'a empêché de faire ses études et d'apprendre aucune profession. A douze ans, il a commencé la masturbation solitaire, en s'y livrant souvent jusqu'à trois fois la nuit. Il a continué ainsi jusqu'à vingt-six ans, soit isolément, soit avec des acolytes. Il voit alors une prostituée et, presque sans y toucher, il contracte une blennorrhagie. Mal soignée, elle met dix-huit mois à guérir. Une éruption acnéiforme existe sur tout le dos, depuis six ans. Testicules pendants très bas et provoquant des douleurs par la marche.

L'abus prolongé de la masturbation ou du frottement et l'irritation du canal de l'urèthre en résultant fréquemment, d'après Beard, sont évidemment les causes principales des accidents génitaux signalés. L'écoulement succédant aux premiers rapports en est surtout justiciable, plutôt qu'à la contagion, dans beaucoup de cas. Son défaut d'acuité et de douleur au début le fait ressembler plutôt à un catarrhe uréthral, dû à l'irritation profonde du canal, qu'à une blennorrhagie aiguë. Sa résistance aux remèdes spécifiques et sa durée indéfinie, constatées souvent, notamment chez deux masturbateurs suisses, en sont d'autres probabilités. D'où l'indication de ne le considérer et le traiter comme blennorrhagie que sur la présence positive du gonocoque ou sa contagiosité. Chez ce garcon fort et robuste, exempt de toute trace neurasthénique, quoique nerveux, il faut attribuer son affaiblissement génital très marqué à ses abus d'onanisme antérieurs, quoique sa constitution en fût restée parfaitement indemne ? Démonstration que la neurasthénie dépend plus d'un tempérament faible, lymphatique et strumeux que des excès vénériens. Voici un nouvel exemple à l'appui :

119. — Un percepteur de trente-six ans, sur le point de se marier, craint de ne pouvoir remplir ses devoirs conjugaux, à cause de pollutions nocturnes, sans volupté, d'érections peu durables et d'éjaculations anticipées depuis longtemps. Abus de la masturbation solitaire de quinze à dix-huit ans, par besoin, mais jamais du coït ensuite, en raison même des accidents précités. Militaire pendant seize ans en Tunisie, il y contracte successivement deux blennorrhagies et un chancre, suivis de pustules muqueuses et de syphilides traitées activement, mais récidivées au point de n'avoir cessé le traitement spécifique que depuis quelques mois.

Néanmoins, la santé générale est restée satisfaisante, sans aucun trouble nerveux. Deux à trois rapports sexuels par mois n'empêchent pas deux pollutions involontaires par semaine. Érections plus soutenues en faisant sa cour, par l'excitation érotique en résultant, et suivies de pollutions quatre à cinq nuits consécutives et se répétant même parfois.

Soumis aux douches et à la médication topique anale des lavements et suppositoires à la noix vomique et à la strychnine pendant la nuit, avec bromure de camphre à l'intérieur, ce malade accusait une grande amélioration dans ses pertes séminales passives; alors que les frictions, pilules et bains, longtemps employés auparavant, n'avaient donné aucun résultat. Preuve qu'il s'agissait d'une atonie locale avec relâchement des canaux éjaculateurs. Ce n'est donc pas des toniques ni des reconstituants généraux, administrés d'ordinaire, qui peuvent agir efficacement sur un affaiblissement génital localisé et sans aucun signe neurasthénique.

Le contraire se montra dans le cas suivant, malgré l'analogie des causes et de la constitution, le climat et le tempérament expliquant ces différences.

120. — Un jeune Américain, après avoir abusé de lui-même, cessa subitement d'une manière complète et absolue. Il eut d'abord des pertes séminales très fréquentes qui diminuèrent graduellement à quatre à cinq par mois. Elles se manifestaient exclusivement le jour, en allant à la selle, n'en étant incommodé que par intervalles.

Il se présente à trente ans, doué d'une grande force physique, capable de parcourir à pied de grandes distances. Et cependant il accuse depuis sept à huit ans des tintements d'oreilles avec pesanteur de la tête, dépression mentale et crainte de la société; sueurs des mains, douleurs derrière la tête, entre les épaules et la colonne lombaire, au niveau du centre génital. Sommeil léger, interrompu de cauchemars. Éjaculation prématurée dans les rapports sexuels, sans volupté normale. Écoulement muqueux par l'excitation érotique avant et après l'acte. Pénis très volumineux et flasque, comme hypertrophié, avec éréthisme constant résultant de son ancienne habitude. (Beard, *observation XXXVI.*)

Cette dangereuse conséquence de la masturbation est surtout inévitable quand on y met fin aussi subitement, d'une manière complète et absolue, sans autre exonération supplémentaire. Le système nerveux en est fatalement troublé, perturbé, chez les jeunes gens affaiblis par une habitude ancienne et fréquente, comme les observations suivantes le démontrent. Une maladie aiguë, d'une certaine durée, peut seule produire un changement aussi subit sans danger. Autrement, mieux vaut y renoncer d'une manière graduelle ou par un coït hygiénique.

*
* *

Les rapports sexuels précoces ou excessifs, surtout quand ils ont été précédés d'onanisme manuel ou de frottement, produisent rapidement le même effet, dans le célibat comme dans le mariage, et avec une préférence marquée chez les libidineux. D'où le danger du mariage en pareil cas. Beard en cite les exemples suivants :

121. — Un ingénieur, marié depuis dix ans, s'était livré pendant les deux premières années à des rapports conjugaux au moins cinq fois par semaine. Des pertes séminales involontaires se manifestèrent bientôt et avaient lieu trois fois par semaine, avec diminution du plaisir dans le coït normal, lorsqu'il consulta Beard. Il accusait aussi des vertiges de l'estomac avec nausées, mouches volantes et affaiblissement de la vue. Une perte séminale involontaire suivait même le coït parfois, avec bourdonnements d'oreilles ensuite et le sentiment d'un cercle autour de la tête avec sensation de froid en arrière. (Page 135.)

122. — Un Anglais avait pris à quinze ans l'habitude de la masturbation, en la renouvelant successivement jusqu'à deux à trois fois en une heure. A dix-huit ans, il commit des excès sexuels. Marié ensuite, il perdit bientôt sa femme. Émigré aux États-Unis, il éprouva pendant deux ans une diminution de sa virilité, avec écoulement prostatique spontané, en folâtrant libidineusement avec les femmes. A trente ans, il fut pris de raideur des membres inférieurs et de douleurs dans le bas de la colonne vertébrale, derrière la tête et le cou, avec un sentiment de pression, chaleur tout le long de la colonne vertébrale; plante des pieds douloureuse avec le talon comme à nu; gencives sensibles et blanches, pupilles dilatées, dyspepsie nerveuse; refroidissement des pieds et des mains, surtout en étant préoccupé; diminution du pouvoir de penser; sonneries des oreilles et insomnie, vertiges gastriques et vomissements, avec aversion de la société.

Un voyage en Europe n'amena aucune amélioration; au contraire, les mains enflèrent avec bouffissure de la face étant sur mer. Toute cette collection de symptômes nerveux eut lieu sans spermatorrhée évidente. (Page 183.)

123. — Ingénieur belge de trente-six ans, célibataire très nerveux et impressionnable. Après une jeunesse orageuse, il se plaint, le 8 juin 1891, d'éjaculation précoce dans ses rapports sexuels et de pertes séminales nocturnes dans l'intervalle. En vue d'un prochain mariage, il s'en inquiète, d'autant plus qu'il éprouve de la pesanteur au périnée avec érections moins fréquentes, fermes et durables. Idées noires, tristesse profonde le troublant dans ses travaux; perte d'appétit, maigreur, diminution des forces, insomnie.

Soumis au traitement topique anal avec douches, bains de siège froids, toniques nervins à l'intérieur avec coït hygiénique et ralentissement des visites fréquentes, intimes et prolongées à sa fiancée, régime tonique sans excitants, il revint, le 10 août suivant, avec une amélioration sensible dans toutes ses fonctions. Pas de pertes séminales pendant dix jours. Le défaut de coït hygiénique les a fait reparaître en faisant la cour à sa fiancée. Recommandation expresse de continuer rigoureusement la prescription, moins les bains froids et le quinium remplacé par le sucre vanillé à la kola et la coca.

Le 1er septembre, il écrivait : « Amélioration sensible qui me fait partager actuellement votre assurance d'une guérison prochaine. Deux pertes nocturnes seulement dans ces vingt derniers jours et érections de plus en plus fortes dans le coït hebdomadaire avec éjaculation plus tardive et voluptueuse. Des rêves libidineux ont eu lieu sans émission autre que l'écoulement d'un liquide incolore et visqueux après chaque érection spontanée. »

Prescription du mariage, après un séjour d'une quinzaine à la campagne.

124. — Un cas encore plus démonstratif est celui d'un homme de trente-six ans, de nature nerveuse, servant debout de six heures du matin à quatre heures du soir. Épris dès l'âge de quinze ans d'une jeune fillette lui accordant beaucoup de faveurs sans rapports possibles, il se masturba deux à trois fois par semaine jusqu'à son service militaire, en gardant ensuite la continence jusqu'à son retour, c'est-à-dire vingt-trois ans. Il se marie alors et commet des excès sexuels jusqu'à tomber épuisé. Pertes séminales nocturnes et diurnes consécutives. L'hydrothérapie et une saison thermale le remettent sur pied. Mort de sa femme d'une affection de la matrice.

Avec le veuvage à trente ans, les pertes séminales reviennent, malgré une exonération manuelle hebdomadaire. Il reste impuissant dans une tentative de coït et l'éjaculation a lieu sans érection. Un traitement interne prolongé avec quinquina, bromure, noix vomique, fer et affusions froides locales le soulagent sans guérison, car en faisant la cour à une fille, pour se remarier, il ne pouvait la voir sans entrer en érection avec perte immédiate. Marié, il a des éjaculations si précoces et insensibles qu'il répète toujours le coït, afin de le rendre plus complet. Il s'anémie ainsi de nouveau, tout en ayant un bon régime alimentaire, sans alcool ni tabac. Il perd alors la mémoire, au point d'oublier les objets d'épicerie vendus à un même client, s'il n'en prend note au fur et à mesure qu'il les débite; il oublie le nom des clients et éprouve de la difficulté à calculer. Mais le sommeil est bon, sans rêves.

Une extrême lubricité joue sans doute un rôle dans ce trouble de la fonction séminale, sécrétion et excrétion; mais la masturbation durant l'adolescence et l'abus du coït ensuite sont évidemment les principales causes de cet affaiblissement avec irritabilité des conduits séminaux. La preuve en est dans la génération même de cet homme. Sur cinq grossesses de ses deux jeunes femmes, il y eut deux fausses couches, et des trois enfants nés à terme et vivants, deux ont bientôt succombé et il ne reste ainsi qu'un enfant survivant. Telle est la conclusion fatale du fonctionnement forcé, exagéré, irrégulier et troublé d'une sécrétion sourde et involontaire comme la salive et qui ne devrait s'exercer qu'au besoin.

125. — Un orphelin est placé tout jeune au collège où il contracte, dès l'âge de douze ans, l'habitude des pratiques solitaires, en s'y livrant au moins deux fois par semaine et augmentant graduellement jusqu'à seize. Éclairé par la lecture de l'*Onanisme*, il s'en relâche bientôt. A dix-sept ans, il est pris de rêves lubriques avec pollutions involontaires, se répétant plusieurs fois la nuit sans s'éveiller et suivies, le jour, d'écoulement d'une matière épaisse blanchâtre en allant à la selle.

La spermatorrhée était évidente dès le commencement

de 1891. Quelques mois de vie libre, de débauche après les vacances, avaient suffi à cet éphèbe élancé, très nerveux et prompt jusqu'à la brutalité parfois — faisant la *noce* avec cinq à six camarades, jouissant d'une certaine aisance comme lui et en compagnie de filles qui lui *taillaient des plumes*, ne se couchant guère avant minuit pour se lever à dix heures, montant à cheval, vivant bien et buvant sec dans une grande ville de plaisirs du Midi — pour déterminer cet état grave. D'où l'injonction de quitter immédiatement la ville pour la campagne, dans les montagnes voisines, avec régime sobre et fortifiant en famille, repos, promenades hygiéniques sans équitation, traitement topique anal avec noix vomique et strychnine; ce qui fut suivi ponctuellement.

Mais le mal était fait. Une bronchite, qu'il avait en partant, devint une pneumonie à l'arrivée et, à la douleur légère du testicule droit, succéda une orchite avec vomissement, faisant craindre une péritonite. Il eût peut-être payé de sa vie ce premier écart de jeunesse, s'il n'eût eu de bons soins dans la famille de son oncle et tuteur. Un régime frugal avec quinium avant le repas, vin coupé d'eau d'Orezza pour boisson, beaucoup de lait dans l'intervalle, des promenades et de bonnes nuits, avec tisane de tamarin contre la constipation, ramenèrent la santé.

Effet ou non du traitement, de la fièvre, du repos ou de la diète forcée, les pertes étaient très rares deux mois après. Il revint ainsi à la ville fin juin pour se distraire et prendre des bains de mer. Mais s'apercevant qu'il retombait dans ses anciennes habitudes et ne se trouvant pas guéri, il repartit bientôt pour la montagne.

Si l'état était plus satisfaisant que la première fois, écrivait-il, l'estomac est bien fatigué et faible avec embarras au moindre écart de régime, faiblesses et envies de vomir, douleurs de ventre, vomissements et diarrhée. Sans avoir leur première gravité, les pertes persistaient, le matin surtout, avec excitation troublant le sommeil. C'était un simple écoulement passif, sans jouissance, d'un liquide visqueux et transparent comme la colle. Il y eut ensuite rétention d'urine, suivie d'émission douloureuse, mêlée de sperme et de sang, par saccades avec épreintes anales sans selles. Cet état dura trois jours consécutifs avec intermittences, exacerbations, surexcitation nerveuse et insomnie, malgré l'usage du bromure de potassium.

Un séjour dans les Alpes en septembre calma heureusement la surexcitation nerveuse, ainsi que les pollutions nocturnes, en ramenant le sommeil et l'appétit. Et malgré une nouvelle bronchite, ayant nécessité le séjour au lit et des vésicatoires, ce jeune homme de vingt ans à peine, ayant passé l'année précédente sans pertes séminales, excepté par la défécation, s'est marié à une jeune fille de son âge et remplissait parfaitement ses fonctions.

Reste l'avenir qu'il serait imprudent de garantir en pareil cas. Même sans tare héréditaire, des névroses locales sont toujours à redouter, comme le priapisme, des troubles de la prostate, de la vessie et même des reins. Exemples :

126. — Célibataire de trente-quatre ans, lymphatico-nerveux, très impressionnable, comptable en province, atteint depuis six à huit ans de pertes séminales nocturnes par abus de coït plutôt que de masturbation. Début à quatorze ans, suivi de deux blennorrhagies et d'hématurie consécutive ayant duré trois jours. Eczéma local disparu par un traitement violent. Des pertes diurnes ont alors lieu par la défécation, l'urination et le simple contact des femmes, sans trace d'érection.

De là impuissance avec idées sombres, lassitude et dégoût. Vertiges jusqu'à perdre connaissance. Digestions laborieuses et constipation, malgré un bon appétit et un sommeil satisfaisant. Urines chargées laissant un dépôt jaunâtre et tapissant en rouge le fond du vase. Excès de tabac.

Jeunesse malheureuse. Épanchement pleurétique, à vingt-trois ans, durant quatorze mois. Récidive de l'eczéma généralisé à trente-deux ans. D'où l'indication d'un organisme très hypothéqué, exigeant une hygiène sévère et un régime tonique, fortifiant, sans nulle excitation, même du tabac. Injections anales, à garder et absorber la nuit, d'une verrée d'infusion de feuilles de tilleul avec teinture de noix vomique. Résultat inconnu.

127. — Un receveur des contributions indirectes, âgé de quarante-neuf ans, marié depuis quinze ans sans enfants, d'un embonpoint excessif, ayant bon estomac et bon appétit, accuse des sueurs très abondantes au moindre effort, même en dormant, le corps restant froid; sommeil agité et non réparateur, mollesse du corps et des membres. Squammes de la tête et de toutes les parties velues. Cheveux et poils se dessèchent, cassent et tombent sans repousser, barbe et sourcils compris, sans grande démangeaison.

Cet état, remontant à une douzaine d'années, est attribué à la masturbation pendant la jeunesse et aux abus sexuels ensuite, sans aucune maladie vénérienne, mais ayant déterminé des pertes séminales et prostatiques qui ont duré de longues années. Les premières ont cessé, il y a deux ans, par les reconstituants : fer Bravais, quinquina, lotions, douches, etc. ; les autres surviennent encore à la moindre excitation, aux pensées voluptueuses suivies d'érections molles et affaiblissantes. Pas de douleurs névralgiques, ni migraines, ni spasmes; mais légers éblouissements passagers de la vue après travail assidu d'écritures.

Considérés par l'auteur comme la « déchéance prématurée de l'organisme, déterminée par ses abus, » ces accidents ont été combattus par le bromure de camphre, les pilules d'hyosciamine amorphe, des lotions et des bains sulfureux avec régime tonique et cessation du café et *gloria* le soir. Six semaines après, il accusait moins de sueurs, plus de repos la nuit et moins d'échauffement intérieur avec la peau propre, lisse et blanche, sans squammes ni démangeaison ; mais les poils et les cheveux continuaient à se dessécher, se casser et tomber, comme la conséquence de cet épuisement nerveux génital chez un homme de quarante-neuf ans ! Des embrocations toniques locales ont été prescrites pour combattre cette calvitie précoce.

128. — Homme d'âge moyen, refusant de le préciser et de donner son adresse. Atteint de pertes séminales involontaires depuis longtemps, après s'être adonné à la masturbation étant jeune. Livré d'abord à l'enseignement, il l'a quitté pour l'agriculture.

Débilité physique frappante, aspect hagard, mélancolique, yeux rouges, gonflés, infiltrés, timidité caractéristique, affaiblissement de la mémoire et la concentration des idées, neurasthénie évidente.

Il attribue tous ses troubles nerveux à sa débilité sexuelle et déclare perdre du sperme avec l'urine. L'examen confirme, en effet, la présence de spermatozoaires flottant dans ce liquide. C'est donc un cas de spermatorrhée réelle, le sperme s'échappant sans aucune excitation naturelle ni artificielle. (Beard, *observation XV*.)

129. — Un garçon de vingt-cinq ans, adonné à la masturbation de 1880 à 1889, en s'y livrant par accès plus ou moins fréquents, dont il donne la liste de seize à vingt-quatre ans, s'aperçoit en 1882 d'un varicocèle à gauche en faisant de la gymnastique. Écoulement uréthral ensuite d'un liquide blanchâtre, en allant à la selle, avec spasme qui a persisté depuis; urine blanche parfois.

Un charlatan, consulté en 1888, diagnostique une spermatorrhée et le soumet à l'usage de son rob et ses pilules pendant six mois; d'où s'ensuivit une odeur fétide du sperme et une maladie de vessie avec urines troubles et glaires blanchâtres, sédiment rouge jaune, graviers décelant à l'analyse un excès d'acide urique et urates alcalins. Redevenues claires sous l'influence des pilules Rochu, elles sont très abondantes après le repas et presque incolores avec un léger spasme de l'organe ensuite, quoique ne fumant ni ne buvant jamais. Père lymphatique, atteint d'une hypertrophie de la prostate à la fin de sa vie.

Quoique assez fortement constitué, ce jeune homme était anémié, nerveux, avec estomac très faible, digestions difficiles et sujet aux migraines, en été principalement; signes bien évidents de sa neurasthénie sexuelle. Il y a cependant des exceptions, malgré tous ces abus, chez les individus forts et robustes en particulier. Plusieurs se sont montrés réfractaires à ces pertes et accidents neurasthéniques, au moins immédiatement. Exemples :

130. — En vue d'un mariage possible prochainement, un grand garçon, brun, de fort belle apparence, occupant une position officielle en Bourgogne, demande la conduite à tenir en raison de son passé. Il a commencé à se masturber seul de neuf à dix ans, excité surtout par des idées de cruauté, en faisant souffrir des enfants ou les voyant martyriser. Éjaculation précoce, sans aucun accident ni relâche dans ses études.

A seize ans, il juge le frottement plus naturel et l'emploie au besoin ou par habitude jusqu'à vingt, sans pertes ni pollutions spontanées. Il s'essaie enfin aux rapports sexuels dans la prostitution et contracte deux blennorrhagies successives. Dégoûté, il revient au frottement sur ses draps en cas d'insomnie, et ce n'est que fasciné par la vue des femmes qu'il a recours à la prostitution libre ou clandestine, sans avoir eu jamais de maîtresse attitrée.

Malgré son âge et sa force, il s'exonère seulement tous les huit à dix jours et un suintement uréthral indolore se montre par intervalle. Un cathétérisme par le professeur Guyon, pratiqué la veille, n'a rien constaté. Il craint d'augmenter ce suintement en voyant des filles et demande s'il n'est pas préférable de s'exonérer par le frottement pour ne pas s'exposer à refuser le mariage en question. Un consultant célèbre lui a répondu que c'était indifférent. C'est le contraire, dis-je, les rapports naturels sont toujours préférables, avec une connaissance, sauf à prendre les précautions d'usage et des injections dans l'intervalle.

131. — Un étudiant juif, de vingt-trois ans passés, écrit que, depuis l'âge de dix-sept ans, il a contracté l'habitude de se coucher à plat ventre sur son lit, pour se polluer tous les deux à trois jours, en se masturbant dans la journée, ce qui fait ordinairement deux à trois pollutions chaque jour.

Il avait supporté ces abus sans accident, lorsqu'il s'aperçut récemment d'un chatouillement doux du méat avec sensation d'écoulement. Un fluide moins visqueux que le sperme s'écoule même parfois. Sensibilité émoussée du gland, absolument à nu par l'excision complète du prépuce lors de la circoncision, malgré une verge énorme dans l'érection.

Effrayé par ces découvertes, il cessa immédiatement toute pratique onanistique et se livra à des rapports normaux, tous les quinze jours, sans en ressentir grande volupté. Au moindre contact, un baiser même suffit à provoquer spontanément une abondante éjaculation. Quoique grand et fort, d'une constitution saine et robuste, il fut démoralisé en se croyant atteint dans sa virilité. Des douches froides périnéales et l'usage interne du phosphate de chaux n'ayant pas ramené l'équilibre de ses fonctions génitales, il vint demander avis sur ce qu'il devait faire en un pressant besoin : recourir aux prostituées qui le dégoûtent ou se polluer sur son lit? Ni l'un ni l'autre, répondis-je, travaillez moins tard, nourrissez-vous bien sans aucun excitant, continuez vos douches, ayez une connaissance pour vous exonérer au besoin, sans excès, en attendant votre mariage en vue.

Des effets différents, opposés même, résultent ainsi de l'irritation et l'abus naturel ou artificiel des organes génitaux, selon la constitution de ceux qui s'y livrent, dit Beard. Ils restent locaux chez les hommes forts, robustes, vigoureux, et se limitent ordinairement à l'impuissance à divers degrés, parfois jusqu'à la plus grave et opiniâtre, avec congestion de la prostate, absence de désirs et d'érections, éjaculations prématurées, refroidissement des parties, tandis que la constitution, la santé et les forces sont intactes. Il en cite les preuves suivantes à l'appui, sous les n°s 23, 24 et 25 de ses observations.

132. — Un gentleman de trente-sept ans, véritable athlète, très fort et distingué au gymnase, gros sans être très grand, se plaignait de faiblesse sexuelle l'empêchant de se marier. Adonné à la masturbation à quatorze ans, il y persista longtemps, étant tourmenté par de fréquentes érections, quoique ayant seulement deux pertes mensuelles. Malgré sa parfaite santé, il avait de si fortes palpitations que son prie-Dieu en était ébranlé à l'église. Des calmants et des toniques lui ayant permis de se marier, il vint tout effaré le lendemain annoncer son échec; il n'avait pu consommer son union. La continence lui fut prescrite avec reprise du traitement antérieur. Des symptômes prostatiques y firent ajouter l'emploi de la belladone, du seigle ergoté et la cantharide à faible dose. Peu de jours après, il obtenait un succès satisfaisant.

L'impuissance existant avec une force musculaire énorme est donc un fait intéressant, de même que l'état du cœur ressemblant plus à celui d'une femme délicate qu'à celui d'un hercule. L'échec du coït peut être ainsi plutôt psychique que physique, comme la preuve éclatante suit :

133. — Un garçon de trente-trois ans, masturbateur de dix-sept à vingt, est pris ensuite de pertes séminales. Elles avaient cessé, lorsqu'il fut atteint de congestion faciale avec dépression mentale telle qu'en se trouvant en compagnie, il était pris de palpitations et sentait ses jambes fléchir par crainte de la société. Mais sauf ces symptômes généraux, le pouls était bon et l'estomac excellent, muscles fermes lui permettant de grands efforts dans son commerce. A l'examen, ni phimosis, ni rétrécissement, malgré une gonorrhée antérieure. Néanmoins, la faiblesse sexuelle était manifeste par des érections sans éjaculation et incapacité d'un coït normal.

Soumis aux applications électriques, locales et générales, avec des sondes métalliques jusqu'à la profondeur du canal de l'urèthre prostatique et à l'aide de brosses électriques sur le périnée et la partie inférieure de la colonne vertébrale, aucune trace d'hyperesthésie n'en résulta, ni la moindre difficulté, dans ce traitement local, d'applications d'iodoforme et d'injections de liqueur de bismuth. Son amélioration permit enfin le mariage dont il remplit aussi bien les devoirs qu'il était incapable et insuffisant avec une étrangère, lorsqu'il était en proie aux symptômes d'anthropophobie précités. Il avait même échoué avec une étrangère, en s'essayant peu de temps avant son mariage.

134. — Un garçon ayant contracté l'habitude de la masturbation dès l'âge de quinze ans, et conservée durant plusieurs années, n'éprouva pas ensuite toute la volupté qu'il attendait des rapports naturels. L'éjaculation était trop rapide et le coït ne pouvait se renouveler qu'à de longs intervalles. Néanmoins, il resta ainsi jusqu'à l'âge de trente-sept ans, et consulta Beard pour cette débilité génitale. C'était un gentleman très-gros et grand, d'une force physique et d'une résistance considérables. L'examen montra le testicule droit très abaissé et irritable, avec douleur à la pression. Prépuce allongé. Conjonctivite, sans autres symptômes nerveux qu'un certain degré d'anthropophobie, c'est-à-dire hypocondrie, isolement, tristesse par crainte de la société. Il avait été traité par les sondes sans succès.

Ni albumine, ni sucre, ni spermatozoaires dans l'urine à l'examen, mais de l'oxalate de chaux et de l'acide urique en abondance.

Cette faiblesse était donc locale et non absolue; toutes les autres fonctions s'exécutant parfaitement. Bon appétit et digestion parfaite sans trouble intestinal. Mémoire intacte. Pas de sueurs des mains, ni mal de tête, ni douleurs d'aucune sorte. Continence prescrite pendant qu'il était soumis à l'emploi combiné du seigle ergoté et de la belladone, des acides minéraux, faradisation interne avec des sondes chauffées. En quelques semaines, le résultat fut si satisfaisant que le mariage put avoir lieu.

*
* *

L'onanisme antérieur, masturbation ou frottement, ne doit pas être seul incriminé comme cause des pertes séminales involontaires, ni les excès sexuels ensuite y contribuant aussi activement. L'exubérance du prépuce suffit à les produire, comme la continence prolongée et l'irritabilité du fond du canal. Ces pertes n'existent jamais sans un certain degré d'impuissance. Tout homme en bonne santé, générale et locale, qui en est atteint avec la faculté de se livrer au coït, est aussi menacé de ce premier degré d'impuissance, comme celui qui, frappé d'aspermatisme, n'a pas d'éjaculation. Selon Beard, l'absence presque complète de ces pertes, durant une abstinence absolue, est aussi une preuve d'impuissance commençante. Ce symptôme accompagne la vraie spermatorrhée et l'impuissance. (Page 167.) Il en signale les exemples suivants.

135. — Un jeune homme, se plaignant simplement d'insomnie, révéla, en l'interrogeant, qu'il avait des pertes involontaires et n'avait pas encore totalement abandonné son ancienne habitude de la masturbation. Son prépuce était si adhérent au gland qu'il restait un très petit espace libre au passage de l'urine. De ces différentes causes, quelle était celle de l'insomnie? Un traitement par l'électricité, divers calmants et un régime tonique, institué pour le savoir, n'ayant amené qu'une amélioration lente, ce fut la démonstration que l'obstacle à l'émission de l'urine en était la principale.

136. — Un garçon de trente ans environ, ayant éprouvé de violentes douleurs dans la partie inférieure de la colonne vertébrale, s'en était trouvé spontanément soulagé en étirant son prépuce dont l'ouverture rétrécie formait un phimosis incomplet. Inégalité par accès des pupilles avec frissons nerveux, accompagnés d'hypocondrie, puis isolement par crainte de la société, incapacité de travail l'empêchant de continuer sa profession qui exige l'emploi du microscope. Examinant son urine avec cet instrument, il fut surpris d'y découvrir des spermatozoaires. Ce pouvait être là une cause de son état chronique d'épuisement nerveux. Soumis à un traitement général et local, tonique et sédatif, il fut en effet amélioré très promptement. Cette spermatorrhée latente par les urines et les selles doit donc être cherchée et traitée en conséquence.

137. — Un homme veuf, d'âge moyen et en parfaite santé, s'aperçut, en se remariant, que sa virilité avait considérablement diminué. L'absence d'atrophie apparente des organes fit recourir à l'électricité et bientôt reparut sa vigueur primitive. C'était un simple affaiblissement fonctionnel produit par des excès antérieurs et l'anxiété de ne pas être aussi vigoureux avec sa seconde femme qu'avec la première. Cette interprétation était justifiée par le défaut de signes morbides et une santé parfaite. Quoique fréquent, ce fait n'est pas toujours aussi justement compris.

138. — Un jeune médecin de vingt-cinq ans, marié à vingt-quatre, n'avait eu qu'un seul rapport sexuel auparavant. Mais il avait été enseigné à la masturbation de douze à quatorze ans, et l'avait prolongée jusqu'à dix-huit environ. En la cessant brusquement, des pertes s'ensuivirent comme à l'ordinaire, mais seulement deux à trois fois par semaine, jamais plus.

Marié dans ces conditions, il n'avait pu avoir que trois rapports très incomplets avec sa femme, durant la première année, l'éjaculation étant trop rapide et l'érection faisant défaut. Il éprouvait aussi simultanément la crainte de la société, des sueurs des organes génitaux, les bourses surtout. Testicules petits, le gauche principalement. Aucun trouble cérébral ni douleur vertébrale. Il était capable de faire de longues courses à cheval et en voiture pour sa clientèle, et s'y livrait aisément.

Deux à trois pertes hebdomadaires ne sont donc pas sans importance, comme on l'admet, et le danger du mariage dans ces conditions est évident. Cet homme n'était nullement hypocondriaque et tous les symptômes décrits étaient objectifs. Il suffit d'un traitement local et général pour les faire cesser rapidement et il annonçait bientôt que sa femme était enceinte. (Beard, *observation XXXIX*.)

139. — Un autre médecin, d'âge moyen, veuf depuis sept ans, d'une constitution délicate et d'un tempérament très nerveux, éprouvait depuis lors des douleurs dans le dos et les épaules, avec dépression mentale, insomnie et élancements ataxiques. Il s'émotionnait en compagnie, celle des étrangers surtout, et se trouvait prostré à la moindre fatigue, comme le plus léger trouble mental le perturbait

Vessie très irritable déterminant l'écoulement involontaire de l'urine par l'immersion de ses mains dans l'eau froide; la moindre excitation provoquait l'écoulement d'une goutte uréthrale, *weeping penis*. Le canal de l'urèthre était ainsi une source d'irritation réflexe perpétuelle de tout le corps. Des pertes séminales se produisaient à la moindre excitation, depuis son veuvage, comme il en avait éprouvé avant son mariage. L'examen de l'urine montra la présence de nombreux spermatozoaires et cette spermatorrhée était probablement très ancienne. Il fallut ainsi recourir à l'emploi de mesures et de précautions spéciales, pour introduire les instruments nécessaires à l'application de l'électrolyse et la faradisation de la portion prostatique de l'urèthre.

De là le grave danger des cautérisations pratiquées au fond du canal et soi-disant sur la prostate, par certains charlatans, pour tarir plus sûrement les écoulements vénériens chroniques, les gouttes militaires persistantes et même les pertes séminales. L'un d'eux, en se prévalant de l'autorité du célèbre professeur Lallemand (de Montpellier), qui a inauguré cette opération contre ces pertes, s'en est fait une spécialité très fructueuse en la proclamant radicale. Plusieurs de ses victimes sont venues m'en exhiber les tristes reliquats.

140. — L'un était ce bellâtre galantin de quarante ans, cité page 308 des *Anomalies sexuelles*, lequel, après deux cautérisations subies dans la jeunesse, était devenu impuissant. Un autre, qui en avait subi sept en dix-huit mois, en était resté mélancolique et hypocondriaque cinq ans après, se plaignant d'une douleur sourde à l'anus, le périnée et la verge. « A la moindre émotion ou contrariété, disait-il, je le sens à la prostate. » L'examen et le toucher rectal ne décelaient absolument rien. Je finis par le convaincre de ses idées préconçues, hypocondriaques, d'après ses rapports normaux et indolores avec sa jeune femme. Depuis trois ans, il est heureusement plus tranquille en ne se droguant plus.

141. — Le troisième, Bordelais de trente-quatre ans, atteint de pertes séminales consécutives à la masturbation et la continence, après trois cautérisations subies de 1885 à 1891 pour un soi-disant relâchement des canaux éjaculateurs, et suivies d'hémorrhagies, en était devenu absolument neurasthénique en 1892. « Je suis si faible, écrit-il, que ma tête tourne avec de fréquents éblouissements, » la mémoire fait défaut, la vue se trouble, les jambes fléchissent et des gouttes comme du blanc d'œuf, qu'il croit être du liquide prostatique ou du sperme, sortent avec l'urine. Néanmoins, il n'était pas impuissant; mais les rapports sexuels sont si fatigants qu'il en éprouve, deux à trois jours après, une très grande fatigue des jambes et de la verge, avec cuisson dans le canal et le méat dur et bouffi. De là leur extrême rareté.

En les prescrivant plus fréquents et réguliers avec un traitement toni-sédatif, bains froids, distractions, ce régime, suivi pendant six mois, l'avait si bien amélioré, qu'il était disposé à réaliser un mariage en vue depuis longtemps, malgré la persistance des troubles digestifs et sa profession de voyageur de commerce.

142. — Le dernier subit cette cautérisation à vingt-deux ans, après une première blennorrhagie mal traitée, contre la persistance intarissable de l'écoulement et des pertes séminales très abondantes nuit et jour. Il s'était masturbé presque toutes les nuits, de dix-sept à vingt et un ans, et avait été ajourné pour son service militaire à cause de sa faiblesse constitutionnelle. Envoyé dans le Sud-Oranais, il était réduit à des rapports sexuels frustes avec éjaculation prématurée, sans projection ni volupté, abattement considérable ensuite et suintement uréthral d'un liquide muqueux abondant et épais. Miction douloureuse et malaise dans les reins, nonchalance, perte d'énergie, de volonté et de décision provoquant son renvoi en France.

Ces mêmes accidents persistaient quatre ans après son retour au Hâvre, avec faiblesse extrême dans les reins et la colonne vertébrale, après un coït hebdomadaire avec une amie, malgré un bon régime et une hygiène convenable. D'où l'état morose, taciturne et apathique de ce garçon de vingt-sept ans.

Ces résultats contre-indiquent donc formellement l'emploi de cette dangereuse cautérisation, ainsi faite à l'aveuglette, plutôt que de l'encourager pour arrêter, supprimer les écoulements chroniques de l'urèthre, les pertes séminales en particulier. D'autant moins que leur cause est reconnue actuellement plutôt nerveuse qu'inflammatoire ou organique, comme on l'admettait lors de l'inauguration il y a un siècle, sous le règne de la doctrine exclusive des phlegmasies de Broussais. C'est absolument le contraire maintenant. L'irritabilité spéciale de la portion prostatique de l'urèthre, décelée par Beard dans de nombreux cas de neurasthénie sexuelle au passage de la sonde, témoigne de son caractère nerveux. Ses cas IX et X en sont le type par la rétraction du pénis et la contraction douloureuse du canal. « Après l'estomac, dit-il, l'urèthre prostatique, c'est-à-dire la partie la plus profonde et cachée du canal, confinant à la prostate et à la vessie, est probablement le centre le plus important d'irritation nerveuse du corps. Son état maladif est à la fois une cause et un effet d'affaiblissement nerveux. Une prostate irritable ne peut exister, sans que la santé générale en soit troublée et il n'y a pas d'affaiblissement nerveux persistant, sans que l'urèthre prostatique s'en ressente. » En intéressant plus ou moins le col, c'est-à-dire l'ouverture de la vessie, la cautérisation produirait donc presque fatalement une complication dangereuse.

En résultant toujours de manœuvres, d'abus ou d'excès des organes génitaux, les douleurs locales dans la neurasthénie sexuelle ou épuisement nerveux génital doivent donc être plutôt nerveuses qu'inflammatoires. Une série d'instillations caustiques diverses, faites sur la muqueuse par le docteur Desnos, contre une prostatite chronique, ont ainsi, après guérison apparente, été suivies d'accidents consécutifs. D'où sa préférence actuelle des lavements et suppositoires par l'anus, comme nous les employons exclusivement depuis longtemps contre les douleurs locales, les érections insuffisantes, les éjaculations prématurées, les pertes séminales, les troubles de la miction et autres accidents résultant de l'affaiblissement et l'épuisement nerveux génital. Dès qu'il n'y a pas d'altérations ni de lésions appréciables, il ne peut s'agir que de troubles nerveux ou névroses locales justiciables de ce mode de traitement topique.

La cautérisation directe, immédiate, de la prostate est si grave, qu'elle peut entraîner la stérilité de l'homme, comme ses maladies. En modifiant le tissu de cette glande, elle altère aussi sa fonction spéciale de fournir un liquide servant à revivifier les animalcules fécondants du sperme, lors de son passage à travers cet organe. Des expériences de Fürbringer sur les animaux démontrent que ce fluide manquant, la vitalité, les mouvements actifs des spermatozoaires en sont atteints, diminués, nuls.

Elle est d'autant plus dangereuse et moins indiquée que l'écoulement du sperme provient parfois d'une autre source. Les vésicules séminales, réservoirs du sperme, le laissent ainsi écouler passivement, lorsqu'elles sont irritées, enflammées, en donnant lieu à une véritable spermatorrhée. Or, l'anus est alors la voie la plus directe pour atteindre le mal et en obtenir la guérison.

Ces cas se distinguent par l'écoulement chronique, depuis des mois, sinon des années, d'un liquide comme gélatineux, purulent ou muqueux, se manifestant en urinant et surtout en allant à la garde-robe. Des spermatozoaires morts s'y rencontrent parfois. Une sensation de plénitude et de malaise de la vessie et du rectum en résulte d'ordinaire, avec diminution de la vigueur sexuelle et des signes neurasthéniques plus ou moins graves, selon l'abondance et l'ancienneté de l'écoulement. Le médecin peut s'assurer du siège et de la nature du mal local par le toucher rectal, dans une certaine position, et par une sorte de massage sur le mal même avec onctions, douches et lavements froids, indiqués au traitement, page 434.

Névroses génitales. — Une complication fréquente des pertes séminales consiste en douleurs vagues, sourdes, exacerbantes ou par accès, disparaissant et revenant sans causes fixes ni appréciables dans les organes génito-urinaires profonds et cachés. Telle est la caractéristique de ces affections nerveuses, difficiles à localiser, analogues à l'irritabilité nerveuse du canal de l'urèthre et de la vessie, constatée par Beard chez les neurasthéniques des deux sexes ; ce qui donne souvent lieu à la diminution de la gravité spécifique de l'urine, notamment chez les jeunes malades, avec excès de phosphates. Les vieux, au contraire, dit-il, ont surtout des troubles digestifs et hépatiques, c'est-à-dire du foie, avec urine chargée de phosphates, urates et oxalates. Des traces d'albumine se rencontrent même communément chez les plus affaiblis et les mélancoliques. On y constate aussi fréquemment des spermatozoaires chez les mariés comme chez les célibataires jeunes ou vieux. (Page 147.) L'incontinence d'urine peut même en résulter dans certains cas, comme nous l'avons constatée chez des masturbateurs en particulier, notamment l'étudiant anglo-allemand d'Oxford. Il est aussi admissible que les pertes séminales en dépendent parfois.

Malgré l'extrême difficulté de limiter exactement le siège de ces névroses, Peyer (de Zurich) a récemment essayé ce tour de force en les localisant à la prostate. Cette glande reliant entre eux : la fin du canal membraneux de l'urèthre et le col de la vessie avec l'abouchement des canaux éjaculateurs, il a réuni ainsi ces trois organes connexes en un seul. D'où les trois formes variées qu'il assigne à ces névroses prostatiques, selon leur siège et leurs caractères particuliers.

Généralisée à la prostate seule, cette névrose détermine une sensation presque continue d'irritation, augmentant parfois jusqu'à une douleur violente s'irradiant vers la vessie et l'anus. Une sensation de jouissance a lieu souvent par la défécation, avec retentissement dans le creux des mains et la plante des pieds. Sommeil lourd, faiblesse musculaire, congestion de la tête, palpitations et autres accidents neurasthéniques. Les émotions morales pénibles retentissent souvent à la région prostatique avec contraction des bourses et de la verge se rapetissant beaucoup. L'examen anal démontre l'absence absolue d'engorgement et d'aucune lésion organique de la glande.

La névrose de la portion prostatique du canal de l'urèthre, considérée comme une névralgie du col de la vessie, est surtout caractérisée par la sensibilité excessive de cette partie de l'urèthre au passage de la sonde. C'est évidemment les mêmes signes d'irritabilité qui sont précédemment signalés par Beard.

La troisième forme se manifeste habituellement par un spasme du sphincter de la vessie, plus ou moins marqué et durable, rendant les malades incapables d'uriner lorsqu'ils sont pressés, obligés de le faire en public, dans la rue, ou s'en étant abstenus trop longtemps. C'est l'effet d'une irritabilité excessive des parties musculeuses de la prostate. Ce spasme passe souvent à l'état chronique, en rendant la miction lente, difficile, et parfois d'un jet fin et interrompu. Il suffit de n'y pas faire attention et de frotter doucement le canal de l'urèthre pour y remédier.

143. — Un jeune commis d'administration militaire, à Philippeville, exempt d'affections vénériennes, malgré des excès sexuels, accusait en 1890 des accidents se rapportant à cette névrose. Malgré un sommeil assez régulier, il avait tous les quatre à cinq jours une perte séminale, l'affaiblissant tant que son aptitude au travail en était atténuée, à ce point que tout autre plus pénible lui serait impossible, dit-il. Bâillements fréquents et constipation intermittente. Urines très chargées depuis trois ans, très mousseuses à l'émission et déposant une matière blanchâtre abondante, avec une couche à la surface reflétant toutes les couleurs de l'arc-en-ciel. Frisson lors de l'émission et élancements dans la verge aboutissant au gland. Le sondage étant nécessaire, il a été adressé au major.

Ces névroses sont déterminées par les abus de l'onanisme manuel ou par frottement, les excès vénériens, les blennorrhagies, les fraudes dans le coït, les émotions morales et le refroidissement. Le traitement en est donc subordonné à la cause. Mais l'hygiène particulière à observer, dans tous les cas, est de prévenir la constipation, de régler son régime et sa vie sexuelle. Les grandes fatigues, les longues courses à pied doivent être évitées, ainsi que l'équitation et la bicyclette.

∴

Quand, sans cause bien appréciable, avons-nous dit page 292 des *Anomalies sexuelles*, l'homme ayant passé la cinquantaine se plaint de faiblesse génitale ou, au contraire, de priapisme, il faut toujours interroger la glande prostate, les excès vénériens, la masturbation et les affections génito-urinaires par l'examen de l'urine dont ces troubles génitaux proviennent fréquemment. En l'absence d'aucune cause de ce genre, il faut examiner s'il n'existe pas des signes de neurasthénie pour les expliquer, comme dans le cas suivant :

144. — Un homme d'âge moyen, très actif dans sa profession, exempt d'excès sexuels et de tout autre, fut pris d'accidents singuliers. Les désirs vénériens étaient augmentés le jour sans érection, tandis que celle-ci persistait la nuit, sans autre suite qu'une douleur dans les testicules et la vessie. Il ne pouvait alors se livrer au coït sans en éprouver une extrême prostration avec palpitations consécutives. D'où son abstinence habituelle.

Durant ces accès nerveux intermittents et prolongés, cet homme était incapable de sortir et même de quitter le lit; il ne se livrait à ses affaires que par ordre. Et dans cet état d'épuisement, l'excitation sexuelle était malfaisante. Il ne pouvait remplir ses devoirs conjugaux que dans les intervalles où, jouissant d'un bon appétit, il pouvait sortir et gérer ses affaires. (Beard, *observation XXXIV.*)

145. — Employé d'âge mûr, célibataire, dont les urines ont été longtemps chargées d'un sédiment briqueté qui a disparu. Le 1er juillet 1891, il se plaint d'affaiblissement génital, marqué par des érections incomplètes, paresseuses et courtes, avec éjaculation rapide. Douleurs de reins obligeant à rester presque droit, sans pouvoir se baisser. Assis, une sensation vénérienne est ressentie de l'anus à la verge, avec rétraction très marquée des bourses. Tout cela d'une manière intense, surtout en mai et septembre, n'éprouvant que très rarement ces effets le reste de l'année; au contraire, un coït normal s'exerce alors plusieurs fois par semaine.

Malgré la difficulté d'un diagnostic précis, dans ces consultations par correspondance, le caractère nerveux passager de ces symptômes à certaines époques implique plutôt une neurasthénie sexuelle, selon Beard, qu'une affection rénale ou calculeuse.

Priapisme. — Cette névrose génitale, caractérisée par des érections spontanées, persistantes, durables et sans éjaculation, revenant à heure fixe, sans cause appréciable, est légère ou grave selon les cas. Localisée au centre génital de la moelle lombaire, elle peut être un simple effet de la continence, comme l'observation 31 en est l'exemple. C'est l'exception et, en pareil cas, le remède est à côté du mal pour ceux qui ne sont pas voués ou forcés à la garder absolument. C'est le contraire quand elle est la conséquence et la suite d'abus de la masturbation. Afin de se débarrasser de leur fatale passion, des masturbateurs s'essayant aux rapports sexuels dans la prostitution, loin d'en être satisfaits, en sont au contraire surexcités par des érections persistantes telles, qu'ils sont obligés de se masturber pour qu'elles tombent. C'est là un vrai priapisme dont les exemples 168 à 172 des *Anomalies sexuelles* montrent le danger. En voici la confirmation :

L'ancien séminariste de vingt-deux ans, déjà cité page 286, en offre un autre exemple par sa masturbation continue depuis l'âge de neuf ans. Ses désirs vénériens étaient si violents qu'il ne pouvait se coucher sans entrer dans des érections fortes et persistantes, l'empêchant de s'endormir. Effet de sa continence absolue, entretenue par une extrême timidité et des scrupules religieux.

« Des érections spontanées et sans issue, tous les matins en me levant et souvent aussi dans le jour, dit un Suisse de vingt-trois ans, adonné à la masturbation à deux depuis l'âge de onze ans, sont si durables et persistantes, malgré les calmants, qu'elles m'affaiblissent beaucoup. »

Des rapports sexuels, normaux et réguliers, sont le meilleur remède à ce priapisme de la jeunesse, quand ces masturbateurs effrénés n'en sont pas incapables, c'est-à-dire impuissants. Des ablutions froides et renouvelées, des onctions calmantes locales, sinon des suppositoires dans l'anus, sont nécessaires contre leur insomnie, les cauchemars et l'affaiblissement nerveux en résultant. Mais les accidents consécutifs du retour d'âge sont encore bien plus redoutables. Exemples :

146. — Un administrateur en Algérie, né de parents français, accusait à trente-neuf ans des accès de priapisme chaque nuit, combattus inutilement, depuis deux ans, malgré l'emploi des bromures de camphre et de potassium, du lupulin, des bains chauds et froids, des douches et des frictions locales sèches et humides sur la moelle lombaire, même avec l'huile de croton, par le docteur G..., ancien médecin des hôpitaux, m'assurant directement n'avoir constaté aucune lésion appréciable. De constitution robuste et solide, mais très nerveux et impressionnable, sans diabète ni maladie de vessie, mais hémorrhoïdaire par l'usage constant du cheval dans ses longues courses, il n'a eu, en 1882, qu'une gastrite qui a duré deux ans et lui a laissé une digestion difficile, sans constipation. Il ne peut donc attribuer ces accès qu'à la masturbation, de quatorze à vingt ans, et aux excès sexuels, naturels et artificiels, où sa nature ardente le poussait incessamment. Marié ensuite, il a eu trois enfants bien portants et n'a jamais éprouvé de faiblesse génitale que depuis son priapisme. Ses forces en sont tellement épuisées, qu'à son âge, il est presque complètement impuissant. C'est à peine s'il peut, tous les quinze jours, satisfaire imparfaitement ses désirs, l'éjaculation étant presque nulle, quoique n'ayant pas de pertes séminales ; état d'autant plus pénible que sa femme, encore jeune, souffre de cette situation.

Ni douleurs, ni élancements dans les membres inférieurs. Érections indolores cessant aussitôt par l'essai du coït, en s'asseyant sur le lit comme en se levant. Le scrotum flasque et les testicules pendants reprennent aussitôt l'état normal par l'ablution. Des bains locaux de vin chaud aromatisé sont restés sans effet.

Prescription : piqûres de feu sur les côtés de la colonne vertébrale lombaire ; granules d'un demi-milligramme de hyosciamine amorphe à prendre en se couchant, pour entretenir le sommeil, avec suppositoires à la cocaïne ; poudre de valériane en cachets ; pilules de valérianate de quinine ; douches en pluie sur la tête matin et soir. Suspendre l'usage du cheval. Dormir le jour et passer la nuit dans un fauteuil ou un hamac. Onctions de l'anus avec huile camphrée et onguent populéum.

Ce traitement, continué de novembre à la fin de décembre 1889, n'a produit aucune amélioration sur le priapisme ; les hémorrhoïdes ont seules été très modifiées favorablement. Le priapisme avec impuissance persistait encore au commencement d'octobre 1893, quand ce malade s'est présenté dans un état de santé apparente ; il n'y avait plus à constater qu'une névrose locale intermittente, contre laquelle j'ai prescrit le chlorhydrate de quinine.

147. — Un autre priapisme moins accentué s'est offert avec une neurasthénie sexuelle hypocondriaque des plus graves, chez un Belge de quarante-huit ans, venu pour me consulter en avril 1892. Après des abus de masturbation au collège, surtout de seize à dix-huit ans, des excès de coït, produits par la surexcitation de l'appareil nerveux génital, s'ensuivirent comme chez le premier. Des pertes séminales, en résultèrent de même à trente-cinq ans, sous forme de spermatorrhée, qui ont cessé par l'usage prolongé des toniques.

Croyant pouvoir se marier, cet homme énervé n'eut que

des érections imparfaites et, un an après, la spermatorrhée reprit son cours. Il s'adressa alors à divers charlatans d'après leurs annonces. Après avoir subi la fameuse cautérisation de la prostate par le même, sans plus de succès que dans les quatre cas signalés page 372, il fut soumis à l'usage de divers remèdes internes, prétendus infaillibles, qui lui détraquèrent l'estomac. L'hydrothérapie prolongée à Bruxelles et les anti-nerveux restèrent sans autre résultat que leurs mauvais effets sur les voies digestives. L'atonie de l'estomac, jusque-là assez bon, fit abandonner ces divers traitements pour se borner aux toniques avec l'usage des eaux de Spa.

Mais les pertes séminales, qui n'avaient pas cessé, redoublèrent avec érections priapiques croissantes. Celles-ci diminuèrent à mesure que les autres augmentaient, au point de se produire sans érections. Puis ces dernières reprirent le dessus et deux ans après, aussitôt endormi, il était tourmenté et réveillé par des érections persistantes et renouvelées chaque nuit, avec une ou deux pertes seulement par semaine, parfois avec élancements inquiétants dans le dos. Constipation rebelle, digestions lentes, quoique fumant peu et ne buvant pas. C'est dans cet état qu'il était allé se soumettre au traitement empirique du curé allemand Kneipp, à Wörishofen, où il fit un séjour de deux mois sans aucun soulagement. Une saison aux eaux de Néris, la Bourboule ou Royat eût assurément mieux réussi contre son état nerveux.

Le priapisme étant le symptôme dominant, en réveillant le malade toutes les deux heures plusieurs fois chaque nuit, je prescris de petits lavements tièdes au baume tranquille camphré en se couchant, à garder pendant la nuit, et le même topique sur la verge. Coït régulier hebdomadaire. Badigeonnages iodés au bas de la colonne vertébrale.

Trois semaines après, il accusait une seule perte *involontaire*, quoique le coït n'empêchât pas l'érection de se produire, même quelques heures après, causée par *l'irrita-*

tion de la moelle. Alternatives de constipation et de diarrhée, urination troublée seulement après une forte érection prolongée, élancements au pied droit, passagers et rares.

Convaincu d'être menacé d'ataxie par ces douleurs et celles du dos, il se présente, le 9 mai, pâle, amaigri, l'œil fixe et hagard, épouvanté. Il s'exagère son état, idées noires et craintes hypocondriaques, ses insomnies lui perturbant de plus en plus l'esprit. J'insiste sur le même traitement, avec usage des dragées au bromure de camphre et un granule d'hyosciamine amorphe en se couchant, lotions cutanées comme dérivatives. Exercice, promenades, distractions, jeux et lectures agréables et intéressantes avec régime tonique sans nul excitant.

Je crois avoir rendu service à cet homme, comme à plusieurs autres capables d'entendre la vérité, en lui faisant comprendre qu'il s'abusait sur l'extrême gravité de son état, en étant le jouet d'idées fausses et de préventions, comme il avait été la victime des charlatans. La cessation presque complète de ses pertes par de simples remèdes et la reprise de la vie conjugale prouvaient que c'était une simple névrose; d'où la démonstration qu'il en était de même du priapisme devant disparaître également par les moyens indiqués; au besoin, quelques doses faibles d'antipyrine et l'usage du valérianate d'ammoniaque. En le rassurant et le calmant ainsi, il semble être guéri, n'ayant plus entendu parler de lui.

Beaucoup de ces malades, sans être hypocondriaques ni neurasthéniques, peuvent croire, à certains signes, à des maladies de la prostate ou de la vessie. Une légère irritation mécanique produite par l'équitation ou la bicyclette, sinon des voyages en voiture dure ou en chemin de fer, suffit, en retentissant sur le siège, périnée ou prostate, à déterminer de la douleur locale ou une pollution involontaire et les rendre ainsi plus souffrants. Des médecins peuvent même en être dupes et annoncer de bonne foi avoir prévenu ou guéri de graves maladies organiques par un simple traitement neurasthénique.

Beard admet qu'une irritation locale de la moelle inférieure est la principale cause de ces divers accidents. La paternité est bien capable de cette indulgence, mais à moins de dire irritabilité nerveuse au lieu d'irritation organique, cette interprétation n'est pas admissible.

La constipation est surtout à surveiller, en pareil cas, d'autant plus que les neurasthéniques s'en plaignent moins d'ordinaire que du dévoiement. Une défécation difficile, laborieuse, ébranle tout le système nerveux. Elle détermine surtout, chez les gens faibles et débiles, un affaiblissement allant parfois jusqu'à la syncope. C'est en dégageant, libérant souvent l'anus, par des lavements glycérinés, qu'on évitera son encombrement. Dans l'épuisement nerveux génital surtout, où la pression des matières durcies peut irriter l'urèthre prostatique chez l'homme ou la matrice chez la femme, des accidents sérieux sont à prévoir sur les pertes séminales, la prostatorrhée et les autres troubles génitaux.

HYGIÈNE ET TRAITEMENT

Aucun moyen spécifique ni remède infaillible n'existent contre l'affaiblissement ou l'épuisement nerveux génital, sauf la suppression de la cause qui les a provoqués, déterminés au début et les entretient. Il ne suffit même pas de l'annihiler, dès qu'elle a altéré l'ensemble du système nerveux et que divers organes sont atteints : cœur, estomac, virilité. D'autant moins que cette cause principale, ordinairement localisée dans l'appareil génital, est souvent aggravée par des tares constitutionnelles, signalées aux *Causes générales*, ou entretenue par un état psychopathique du cerveau, dont la généralité des malades n'ont pas conscience.

Plusieurs organes sont ainsi souvent atteints, quand le mal génital se déclare et, dans le trouble général ou local des fonctions du cœur, l'estomac, le cerveau, les reins, la vessie ou tout autre, les malades sont enclins à attribuer leur faiblesse sexuelle à des causes accessoires ou tributaires du mal local. Moyen souvent inconscient de ne pas s'avouer ni reconnaître les abus, les excès vénériens commis. Comment confier à son médecin ordinaire tant de mauvais penchants, de fautes passées, pour une faiblesse de la vue, des battements de cœur ou de mauvaises digestions ? On n'en parle pas et, s'il y a des troubles génitaux coïncidents, on les passe sous silence, en les attribuant à ces accidents de la vue, du cœur ou de l'estomac, à l'anémie et la faiblesse en résultant. Le médecin peut ainsi errer et erre souvent, en ignorant la source spéciale d'où proviennent ces divers troubles. Exemple ce pédéraste anglais, voyageant pour rétablir sa santé délabrée. Consultant un oculiste, en Suisse, sur les troubles de sa vue, il ne lui dit rien de son état mental ni de son éloignement de la femme. Aucune lésion locale n'apparaissant, les accidents furent attribués à l'anémie avec traitement en conséquence et surtout *l'abstention des plaisirs sexuels* dont le malade était vierge. C'était un continent par *respectability*, comme il me l'a avoué ensuite, et la principale cause de son état neurasthénique. (*Observ. 221 des Anomalies sexuelles.*)

L'observation 94 précitée le démontre avec plus de précision encore, en s'appliquant à la masturbation solitaire, cachée au médecin ordinaire et non découverte ni même soupçonnée par celui-ci. La neurasthénie évidente avait été parfaitement diagnostiquée, mais sans en chercher la cause. En me la révélant spontanément ensuite, comme je l'ai découverte en maints autres cas par mes interrogations, elle put être qualifiée très positivement de *sexuelle* dont le remède infaillible était une grande réserve dans les rapports conjugaux.

D'où l'utilité, la nécessité et l'urgence même, pour le malade comme pour le médecin, d'éclairer la question des fonctions sexuelles dans tout cas d'anémie, d'anesthésie évidente ou de faiblesse inexplicable. C'est le plus souvent faute d'être interrogés sérieusement à ce sujet que les malades persistent dans leur mutisme à dévoiler leur secret, comme dans l'observation 93. Tout en formant ce projet d'avance, ils ne manqueraient pas d'entrer dans la voie des aveux les plus pénibles et sincères, s'ils y étaient pressentis, provoqués habilement et mis à leur aise, comme ils le font oralement ou par correspondance ensuite, à ceux qu'ils savent s'être occupés spécialement de ce qui les inquiète. Étant les plus intéressés à discerner et découvrir la principale cause de leurs souffrances, ils doivent toujours la chercher dans l'étroite limite de l'appareil génital, où les maladies nerveuses prennent si communément naissance par l'excès, le défaut ou l'abus d'exercice donné à leurs fonctions naturelles. Ils ne manqueront donc jamais d'y être attentifs et d'en signaler jusqu'aux moindres troubles comme essentiels pour le succès de leur guérison.

Ces lignes sont dictées par le cas suivant, actuellement en observation.

148. — Garçon de trente-trois ans qu'une chute faite dans son enfance a réduit à l'immobilité et l'isolement presque jusqu'à vingt ans, par des complications consécutives qui ont déterminé des difformités apparentes. Fils unique, et privé ainsi des exercices, des jeux, des plaisirs, des relations, des réunions et de la société de la jeunesse, il s'est livré à l'onanisme manuel et par frottement, comme dans les observations 108 et 193 des *Anomalies sexuelles*, mais toujours modérément. Des pertes séminales involontaires n'en sont pas moins résultées. Soumis ensuite à un travail sédentaire continu, durant douze à quatorze heures par jour, dimanches et fêtes, timide et presque honteux de ses difformités, il a persisté dans son isolement et son habitude jusqu'à trente et un ans, privé d'aucun rapport sexuel, malgré un bon appétit et une nourriture équivalente sans alcool ni tabac, un excellent sommeil, une vie réglée de célibataire, sans aucun exercice ni amusement.

Il ressentit alors une excitation nerveuse du cœur sans palpitations, surtout après son meilleur repas de midi, avec accélération vive des battements sans douleur; mais une gêne locale en marchant vite, la moindre course et en montant l'escalier. Il ne peut se coucher à gauche sans les éprouver. Une chaleur fébrile se manifeste avec transpiration de la paume des mains, légers tremblements, sensibilité aux changements de température et sensation spéciale des yeux, à la suite d'un travail de bureau plus prolongé, avec chassie des paupières au réveil; fatigue enfin dans la colonne vertébrale et le bas des reins, son endroit sensible.

A la lecture de l'*Onanisme*, il comprend que ces accidents peuvent en être la conséquence et cessé aussitôt. Sous l'influence du besoin, il essaie même des rapports sexuels avec succès; mais les prostituées le dégoûtent. Il aime la femme et s'y sent attiré sans oser lui parler. Son inquiétude augmentant, il s'adresse successivement à deux médecins, en se plaignant des symptômes ci-dessus et taisant ce qu'il soupçonne en être la cause. Par ce temps de neurasthénie à la mode, elle est immédiatement diagnostiquée, en ne trouvant ni souffles, ni bruits au cœur, ni lésion, ni maladie organique. La spartéine est indiquée comme calmant avec le bromure de potassium et des toniques, sans rien demander des fonctions sexuelles.

Plus d'une année de ce traitement n'ayant amené aucune sédation appréciable des battements cardiaques, il est devenu de plus en plus impressionnable, nerveux et inquiet. Il m'adresse alors le détail de l'exposé ci-dessus, en quatre pages in-folio petit texte, dans de très bons termes, pour ne pas avoir à me le décrire en face ni en oublier aucun en se présentant quelques jours plus tard. Sa constitution ni sa santé, d'une apparence luxuriante, n'en paraissaient altérées. Mais les battements du cœur sont devenus si forts, rapides, tumultueux, que sa vie en est tourmentée, empoisonnée. Je les constate tels, en effet, sans autre cause appréciable que l'effet nerveux de l'examen. Je le rassure, en lui exprimant l'idée que sa continence absolue, anormale — les pollutions spontanées étant presque disparues — sa vie retirée, son travail cérébral prolongé, sans exercice musculaire, sans distraction ni communication, même en famille, son célibat en un mot, pourrait bien être l'agent principal, surtout après ses abus prolongés antérieurs.

— La pensée du mariage dans ma situation est impossible, objecte-t-il.

— Vous pouvez du moins vous exonérer régulièrement avec une connaissance, puisque vous avez éprouvé plaisir et soulagement en vous essayant à deux reprises. Ces rapports sexuels sont ainsi prescrits comme moyen principal, en ajoutant quelques granules de digitaline, l'usage de la kola granulée et le *quinium* alternativement, avec douches, l'exercice au grand air et distractions, pour faire trêve à l'idée fixe d'une maladie de cœur.

Trois mois après, il avait pris ponctuellement les médicaments prescrits et, par surcroît, le bromure de potassium et la spartéine ordonnés auparavant; mais l'exercice et les distractions avaient été négligés comme impossibles, ainsi que le moyen principal, employé une seule fois. Aussi l'état du cœur était le même, sauf l'augmentation des forces, et il demandait l'adresse d'un spécialiste qui constata également la nature nerveuse de ces battements, sans aucune lésion appréciable.

149. — C'est absolument l'opposé dans le cas d'un

industriel alsacien de trente-cinq ans, marié et père de famille, ayant commencé dès quinze ans à avoir des rapports sexuels; ce qui permet de supposer — car il ne le dit pas — qu'il en a abusé ensuite. Toujours est-il que marié à vingt-huit ans avec une femme très ardente de vingt-sept, il fut atteint d'ataxie locomotrice au commencement de 1892. Il consulta successivement trois médecins allemands et français qui, sans s'inquiéter des rapports conjugaux, conseillèrent des cures thermales différentes en Suisse et des injections de séquardine pendant six mois, sans aucun remède local. Or, il est arrivé qu'au début, les jeunes et ardents époux, loin de ralentir leurs rapports, les ont plutôt augmentés pour satisfaire leur ardeur produite par l'irritation de la moelle épinière. Mais bientôt la faiblesse est venue et aujourd'hui, malgré des érections spontanées, leurs désirs réciproques et « les rôles renversés, ces rapports sont devenus impossibles. »

N'était-ce pas le cas d'agir localement au début sur la moelle inférieure, par des révulsifs énergiques, surtout sur le centre génital pour prévenir le prurit ordinaire qui s'y déclare et provoque des excès vénériens? Consulté, j'ai prescrit en conséquence des cautères volants, à la pâte de Vienne, avec restriction étroite, sinon abstinence des rapports conjugaux, en faisant au besoin lit à part. Les moyens généraux viendront ensuite.

Au contraire, on voit et l'on s'occupe seulement des symptômes apparents, souvent accessoires de la maladie, sans s'inquiéter des organes génitaux et de leur fonctionnement; on néglige ainsi de le faire activer ou le restreindre, suivant l'indication, lorsqu'il est la cause cachée, secrète et principale du mal. Ce serait alors simplement de l'hygiène et l'on attend qu'il soit évident et parfois incurable pour instituer le traitement.

« Dans l'épuisement nerveux génital de la femme, a dit également Beard dans l'introduction de son livre, page 28, aucun examen local n'était fait autrefois et l'on employait uniformément le traitement constitutionnel contre des troubles locaux. De même chez l'homme aujourd'hui : sans suspecter le dire du malade, on ne fait ni examen local, ni enquête sur son histoire génitale ou son hygiène. Les signes indicateurs des troubles ou complications nerveuses locales sont ainsi ignorés, méconnus. Et comme les femmes souffrant de troubles nerveux analogues de la matrice et des ovaires étaient communément traitées d'hystériques, il y a un demi-siècle, les hommes sont maintenant traités d'hypocondriaques ou toqués et expédiés comme tels.

« Les troubles nerveux des voies génitales de l'homme sont encore actuellement aussi obscurs que ceux de la femme alors, mis en lumière depuis que l'on y regarde de plus près et mieux ; on le reconnaîtra plus tard. Déjà l'on s'aperçoit que le titre d'hypocondrie, qui leur est uniformément appliqué, est aussi faux que celui d'hystérie attribué à la femme et que le traitement interne constitutionnel est inefficace. On devrait donc interroger et regarder de plus près ces souffrances locales, en ce qui concerne spécialement l'urèthre irritable dont beaucoup proviennent. Quand les maladies nerveuses de l'appareil génital mâle seront mieux connues par une exploration minutieuse, on reconnaîtra qu'un phimosis simple, une exubérance du prépuce, un varicocèle, des testicules irritables retentissant sur la prostate, la congestion de cette glande et de l'urèthre, correspondent avec la spermatorrhée et divers autres symptômes nerveux. »

La cause génitale étant entretenue ou suspendue, selon les cas, il faut éviter toute excitation, fatigue ou surmenage de corps et d'esprit et les excès de toute nature, dans l'exercice comme dans le repos. Continuer ses occupations, son travail habituel, pour tenir le physique et le moral assez occupés dans une activité modérée, sans émotions ni veilles, ni le bruit, l'ennui ou le souci des affaires.

« Au point de vue de la santé, a dit judicieusement un moraliste dans *Jeunesse*, le travail manuel est un des plus énergiques moyens thérapeutiques. Il enrichit le sang, augmente l'énergie, entretient la bonne humeur quand elle existe et la ramène quand elle a disparu. On vit bien plus gaiement et plus largement quand le corps a son activité normale, et la pensée, loin d'y perdre, y gagne. L'étude sédentaire énerve, altère les impressions et les idées, diminue la clarté des conceptions et dispose aux exagérations et aux excentricités. »

Pour ceux qui ont des palpitations, le séjour à la campagne, en plaine surtout, à l'abri des excitations atmosphériques, avec des distractions par la conversation, les promenades en compagnie et sans fatigue, prolongées graduellement selon le retour des forces, est surtout efficace. Les voyages ne profitent guère dans la neurasthénie sexuelle chronique, même pour aller aux eaux thermales ou dans les stations sanitaires. La mer réussit mal aux irritables,

« Les voyages sur terre ou sur mer, dit Beard, ne

doivent jamais être entrepris par les neurasthéniques affaiblis, énervés; ils n'en peuvent éprouver que de mauvais effets dans cet état. Il faut attendre d'aller mieux et d'être plus fort pour les entreprendre. Le simple changement de lieu ou de climat est préférable à ces malades. » (Page 214.)

Ne jamais rester inoccupé, afin de ne pas se laisser aller au découragement, à la mélancolie, ni aux réflexions tristes, pénibles. Ce mal portant aux idées noires, le principal est de se bien convaincre qu'il est curable. Que de maux sont incurables, parce qu'on les croit ainsi! dit Gozlan dans le *Médecin du Pecq*, page 208. Dans l'épuisement sexuel surtout, les malades doivent agir avec l'assurance d'une guérison certaine; c'est une des meilleures conditions de l'obtenir.

Manger régulièrement ce qui convient et digère le mieux parmi les aliments substantiels : viandes noires rôties, bœuf et mouton de préférence, volaille, gibier, poisson, cervelles, œufs, lait, sans faire de celui-ci un régime exclusif ni un système absolu, à moins que l'estomac ne l'exige. Le bouillon est préférable en excitant l'appétit et devient nourrissant par la viande de bœuf, crue ou hachée, que l'on y projette en pleine ébullition pour la saisir et la rendre plus digestive. Les pâtes et fécules, préparées au beurre ou au lait, peuvent servir comme lest, à la fin du repas, de préférence aux légumes et aux fruits, crus ou cuits, et autres condiments.

Comme boisson, les vins rouges les plus chargés de tannin sont meilleurs que les blancs, de même que la bière et le cidre. Le café, le thé faible, seuls ou légèrement aiguisés à la fin d'une cuillerée à café ou à dessert de cognac, sont permis, à l'exclusion d'autres liqueurs, à ceux qui s'en trouvent agréablement et utilement excités.

L'habitude de fumer n'a qu'une influence douteuse, selon Beard, sur les symptômes nerveux. Il a vu plusieurs malades se priver de ce plaisir sans en éprouver aucun avantage, comme celui de l'observation 9. Mais ceux qui en souffrent font toujours bien de la cesser entièrement, un emploi très modéré du tabac étant souvent aussi malfaisant que la moindre boisson alcoolique aux nerveux.

Ces conditions diététiques, observées pendant quelques mois, suffisent souvent à faire disparaître l'affaissement ou l'affaiblissement nerveux génital. Une nourriture tonique, quand l'assimilation est parfaite, est le meilleur moyen, en augmentant la richesse du sang, de modérer et restaurer les nerfs. L'assimilation est surtout facilitée par la liberté du ventre, entretenue et provoquée au besoin par une verrée de limonade citrique entre les repas, pour la complète élimination des matières non assimilées et celle de l'acide urique.

Un sommeil calme et tranquille est aussi nécessaire à cet effet, en se couchant de bonne heure pour se lever tard. Afin de bien dormir sans rêver, la position horizontale est certainement la meilleure et l'habitude de se tenir la tête élevée par un traversin et de nombreux oreillers est également la plus mauvaise : la circulation du sang dans le cerveau ne pouvant se faire ainsi normalement pendant le sommeil. De là l'insomnie et des rêves, des cauchemars. L'attitude de tenir la tête plus basse que les pieds est assurément moins nuisible au sommeil. Diminuer graduellement l'élévation de la tête, en augmentant celle des membres inférieurs, est donc un moyen très rationnel à conseiller contre l'insomnie. La preuve en est qu'il suffit d'étendre une personne en syncope sur le sol pour qu'elle reprenne connaissance aussitôt, en rétablissant la circulation du sang dans le cerveau.

Dans les cas d'excitation et d'insomnie, l'hyosciamine cristallisée, par son action sur le nerf grand sympathique, amène le calme et le sommeil infailliblement. Un ou deux granules de Houdé, d'un demi-milligramme, procure un sommeil calme et est applicable en pareil cas, de préférence à tous les autres narcotiques.

L'hygiène génitale ou sexuelle ne doit surtout pas être négligée, concurremment avec les moyens précédents; elle consiste en lotions, matin et soir, avec une éponge imbibée d'eau froide sur l'aire génitale, depuis le pubis jusqu'à l'anus, le prépuce relevé et le gland à nu. Une demi-cuillerée à café d'eau de Cologne, d'alcoolat de lavande, menthe ou mélisse, peut être ajoutée à une grande verrée d'eau à cet effet. Ces ablutions doivent être faites en quelques secondes, afin d'en rendre l'impression plus sensible et efficace.

Une petite verrée d'eau froide prise en lavement, avant de se mettre au lit, avec un injecteur calibré dont la poire en caoutchouc n'en doit pas contenir plus, est aussi du meilleur effet en étant gardée et absorbée pendant la nuit. Ce bain local des parties internes est surtout favorable contre l'excitation des organes et les pertes séminales nocturnes. Certains continents ne peuvent le supporter sans entrer en érection. Il suffit d'en diminuer graduellement la dose, en en augmentant la température, pour s'y habituer. Il prévient surtout la constipation, fréquente en pareil cas, par le régime tonique et le peu d'exercice à observer. C'est donc dans la neurasthénie sexuelle que la pression des matières fécales durcies sur l'urèthre prostatique chez l'homme, l'utérus chez la femme, peut déterminer sur ces organes irrités des accidents sérieux. Chez les gens faibles et débiles, le passage des scybales produit un tel affaiblissement qu'il va parfois jusqu'à la syncope. D'où l'indication de surveiller attentivement cette fonction dans les troubles génitaux, les pertes séminales et la prostatorrhée, comme nous l'avons déjà dit. Si les lavements d'eau froide, pris en se couchant, ne suffisaient pas à entretenir le cours régulier des selles, on y ajouterait une cuillerée à café de glycérine qui donnerait sans coliques le résultat attendu. Ce moyen est préférable aux autres, mécaniques ou médicaux, pour débarrasser le gros intestin.

Ces moyens locaux suffisent contre la faiblesse génitale simple, quand les forces vitales se maintiennent et qu'aucun autre organe ni fonction essentielle ne sont atteints. Le meilleur signe en est dans le rétablissement progressif des manifestations viriles, dont il ne faut jamais abuser sous peine de rechute ou récidive. Dans le cas contraire, l'épuisement réclame un traitement local et spécial.

L'usage de la fonction n'est pas moins indispensable. Il faut connaître ses forces et ne pas les dépasser. Cette règle à observer en santé doit l'être bien plus rigoureusement dès qu'il y a faiblesse ou maladie nerveuse. Mais la continence est aussi dangereuse en santé ; l'observation 144 en est l'exemple. Chez deux neurasthéniques, la continence entretenue par des scrupules, dit le docteur Levillain, était manifestement une des causes de la maladie. (page 269.) Tout excès normal ou contre nature la produit de même. Une grande prudence est donc recommandée dans le fonctionnement des organes génitaux.

TRAITEMENT

L'épuisement nerveux génital doit être combattu, traité, d'après les causes qui l'ont déterminé, produit directement ou indirectement et l'entretiennent le plus souvent. S'attaquer au signe prédominant du mal, comme la spermatorrhée, l'impuissance ou tout autre symptôme saillant, ainsi que la généralité des malades le réclament en demandant avis, n'est pas à prendre en considération. Le traitement exclusivement dirigé contre l'un de ces symptômes ou une condition spéciale intercurrente de l'épuisement nerveux : altérations de l'urine, congestion du cerveau ou de la moelle épinière, craintes ou impulsions maladives, insomnie, dépression, n'est ni logique ni rationnel, dit Beard, page 16; le symptôme disparu, effacé, la maladie dont il dépendait reste en permanence et peut toujours le reproduire. C'est elle qu'il faut surtout combattre.

Or, ces causes sont générales et locales, physiques et morales, comme on l'a vu, constitutionnelles même, et il faut tout d'abord s'attacher à les découvrir, les connaître pour y mettre un terme; le traitement ne doit et ne peut venir logiquement qu'ensuite pour être efficace et curatif. Il est ainsi local et général à la fois dans la majorité des cas, médical le plus souvent, moral parfois et même opératoire ou chirurgical exceptionnellement.

Il n'y a pas à faire ici la description de ces divers traitements, ni des nombreux moyens dont ils se composent. Il suffira de signaler les agents mis à la portée du public, dans les trois catégories de faits rapportés aux trois ordres de causes précédentes, le mariage en particulier, et de citer ceux qui peuvent être appliqués ensuite, en cas d'insuccès, par les hommes de l'art.

L'un de ces moyens, applicable à la généralité des cas, sauf de très rares exceptions, doit être signalé en première ligne pour n'y plus revenir. C'est l'hydrothérapie en douches froides, générales ou locales, et spécialement sur la colonne vertébrale, la partie inférieure surtout. De tous les traitements recommandés et usités, c'est l'agent fondamental et dont les bons effets sont certains, dès que ces douches sont bien tolérées par les malades. Les arthritiques ou rhumatisants ne les supportent en effet que chaudes; froides, elles les font tousser. Il est devenu si banal et vulgaire que tous les établissements de bains offrent aujourd'hui d'en donner à prix réduits, sans l'installation ni les instruments convenables pour les rendre efficaces. Il ne s'agit pas de ces douches-là, administrées sans adresse ni savoir, mais de celles des établissements hydrothérapiques ou instituts spéciaux dirigés par des médecins. Prises dans ces conditions, avec ou sans immersion consécutive dans la piscine, comme il convient dans certains cas d'atonie et de faiblesse générale, ces douches sont un adjuvant excellent de la médication locale ou spéciale.

Un moyen analogue est le bain tiède prolongé contre l'excitation nerveuse génitale : érections persistantes, priapisme, satyriasis. Ce sédatif efficace peut être remplacé alternativement par un bain de siège doux, additionné d'une forte infusion de tilleul ou de feuilles d'oranger. Des compresses humides de cette eau sur la tête, le front, les yeux, sont aussi un calmant efficace contre l'insomnie.

« De même du mariage, dit Beard, recommandé indistinctement, comme les voyages, à tous les célibataires atteints d'épuisement nerveux génital : aux viveurs ayant abusé des femmes, comme aux continents livrés à l'onanisme et doutant de leur virilité pour être mariés, ainsi qu'aux libidineux, s'épuisant en vaines caresses et en vains désirs, se disant impuissants. On le conseille souvent, sans consulter les besoins ni les exigences de l'idiosyncrasie, du tempérament ni de la constitution. Le mariage et le célibat ne sont réellement que deux des nombreux facteurs qui entrent dans les causes et le traitement de cet épuisement. Parmi les cas de neurasthénie sexuelle observés par Beard chez des mariés, depuis vingt à soixante-dix ans, aucun n'était en parfaite santé et le mariage en était la cause chez un certain nombre. »

Le mariage n'est donc pas un spécifique contre tous les cas d'épuisement nerveux génital. Les malades qui en ont positivement bénéficié et même guéri, soit comme auxiliaire du traitement, soit comme la principale et unique cause, sont trop nombreux et patents pour n'en pas tenir compte. Tous les médecins ont observé de ces exemples chez certains célibataires ; c'est un résultat de l'expérience, comme les bons effets des voyages prescrits dans le même but.

Mais, loin d'être la majorité, ces succès paraissent la minorité, chez les malades atteints ainsi dans leurs organes sexuels. L'épuisement en est positivement aggravé, non par l'abus des rapports sexuels de la lune de miel, leur rareté même suffit souvent. Avec l'accroissement de l'excitabilité nerveuse moderne, la liste de cet ordre de neurasthéniques augmente de plus en plus. Ces tempéraments ne sont pas seulement frustrés dans ce pouvoir du coït comme remède, ils en sont directement et dangereusement atteints. Ces mariés doivent vivre platoniquement pour rester en santé. Fréquent ou rare, le coït n'a pour eux aucun effet salutaire apparent ; il n'en a que de nuisibles et malfaisants, surtout dans les voyages de noce, en se manifestant soit immédiatement, soit un ou deux jours après, par une faiblesse locale ou se répercutant dans tout le corps. Beaucoup de femmes manifestent une véritable répugnance aux approches de leurs maris et présentent fréquemment des écoulements sanguins ou blancs avec crises douloureuses dans le bas-ventre.

A la question si souvent posée au médecin par les neurasthéniques et ceux qui sont frappés d'anomalies sexuelles organiques ou fonctionnelles, pour savoir s'ils doivent ou peuvent se marier, il ne s'agit donc pas de répondre simplement par oui ou non. On ne doit jamais la trancher, sans un examen préalable et la connaissance minutieuse des antécédents et de l'hérédité. Si peu de cas sont assez graves pour rendre le mariage absolument impossible, il en est beaucoup où il y a lieu d'attendre et des précautions à prendre avant d'y penser et le réaliser. Au contraire, il en est qui s'y croient inaptes par faiblesse génitale, impuissance, maladies ou excès, insuffisance ou anomalies des organes, et qui ne sont tels que par leur célibat même, entraînant les causes qu'ils croient s'y opposer.

Toute maladie, celles des organes génitaux en particulier, surtout si elles sont contagieuses ou transmissibles, sont une cause absolue de différer le mariage jusqu'à parfaite guérison. Les maladies nerveuses chroniques ne doivent pas même faire exception à cette règle, quoique très souvent enfreinte, chez les jeunes filles anémiques, hystériques, chlorotiques, par cette erreur populaire que le mariage en est le meilleur remède. C'est dire que la neurasthénie en est une contre-indication formelle chez les deux sexes. Une infraction à cette loi servira utilement à en montrer les déplorables conséquences.

150. — Deux jeunes mariés de province, depuis un an environ, demandaient avis, en avril 1890, sur la triste issue de leur union. Le mari de vingt-six ans, grand blond, pâle et maigre, annonce secrètement s'être marié avec une goutte militaire persistante, traitée actuellement par les bougies médicinales. L'écoulement est presque nul et sans douleur, mais un énorme varicocèle à droite, suite de masturbation, a rendu cet homme lymphatique si impressionnable qu'il tombe en syncope à la simple inspection.

La femme de vingt et un ans, délicate et nerveuse, avait des flueurs blanches et souffrait à chaque époque d'une douleur dans le flanc droit, avant son mariage. Trois mois après, un engorgement très douloureux de l'ovaire droit se déclara, tellement qu'à l'examen, le gynécologiste parisien consulté parla de l'exciser. Elle refusa et se remit aux soins d'un médecin de province, très honorablement connu, et qui, connaissant le secret du mari, fit séparer les époux, pour la soumettre à des cautérisations et des pansements locaux d'une *vaginite*, suite de la contagion probable de la goutte militaire.

Une amélioration des douleurs s'ensuivit après six mois de traitement, quoique l'engorgement ovarien persistât. Depuis, le défaut de grossesse fait le désespoir de cette jeune femme, demandant avec instance si elle pourra devenir enceinte. Je lui ai fait espérer, à la condition d'une grande abstinence pour sa guérison et celle de son mari. Tels sont les résultats de se marier étant malade.

Ceux entachés de syphilis ont encore plus de réserve à garder. La continence absolue étant rigoureusement obligatoire, tant qu'elle dure et se manifeste ostensiblement, il n'y a pas à penser au mariage rendant l'incontinence nécessaire. Il doit donc être prohibé, lors même que les symptômes secondaires ont disparu depuis plusieurs années; des accidents tertiaires pouvant toujours survenir. Si ceux-ci ne sont pas dangereux pour la femme, ils le sont pour les enfants, toujours menacés d'être atteints de la vérole et de mourir à bref délai. Une parfaite santé, durable pendant plusieurs années consécutives, est la seule garantie que le virus est épuisé et que le mariage est possible.

Cette règle absolue n'ayant pas été observée par un jeune négociant marseillais, sa femme fut bientôt atteinte d'une maladie des trompes qui nécessita une séparation temporaire des époux. Deux ans après, s'étant soumis à mon examen, à cause de la stérilité de leur union, je rencontrai encore des traces de la salpingite et une fausse route très marquée pour en rendre compte.

Le danger du mariage, chez les célibataires vierges, est surtout dans les excès sexuels, dit Beard. Cela tend à faire haïr leur conjoint. « Les plus mauvais mariages sont ceux qui ont été suivis d'excès. L'irritabilité, l'aversion, la haine et le dégoût pour l'objet d'un premier amour suivent les débauches opprimantes. Leurs auteurs parcourent tous les degrés de l'indifférence, de la crainte et complètent le cercle. Le sexe se pervertit, ils haïssent l'autre et aiment leurs semblables. Les hommes deviennent femmes et les femmes hommes dans leurs goûts, leur conduite, leur caractère, leurs sentiments et leur humeur. »

Il s'agit donc de distinguer et de préciser, autant que possible, les indications et les contre-indications du mariage, d'après les différentes causes de l'épuisement nerveux génital. Mais avant de passer à cet examen, il faut savoir si les enfants à naître du mariage seront entachés des troubles nerveux ou des maladies neurasthéniques de leurs parents.

« A cette question : les parents neurasthéniques transmettent-ils par hérédité leur maladie à leurs enfants ? Beard affirme en avoir vu des centaines, nés de père ou de mère atteints de neurasthénie sexuelle, aussi bien portants que ceux nés dans la même classe de société sans cette tare. Le plus souvent même, ils étaient plus à l'abri des affections aiguës, inflammatoires et contagieuses, que ceux de leur âge. Mais il n'ose pas avancer qu'ils ne soient menacés d'être atteints de la même surexcitabilité nerveuse à un âge ultérieur correspondant à celui où l'un des parents en a été atteint. Tout ce qu'il peut dire, c'est que cette irritabilité ne se montre pas dans l'enfance à aucun degré appréciable. »

Beaucoup de ces neurasthéniques peuvent être incapables d'avoir des enfants et cette préoccupation est très naturelle. Une longue observation montre cependant comme règle que ceux même qui souffrent de spermatorrhée ou de simples pertes involontaires, surtout depuis plusieurs années, ont des enfants peu de temps après leur mariage. Les exceptions sont ceux qui souffrent d'impuissance absolue et permanente, cas comparativement rares.

*
* *

Les causes générales de l'épuisement nerveux

sexuel résultent, comme on l'a vu, d'une altération, anomalie ou maladie constitutionnelle, physique ou morale, du système nerveux en particulier. Il est donc impossible de les attaquer directement ou de front pour les changer ni les supprimer. On ne peut transformer, refaire l'organisme ni le tempérament établis depuis plus ou moins d'années, quand la faiblesse ou le trouble génital se manifestent. Il n'est possible d'atteindre ces diverses causes, constitutionnelles ou maladives, qu'en modifiant, restaurant l'organisme et spécialement le système nerveux.

Le meilleur et le plus sûr, en jugeant de ces causes, serait d'en prévenir la manifestation, en élevant mieux les enfants chétifs, délicats, faibles, lymphatiques, malingres, nerveux ou scrofuleux des villes, en les envoyant à la campagne jusqu'à l'adolescence, même la puberté, plutôt que de les garder et les confiner dans leurs maisons, en les surmenant dans leurs études, sans les surveiller de près dans leurs connaissances et dans leurs habitudes. Combien de ces futurs efféminés, onanistes, nerveux, strumeux, ainsi élevés au grand air, au milieu des travaux rustiques, avec une alimentation frugale, simple, abondante, deviendraient de solides gaillards, exempts de toutes ces tares acquises à la ville, et propres à se choisir une carrière à leur goût. Leur système nerveux, bien équilibré comme leur santé, ne les exposerait pas à l'action de ces causes générales qui en font surtout des victimes de leurs organes sexuels et de leurs fonctions.

Toute personne des deux sexes, présentant un ou

plusieurs caractères ou traits décrits aux *Causes générales* doit plus que les fortes et robustes, observer de grandes précautions dans ses goûts, ses habitudes, son développement, sa profession, son régime et surtout le fonctionnement des organes génitaux, sans en abuser jamais.

Une dépression nerveuse physique et morale étant l'effet commun de toutes les causes générales, l'essentiel est de relever les forces par des toniques et des reconstituants. Le régime précité en est la base la plus sûre, en choisissant les aliments qui conviennent davantage au goût et sont le mieux digérés. Ce n'est pas la suralimentation selon le système américain, véritable gavage dont le danger est de dilater l'estomac et de faire perdre bientôt l'appétit. Tout ce qui se mange sans plaisir digère imparfaitement, on le reconnait à l'état liquide des selles.

Comme adjuvant de ce régime reconstituant, on prendra avec avantage, en se mettant à table pour exciter l'appétit, une cuillerée à café, dans un peu d'eau ou de vin, seuls ou mêlés, des granules suivants : Coca, Kola, fer Bravais, Quinium Roy, solution d'extrait de quinquina Watelet ou autres préparations analogues. Ces dernières surtout accroissent, relèvent et réparent les forces, sans excitation, et conviennent spécialement aux surexcités. Ceux dont la constitution est affaiblie, délabrée, donneront la préférence aux glycéro-phosphates de chaux, soude ou potasse, dont l'action est très énergique sur la constitution, à la dose de 25 à 50 centigrammes à l'intérieur. Mais il faut choisir et distinguer, entre les nombreuses préparations de ce nom, le phosphate Vital gazeux de M. Jacquemin. Contre les battements lents et faibles du cœur, les granules de caféine Houdé et surtout le vin de caféine ont un effet rapide et sûr pour les ranimer, comme de la digitaline pour les régulariser.

Ces divers médicaments sont aussi préparés et vendus en élixirs, sirops et vins. Ils peuvent ainsi être pris plus facilement et agréables au palais; mais leur action est moins sûre, efficace et prompte. Ils sont en tout cas le corollaire obligé des exercices en plein air et au soleil pour triompher de cette disposition constitutionnelle. Avec l'hydrothérapie, le fer et le bromure de potassium, tous les cas simples et bénins de dépression ou affaiblissement nerveux génital peuvent guérir.

A défaut d'hydrothérapie médicinale, on prendra des bains froids d'eau courante en été, sinon on lotionnera la peau avec une éponge en se levant. Les adolescents rachitiques, scrofuleux, seront envoyés de préférence au bord de la mer, en se servant pour tous ces usages de l'eau de mer. Cette hygiène prophylactique des jeunes gens mal venants, souffreteux, en leur procurant un sommeil tranquille, pourra les mettre à l'abri ou les distraire de l'onanisme sous une forme quelconque. Ils doivent s'en exempter absolument. Les parents ont toujours à s'en inquiéter chez les nerveux restant pâles et maigres, nonchalants, timides, tristes, isolés, malgré un bon appétit. Ceux-là sont particulièrement à soupçonner de ce vice secret, quand aucune autre cause avouée et constatée n'explique leur apathie et leur faiblesse.

Ces conditions existant après la puberté indiquent toujours un état anormal important à vérifier chez les deux sexes. Les personnes mal sexuées, par vices de conformation ou anomalies sexuelles, sont les plus exposées à devenir hystériques et neurasthéniques à la fois. Tels sont les faux hermaphrodites et tous ceux dont le sexe n'est pas absolument rendu manifeste par la fonction qui les distingue : la menstruation chez la femme, l'éjaculation chez l'homme. Ces cas sont plus fréquents qu'on ne le suppose généralement. Les 15 observations relatées au pseudo-hermaphrodisme des *Anomalies sexuelles* (page 188) en sont la preuve.

Dès que ces fonctions manquent, c'est un devoir rigoureux, pour quiconque en est atteint, de se soumettre à l'examen du médecin, pour savoir s'il peut avoir des rapports sexuels. Sans aucune malformation apparente, la femme non réglée est aussi apte au coït que fatalement stérile. Elle est même prédisposée par là à devenir hystérique et c'est en le déclarant à son futur, s'il accepte ces conditions, comme dans l'observation 52 des *Anomalies sexuelles*, que le mariage peut avoir lieu.

Au contraire, l'homme privé de testicules apparents dans le scrotum peut éjaculer, s'ils sont retenus à l'intérieur de leur conduit. Un cryptorchide de vingt-sept ans se maria ainsi à une cousine germaine, sachant qu'il pouvait remplir ses devoirs conjugaux, sans la prévenir de cette rétention. Trois ans après, s'étant assurée de sa malformation apparente, elle le quitta en intentant une action en divorce, non pour cause d'impuissance, mais sous prétexte qu'il la fatiguait trop par la prolongation du coït pour arriver à la conclusion. Il portait en effet deux testicules très sensibles à la palpation et retenus à l'anneau. Pouvait-il se prévaloir de leur présence pour s'opposer au divorce? Non ; ces testicules cachés, non descendus, ne formant le plus souvent qu'un sperme imparfait et stérile.

D'où la démonstration que l'on ne saurait prendre trop de précautions, avant le mariage, si l'on n'est assuré d'avance, de part et d'autre, d'en pouvoir remplir normalement les fonctions. Il suffit d'être atteint de mauvaises habitudes, malformations, tares, vices ou excès quelconque, pour échouer piteusement et s'exposer à une séparation, un divorce honteux. Les efféminés et les nerveux, les vieux célibataires, continents vicieux ou viveurs, sont les plus exposés à ces tristes échecs, d'après les exemples relatés aux *Causes générales*.

Le mariage, ai-je dit, est souvent dangereux pour les jeunes garçons novices au jeu d'amour par timidité, simplicité ou pruderie, se mariant pour échapper aux tourments de leurs organes révoltés. Plusieurs se sont trouvés absolument incapables de remplir leur nouvelle fonction pendant des semaines et des mois, sinon des années, pour déflorer leurs femmes, faute de savoir s'y prendre. (*Anomalies sexuelles*, page 411.)

Ces échecs sont presque inévitables, lorsque la neurasthénie ou faiblesse nerveuse s'y joint chez les mariés. Il est alors d'autant plus difficile d'en guérir que les abus ou les excès antérieurs l'ont provoquée ; le simple usage suffit dans ce cas, en augmentant l'impressionnabilité nerveuse, à retarder la guérison. « La faculté habituelle d'exercer un coït normal avec « sa femme ou sa maîtresse, dit Beard, n'est pas tou- « jours un remède contre l'impuissance ou la fai- « blesse génitale ; elle peut même être une cause de « cette débilité ». (page 199.) Et il cite à l'appui des exemples de neurasthéniques éprouvant une recrudescence de leurs accidents à chaque essai nouveau.

Telle est la difficulté, en pareil cas, de répondre oui ou non à ces consultants indécis. Il est ainsi généralement préférable de leur prescrire un stage d'essai, d'entrevues ou de rapports sexuels, avec les médicaments stimulants, toujours indispensables chez les garçons froids et torpides, afin d'exciter la fonction et provoquer les désirs, pour juger de ce qu'ils sont capables. Beaucoup plus reviennent bredouille que triomphants. En se guidant sur ces résultats, on juge mieux de l'avis à donner.

En tout cas, il faut surtout remonter leur moral, en leur démontrant qu'il n'y a pas impuissance d'après leurs érections spontanées existant d'ordinaire ; recommander de bannir leurs craintes, leurs préoccupations et leur timidité, l'assurance, l'espoir et le sang-froid étant les meilleurs garants du succès, quand le défaut de fonctionnement des organes est le principal obstacle. On y aide surtout, contre l'hypnotisme de la syncope génitale, par la diversion des souvenirs, un excitant local au besoin : l'élixir de Garus cantharidé légèrement, par exemple.

Quant au traitement, joindre à l'hydrothérapie les bains de mer ou le séjour dans certaines stations thermales suivant les cas. Celle de Dax convient spécialement aux lymphatiques, scrofuleux, rachitiques; comme celle de Bourbonne aux arthritiques ou rhumatisants. Le massage local ou général par une main habituée est aussi parfois indiqué. L'électrothérapie convient souvent chez les efféminés lymphatiques, en choisissant de préférence l'électricité statique, beaucoup mieux supportée que les autres procédés. Contre la simple faiblesse nerveuse, les topiques nervins par l'anus avec noix vomique, ergotine, strychnine, réussissent généralement.

Les vieux célibataires continents, ayant d'anciennes frasques à leur avoir : abus, excès, syphilis, et voulant faire une fin, présentent les cas les plus embarrassants à résoudre, d'autant que, faibles et fatigués, ils allèguent souvent qu'une jeune femme est indispensable pour réveiller leurs organes assoupis. Ces exemples se rencontrent surtout parmi les militaires retraités ou sur le point de l'être. A les entendre, on les croirait fous; mais ils ne divaguent que sur ce sujet. Effet de leur âge et de leur isolement après leurs excès sexuels, aussi affaiblissants, déprimants du système nerveux, sur certains individus, que les abus contre nature. L'expérience de chacun doit l'instruire à cet égard, d'après l'effet qu'il en éprouve. Autant l'usage de cette fonction naturelle est bienfaisant et nécessaire, autant il est nuisible à d'aucuns.

*
* *

Le moral est sans doute plus ou moins affecté, troublé, dès que la fonction génitale est altérée, affaiblie; c'en est le premier effet. Mais en s'en rendant compte par une cause physique quelconque, on s'occupe de la faire disparaître, sans trop s'en inquiéter. C'est le contraire des causes psychopathiques : les organes fonctionnent, mais anormalement, sous l'influence de désirs, d'idées, d'impulsions, de visions contre nature, sans pouvoir agir autrement. Tout le mal émane donc du cerveau et se manifeste par des aberrations, dépravations et perversions génitales, sans aucune lésion physique apparente ni appréciable. Si parfois on constate, avant le début de ces psychopathies toutes morales, des tares constitutionnelles, le féminisme notamment, ou des abus onanistiques ayant pu y donner naissance, il n'y a pas à en tenir compte dès qu'elles ont disparu. Il faut s'en prendre au moral et le viser directement par une thérapeutique mentale, en distinguant, avant tout, ces mal sexués entre eux.

Ceux qui, jeunes encore, sont au début de leurs habitudes perverses, vicieuses, sont à séparer de ceux qui y croupissent depuis longtemps. De même, ceux ayant été conduits, entraînés insidieusement dans ces pratiques honteuses, de ceux qui les ont contractées spontanément. En insistant sur le comment, le pourquoi et tous les détails de l'histoire de ceux aptes à guérir, on parvient à connaître et pénétrer le côté faible de leur esprit et les meilleurs moyens de guérison dont les exemples sont relatés à l'appui. Les autres, au contraire, ne sont souvent amenés à demander avis que par les assauts, attaques ou scandales de chantage, sinon de condamnations qu'ils ont encourues. Ils sont généralement réfractaires à tout amendement, les abrutis et les héréditaires surtout.

Agir sur l'esprit de ces désorientés, est l'objet important et capital de cette thérapeutique, pour les assurer, les convaincre et les persuader qu'ils guériront, s'ils veulent cesser absolument leurs pratiques onanistiques. Pour leur inspirer confiance à cet effet, il convient de leur parler avec assurance, conviction, douceur, fermeté et exemples à l'appui comme encouragement. L'essentiel est de leur poser, comme condition expresse et indispensable au succès des autres remèdes, la cessation complète et immédiate de leurs habitudes vicieuses, en évitant tout rapport avec leurs affiliés et les occasions de les voir et les rencontrer. Fuir à cet effet les lieux, réunions, sociétés où ils se trouvent ; changer de domicile, d'habitation même, d'habitudes, de métier, d'occupation ou de profession, si ces conditions sont des causes de chute ou de récidive. Il a suffi, dans l'observation 63, de changer de milieu, de quartier, de profession, avec une meilleure nourriture, pour échapper à une double incitation pédérastique et sodomique et en guérir.

Voyager et résider dans des pays lointains, isolés ; s'exiler au besoin, sans laisser d'adresse ni correspondances, est un moyen d'échapper à d'anciennes relations et de les oublier sûrement. Ces mesures sont surtout nécessaires aux individus privés de force morale et de volonté pour résister à leurs penchants vicieux, leurs passions bestiales. L'isolement absolu, avec travail et exercice, est l'impédiment radical pour les pédérastes et sodomistes de mettre fin à leurs dépravations et de changer la direction de leurs idées, leurs désirs et leurs sentiments, en fréquentant la société exclusive des femmes et lisant des romans excitants. Le repos complet ne convient qu'aux aliénés ou malades fiévreux.

Un moyen plus simple et sûr à conseiller aux jeunes gens demandant un remède à leur invincible passion contre nature, qui en souffrent et en sont malheureux sans pouvoir y résister, c'est d'aller passer une saison au bord de la mer ou dans une station thermale, avec une femme choisie à leur gré et disposée à tenter l'expérience de leur guérison. En vivant intimement ensemble, dans un lieu retiré, ignoré, ils ont toute chance de guérir, s'ils ne sont pas absolument frappés d'anaphrodisie. D'aucuns l'ignorent et ne sont devenus pédérastes ou sodomistes que par leur impuissance absolue et prolongée avec la femme, tout en l'aimant et la recherchant. L'épreuve est absolument concluante pour ceux qui l'ont spontanément tentée en vain, dont l'observation 67 est la preuve. Onanistes, pédérastes et sodomistes jeunes, désirant renoncer à leurs penchants contre nature, ne le sont pas fatalement, d'après les observations 58 et 59. Ce conseil, suivi dans de bonnes conditions, peut donc réussir.

Aux jeunes contractant des relations trop intimes avec un camarade, pendant leur instruction ou leur apprentissage, une séparation immédiate est commandée, en révélant le secret aux parents, aux directeurs ou maîtres de l'établissement. Pour juger des mesures à prendre, il est urgent de savoir que le plus coupable ou malade n'est pas celui qui s'accuse; l'autre doit être renvoyé, chassé.

Il semblerait qu'à ces aberrations toutes morales, la méthode psychique de l'hypnotisme et de la suggestion soit applicable chez ceux qui agissent malgré eux, incapables de résistance à leurs acolytes et qui sont déjà comme hypnotisés. Mais ces malades ne sont pas toujours hypnotisables et d'aucuns ne peuvent supporter ces pratiques sans danger. La suggestion pendant le sommeil, chez les plus faibles et épuisés, peut aussi, par la surexcitation du cerveau, le perturber davantage. Ce moyen est donc seulement à essayer dans des cas particuliers, jugés susceptibles d'en recevoir de l'amélioration par le médecin.

Le principal, pour toute personne adonnée à une aberration, perversion ou vice sexuel quelconque, est de savoir l'oublier et ne plus se souvenir des impressions qu'elle en éprouvait, c'est-à-dire à ne pas regarder en arrière, comme la femme de Loth, sous peine de mort. Quiconque, dit une vieille fable, tourne son âme, sa pensée, en pleine volonté, vers les vices qu'il avait quittés et s'y laisse aller de nouveau, l'onanisme, la pédérastie, la sodomie, est menacé d'en devenir esclave et de les conserver toujours.

La thérapeutique mentale n'est donc ni dans le

magnétisme, le spiritisme, la double vue, ni la clairvoyance des yeux fermés. Toutes ces pratiques charlatanesques n'agissent qu'en frappant l'esprit faible et simple d'individus atteints de légers troubles fonctionnels; maladies d'autant plus graves qu'elles sont le plus souvent imaginaires. C'est en entretenant ces hypocondriaques, ces rêveurs, dans leurs fausses idées que des charlatans les guérissent parfois, comme les médecins le font avec des pilules de mie de pain, en les persuadant que c'est le remède spécifique de leur mal; mais en y joignant toujours l'hygiène physique et morale correspondant à l'état de leur esprit. Il n'y a pas d'autre mystère à ces guérisons soi-disant merveilleuses.

Dans les cas légers, chez ces préoccupés de leur état, ces malades de l'esprit peuvent même guérir spontanément avec le temps et une hygiène convenable. Le travail mental et physique, les distractions de leurs idées fixes, sont ordinairement indispensables, avec l'assurance, la prédiction et la promesse d'une prompte et sûre guérison s'ils ont confiance en vos paroles. Le moral étant plus profondément troublé chez ces neurasthéniques que chez tous les autres, ils sont parfois découragés et désespérés. Il y a donc à les exhorter sans cesse à reprendre courage et espérance, en leur promettant la guérison. Rien n'aide plus efficacement l'action du traitement.

Quant aux anaphrodites en particulier, il n'y a pas d'autres moyens à tenter que ceux déjà indiqués aux *Anomalies sexuelles*, pages 374 et 375, en les y renvoyant.

En dehors des moyens hygiéniques et moraux, peu de médicaments sont spécialement applicables aux psychopathes, sinon pour calmer ou exciter leur système nerveux. Bains et douches sont les premiers à essayer, pour remplir ces deux indications, avant tout autre remède, avec une nourriture correspondante à leur état général. Tonique, fortifiante et même excitante chez les faibles, timides, anémiques, lymphatiques, scrofuleux ou strumeux, on peut y joindre l'usage de la kola fraîche, tonique musculaire et excitant cérébral; les glycéro-phosphates contre la dépression nerveuse, puissants reconstituants pouvant être pris sous la forme d'élixir Bruel ou de neurosine Prunier; sinon de vin glyco-phosphaté Langlebert. La coca, la caféine, le quinium et d'autres toniques sont aussi applicables contre certains symptômes particuliers, comme l'huile de foie de morue. Au contraire, l'alimentation doit être végétale et calmante, frugale, chez les forts, robustes et sanguins, sans vin pur, café, alcool, ni liqueurs, ni tabac.

Surveiller l'exercice normal et régulier des fonctions naturelles, en évitant surtout la constipation et l'insomnie. Quelques grains d'aloès, ou une verrée d'eau minérale purgative le matin à jeun, suffiront à combattre la première, comme la quassine contre le dévoiement ou la diarrhée. Un granule d'hyosciamine ou une cuillerée à bouche de sirop de chloral en se couchant conviennent mieux que l'opium contre la seconde. Chez les plus surexcités, on y joindra comme calmant l'usage du valérianate d'ammoniaque Pierlot, de préférence aux bromures, dont l'effet à haute dose n'est pas sans danger sur le système nerveux. L'élixir anti-nerveux Moussette, en les contenant tous à faible dose, peut les remplacer et être pris avec avantage et facilité.

La faradisation, appliquée par une main habile et prudente, combat aussi les insomnies rebelles et persistantes aux autres narcotiques. Un neurasthénique sexuel dont c'était le mal principal, ayant été soumis par Beard à une faradisation générale avec galvanisation centrale très modérée, obtint bientôt un sommeil progressif avec disparition rapide de tous les autres accidents (*page 231*). Ce moyen est donc à essayer.

L'électricité statique convient aussi dans cette variété psychopathique, concurremment avec la cure thermale alcaline, soit à Vichy, même Vals, Pougues ou Saint-Galmier les plus connues; mais les énervés, faibles, se trouveront mieux à Néris et la Bourboule, autant par la minéralisation spéciale de ces stations que par le calme, la tranquillité qui y règnent. Un point important, dont il faut tenir compte pour les psychopathes mal sexués, est de ne pas les envoyer dans les stations mondaines très fréquentées, où ils risqueraient de rencontrer des acolytes qui s'y rendent spécialement dans la saison pour y faire des recrues. Une indication particulière et pressante doit seule faire exception à cette règle. Si Royat est très efficace pour les nerveux affaiblis en général, ce n'est pas le lieu, non plus que Vichy, qui peut convenir au séjour de ces malades. La station de Champel, près Genève, est préférable.

Les voyages ne leur sont de même utiles que dans des conditions spéciales d'isolement, à la campagne, dans de petites îles à langage étranger, pour les prémunir sûrement contre toute intrigue correspondant à leurs idées perverses. Un jeune sodomiste passif fut ainsi tenu à la diète absolue pendant six mois; revenu à Paris, après ce long jeûne, il retomba bientôt dans son habitude, malgré l'usage local de la pommade cocaïnisée. La compagnie d'une femme réussirait peut-être mieux.

*
* *

Il ne peut s'agir de mariage, en pareil cas, sans l'avoir cherché spontanément, et il n'est à conseiller que par un changement complet d'habitudes, de société et de vie, sinon de milieu. Un travail actif convient à ceux qui ont une profession tranquille et le repos absolu doit succéder aux voyages continus. Une cour incessante et prolongée est indispensable avant ces mariages et, tout en en éprouvant les signes favorables, une épreuve est encore absolument nécessaire avant de le conclure.

Au degré le plus prononcé de ces perversions génésiques, où la folie semble remplacer la raison, un traitement spécial peut même être essayé : c'est le principe du repos absolu, physique et moral, formulé aux États-Unis par Weir Mitchell en 1875 et universellement accepté depuis. Il comprend un isolement complet avec repos au lit et un régime particulier, massage et électrisation. L'expérience en a donné d'heureux résultats sur l'engraissement et le sang par l'amélioration de la digestion, l'assimilation et les sécrétions. Mais ces améliorations corporelles n'ont pas été aussi manifestes sur l'esprit, ni sur l'épuisement nerveux, et la raison n'a pas toujours fait place aux perversions génitales, de manière à permettre le mariage.

Des aliénés de ce genre vont même jusqu'à le refuser, si on leur en parle, et ne veulent pas être détournés de leurs idées de vivre seuls et isolés; plutôt que d'associer une compagne à leurs souffrances, ils préfèrent souffrir et mourir, en supportant seuls l'amertume de leur vie. D'autres invoquent leur position pécuniaire, malgré une aisance suffisante pour élever une famille. C'est un parti pris dont aucune raison ne peut les faire varier, en avouant qu'ils ne pourraient s'y décider d'après le sentiment qu'ils ont conçu de la vie domestique; ajoutant même, avec le cynisme de leurs rapports contre nature, qu'il n'est pas absolument nécessaire ni très désirable. Des médecins se sont même rencontrés pour les approuver.

L'influence de la syphilis est si profonde et invétérée, sur le système nerveux du cerveau et de la moelle épinière, que toutes les fois qu'elle existe dans les antécédents de ces psychopathes, il est prudent de recourir à l'hygiène spéciale indiquée page 181 et aux moyens spéciaux dirigés contre cette diathèse; notamment les eaux sulfureuses des Pyrénées avec les dépuratifs, les sudorifiques et le régime lacté, surtout au renouvellement du printemps et de l'automne.

*
* *

Les diverses causes locales, dont la première si fréquente engendre toutes les autres, en retardant d'abord le mariage, l'empêchent ensuite par l'affaiblissement et l'épuisement même du système nerveux local. Ce n'est rien d'abord, dit-on, mais en se prolongeant, la masturbation abusive — suivie du frottement ou des excès vénériens entraînés par le prurit ou l'irritation des parties — et bientôt les pertes séminales, la spermatorrhée s'ensuivent fatalement, sinon l'éjaculation hâtive, précoce et insensible. Tel est l'enchaînement ordinaire de ces diverses causes auxquelles se joignent souvent des écoulements aigus ou chroniques de nature variable.

On s'engage souvent dans cette voie dangereuse, d'une manière légère, puérile, sinon enfantine, sans se douter des conséquences fatales qui s'ensuivent. D'où l'utilité, l'urgence même, de les indiquer ici, comme le moyen de l'éviter et se prémunir de ses dangers.

En effet, comment se marier, en pareil état? On diffère d'abord par le peu de besoin et de goût que l'on en éprouve. Mais en se prolongeant, cet état retentit bientôt sur le cerveau, des idées tristes et sombres, des réflexions pénibles ne tardent pas à envahir l'esprit, la pensée, le moral se trouble, s'altère, dans l'isolement et la tristesse du célibat. C'est ainsi qu'arrivés à un certain âge, beaucoup se désespèrent, en se trouvant incapables et indignes du mariage par le délabrement de leurs organes génitaux. Et lorsque, sans y faire attention, d'aucuns s'engagent dans ses liens, ils reculent bientôt épouvantés. Exemple :

151. — Un garçon de vingt-six ans, fort et bien constitué, s'aperçoit avec stupéfaction, en faisant la cour à sa fiancée, avec échange de baisers ardents, n'en éprouver qu'une frigidité navrante sur ses organes. Très effrayé, il demande si c'est de l'impuissance, causée par les antécédents suivants.

Livré à la masturbation journalière de treize à seize ans, il commet ensuite des excès sexuels. Lubrique et salace, il prolongeait le coït en s'arrêtant à plusieurs reprises, jusqu'à l'éreintement. L'éjaculation en était rendue difficile, avec douleur sourde dans les testicules. Des intrigues journalières, de vingt à vingt-deux ans, avec une femme mariée, très passionnée, qui le façonne aux manœuvres onanistiques, sans coït pour éviter la génération, en le tenant en érection durant une heure et plus, finirent par l'épuiser. Il eut ainsi cinq chaude-pisses, très fortes, sans érections spontanées ensuite. Elles ne manquèrent jamais cependant devant l'excitant naturel et, six mois auparavant, il pouvait encore accomplir un coït régulier trois à quatre fois par jour, malgré un rétrécissement uréthral et un varicocèle gauche assez prononcé.

C'est dans ces fâcheuses conditions locales qu'il se préparait au mariage. Il était soumis depuis quinze jours au fer et au quinquina, avec une pilule d'arséniate de strychnine matin et soir, sans en éprouver aucun effet. Il n'avait plus que deux mois devant lui, pour s'y préparer. Tout en montrant les dangers auxquels il s'exposait, ne voulant pas manquer un si brillant mariage, je prescrivis des lotions et des douches périnéales, avec bains de mer tous les jours, et une verrée d'eau froide à la noix vomique, en lavement en se couchant.

Des érections spontanées, assez sensibles mais courtes, se manifestaient bientôt et, le 13 août, quatre mois après, il annonçait que, marié depuis, il remplissait ses devoirs conjugaux aussi bien que de dix-huit à vingt ans. Le succès était donc complet, mais l'avenir ?

Fort et robuste, ce garçon était donc de ceux qui résistent bien à la masturbation, pratiquée surtout sous l'influence de la puberté. Les abus et les excès sexuels, avec les écoulements consécutifs, ont donc eu la plus grande part sur l'épuisement génital, décelé par le varicocèle. On peut juger dès lors combien ces accidents nerveux sont plus accentués et graves chez les efféminés, faibles et lymphatiques, s'y livrant exclusivement dans l'enfance, jusqu'à un âge plus ou moins avancé, au point d'en porter des stigmates locaux. D'où le danger du mariage, sans avoir acquis la preuve de sa virilité.

152. — Un peintre en bâtiments de vingt-six ans, à Paris, s'est masturbé exclusivement jusqu'à son mariage, réalisé il y a sept mois, sans avoir pu le consommer complètement, malgré son tempérament passionné et un grand amour de sa jeune femme. Il est parfois saisi de froideur près d'elle, malgré l'emploi de tous les excitants et stimulants vulgaires : aliments épicés, café, thé, liqueurs, armoise, safran, etc. Il n'a que de rares érections et a échoué dans toutes ses tentatives. Il demande donc un aphrodisiaque énergique... par correspondance.

Il serait coupable et dangereux à la fois de répondre à de telles demandes sans en voir et examiner les auteurs. En refusant de se présenter, par crainte ou timidité inexplicables, il est toujours permis de soupçonner des habitudes cachées, inavouables, l'onanisme à deux, sinon une anaphrodisie latente, quand ce ne sont pas des déséquilibrés.

Ce fait est un nouvel exemple que la plupart des onanistes, surtout à deux, après vingt-cinq ans, sont inaptes au mariage par leur frigidité et leur défaut de virilité, comme je l'ai dit au *Célibat*, page 63. L'éreintement et l'obtusion de leurs organes les empêchent de trouver l'ardeur et la volupté nécessaires dans les rapports conjugaux. Leurs idées, leurs passions sont ailleurs, et lorsqu'ils se marient, par convenance ou nécessité, ils ne tardent guère à devenir impuissants, quand ils ne le sont pas au début.

De nombreux masturbateurs passionnés viennent demander ainsi, par intuition, s'ils peuvent se marier, tant la femme leur est indifférente. Une grande réserve est à observer en pareil cas, surtout chez les nerveux et efféminés, car un certain nombre sont des anaphrodites sans le savoir; cinq observations du n° 149 à 153, des *Anomalies sexuelles*, en sont des preuves, comme les précédentes, de 66 à 72. De même chez les héréditaires, eussent-ils eu des maîtresses auparavant. Ce n'est pas toujours une garantie de succès. Exemple.

153. — Un homme de trente-deux ans, simple et des plus timides, quoique grand et fort, sans maladies, s'est constamment livré seul à la masturbation tous les deux jours, sauf à deux reprises où il a eu des rapports sexuels avec des femmes différentes. Il s'est ainsi marié sans crainte avec une modiste de vingt-six ans, et, depuis quinze jours, les érections sont si faibles qu'elles tombent durant l'intromission. Dans ses efforts, il s'est même écorché le gland à gauche, il y a trois jours, et il en porte encore les traces. Il a trouvé sa femme un peu étroite à l'examen, avec des lèvres *frangées* et un peu de flueurs blanches; quant à lui, ses testicules sont pendants et la verge très molle et relâchée; effet manifeste de son habitude de la masturbation.

Prescription: Repos réciproque indispensable, soins locaux, tranquillité morale par l'usage de frictions excitantes locales, douches, et emploi au besoin de l'élixir de Garus cantharidé légèrement au 60e.

Jointes aux faits relatés aux *Causes locales*, ces observations démontrent l'incapacité et l'indignité du mariage des masturbateurs passionnés, de même que les exemples 149, 150 et 151 des *Anomalies sexuelles*. Beard le confirme par ce fait.

154. — Un gentleman d'âge moyen, marié depuis dix ans, sans aucune tare héréditaire, s'était masturbé seul et à deux, de quatorze à seize ans. A dix-huit ans, il eut une gonorrhée avec écoulement chronique pendant un an. Il eut ensuite jusqu'à trois émissions la même nuit, avec une diminution voluptueuse croissante. Les pertes augmentèrent en gardant la continence pendant plusieurs semaines.

Les éjaculations devinrent hâtives, prématurées, dès la seconde année du mariage. La simple irritation mécanique d'un voyage en voiture retentissait douloureusement sur la sensibilité de l'urèthre prostatique. Il ressentait des piqûres dans les membres inférieurs, avec engourdissement et douleurs des jambes, à partir du genou jusqu'au pied, avec soubresauts et contractions musculaires. Défaut de mémoire sans trouble d'esprit; insomnie et rêves pénibles; crainte de la société et peur de l'homme, préférant aller en tramway que de se promener seul, afin que personne, en le voyant, ne s'inquiète de ses souffrances. Douleur lombaire, urine s'écoulant par gouttes en bavant, et contenant des spermatozoaires à l'examen et phosphates en excès; pénis froid et humidité du méat, sueurs des mains et du scrotum. Le temps chaud apporte une amélioration à ses souffrances, contrairement à la plupart des neurasthéniques dont l'état s'empire en juillet et août. (P. 143.)

En avançant en âge, les vieux masturbateurs sont encore moins capables et dignes du mariage que les jeunes. A la prolongation de leur habitude et les pertes séminales, les écoulements en résultant, s'ajoute, chez la plupart, une perte complète de tout sens moral par les orgies crapuleuses et prostitutionnelles où ils se sont essayés. Leurs révélations à ce sujet sont indescriptibles et, quoique forts et robustes, en général, tout exploit sexuel leur est défendu en dehors de leurs pratiques immondes. Deux exemples suffiront à les caractériser.

155. — Un juif de quarante ans passés rêve de se marier à une fille de vingt et un ans, qui s'est éprise de son teint couperosé, qualifié de fraîcheur. C'est l'enfant d'une famille amie, qu'il assied sur ses genoux et dont il est excité. Doit-il l'épouser ?

Masturbateur, de l'enfance à dix-sept ans, il a été pris ensuite de pollutions nocturnes. Pour les prévenir, il a continué à s'exonérer lui-même et ne s'est essayé dans la prostitution que par des pratiques analogues.

Organes génitaux peu développés, le scrotum surtout ne contenant qu'un testicule petit et mou à gauche, le droit se sentant à peine, sperme très fluide. Depuis un an, il est continent, sans en souffrir, pour se préparer au mariage. Il ne voudrait d'ailleurs qu'un coït par semaine, avec sa jeune femme. Les dangers de ces conditions exposés me font émettre un avis absolument opposé.

156. — Un homme fort et robuste, à l'accent étranger,

l'air hagard, honteux, timide et la parole hésitante, embarrassée, demande si, masturbateur, il n'est pas impuissant et incapable de se marier. A mes interrogations, il refuse de s'expliquer, tout en exigeant une réponse catégorique. A mes objections, il n'oppose que des renseignements évasifs, paraissant surtout craindre de révéler son identité par son âge, ses antécédents, son but et sa nationalité. Trois visites successives, payées généreusement, lui sont nécessaires pour me livrer les détails suivants :

Norwégien, quarante-cinq ans, issu d'une famille de marins et marin lui-même. Père, grand-père et deux frères alcooliques, mère très nerveuse. Très nerveux lui-même, sans alcoolisme, il s'est livré seul à la masturbation de dix à vingt-deux ans, sans aucun rapport sexuel. En s'y essayant ensuite, à de rares intervalles, dans la prostitution exclusivement, il contracte une blennorrhagie suivie d'orchite; il revient à sa passion favorite. Et chaque coït l'énervant davantage, il s'en tient définitivement à son exonération manuelle.

Doué d'une aisance indépendante, il vit au bord de la mer, et le plus souvent dessus, en se livrant à la pêche. Il a toujours désiré se marier, sans avoir jamais rien fait pour cela, par crainte que l'on ne devine sur sa figure et ses yeux clignotants, son vice secret. Il est ainsi venu à Paris pour s'adresser à une agence matrimoniale. Et c'est ainsi qu'après s'être engagé par le dépôt d'une certaine somme, son attention étant fixée sur ses organes génitaux, il croit qu'ils portent l'empreinte de l'onanisme et redoute que l'on ne s'en aperçoive. En effet, l'examen montre un pénis très développé, mollasse, avec dilatation marquée de la veine dorsale.

Cet hypocondriaque fut dissuadé de son projet, surtout en lui montrant le danger d'escroquerie. Il le comprit et retourna dans son pays, avec le conseil de continuer à y vivre célibataire avec une bonne à tout faire.

Combien d'autres, jeunes et vieux, sont indignes du

mariage pour avoir abusé de leurs attributs sexuels, hommes comme femmes, dans leur enfance et leur jeunesse, et qui sont incapables d'en user normalement ensuite! Beaucoup se marient néanmoins sans s'inquiéter de leur état, ni tenir compte de leurs antécédents, en croyant qu'une jeune femme suffira toujours à les ranimer. Vains efforts! Il en est même qui sont plus faibles et plus malades après un simple coït, signe éclatant de leur faiblesse locale, comme dans l'observation 94. Et c'est en se déclarant simplement impuissants qu'ils consultent alors, sans révéler exactement les causes qui y ont donné lieu et sans en connaître l'importance. De là tant d'insuccès. En les interrogeant avec insistance et minutieusement sur les abus, les fraudes, les excès de la jeunesse, on découvre qu'au lieu d'une impuissance essentielle, il s'agit de faiblesse, d'appauvrissement ou d'épuisement nerveux génital, sinon d'aberration, d'anaphrodisie ou de perversions sexuelles, comme les exemples précédents le prouvent.

Contre les pertes séminales involontaires, succédant à l'arrêt de la masturbation avec continence, une simple verrée d'eau froide en lavement, prise en se couchant et à garder et absorber pendant la nuit, suffit en général. De même contre l'éjaculation hâtive dans le coït. Si ces lavements simples sont insuffisants ou mal supportés, on les remplace par des suppositoires ou des bains de siège, frais ou froids suivant la saison; le médecin y ajoutant les médicaments appropriés pour tonifier et resserrer les organes affaiblis, dilatés ou relâchés. L'extrait de pulsatille a été ainsi employé très efficacement. (Page 454 des *Anomalies sexuelles.*) Il peut donc être encore essayé.

Le canal de l'urèthre est si souvent sensible, irrité, douloureux chez les masturbateurs, (Voir *page 100*) que son exploration est indispensable à l'extérieur et à l'intérieur. On constate souvent ainsi l'allongement ou exubérance du prépuce, la rougeur, l'irritation et le rétrécissement de son ouverture. Que ces lésions aient provoqué la masturbation ou l'entretiennent, il suffit parfois d'y remédier par des bains, des lotions, des onctions locales et autres moyens déjà indiqués page 297, pour qu'elles cessent immédiatement.

Cette irritation interne du canal est généralement indiquée par la rougeur du méat urinaire, son gonflement avec arrêt de l'urine, suspension de son jet et surtout la douleur. Il faut alors cesser la masturbation, prendre des bains de siège doux prolongés, suivis de frictions sèches sur le périnée avec injections d'eau boriquée à 2 p. 100 matin et soir dans le canal. Si deux à trois semaines de ce traitement n'amènent pas d'amélioration notable, il faut recourir au mé decin.

Des pertes séminales passives en sont aussi une menace fréquente. Un suintement uréthral incolore et sans douleur, en révélant un catarrhe, en est la confirmation, d'après les exemples 127 et 128. On s'expose, en se mariant dans cet état, à des écoulements rebelles et récidivants avec éjaculation hâtive, précoce, et même pertes séminales.

La fréquence des blennorrhagies répétées, offertes par les anciens masturbateurs dès leurs premiers rapports sexuels, semble n'avoir pas d'autre cause, passée inaperçue jusqu'ici.

La continence est alors indispensable, avec une verrée d'eau froide additionnée d'astringents toniques ou de stimulants nervins, à prendre en lavement le soir en se couchant pour la conserver et l'absorber pendant la nuit. Mais les voies génitales sont si impressionnables et irritables, chez certains masturbateurs, qu'ils ne peuvent garder ces lavements composés, si peu réduits soient-ils, sans provoquer des érections involontaires. On les remplace alors par des suppositoires calmants avec l'antipyrine, l'atropine, la cocaïne, le *salix nigra.* Quelques granules d'hydrastine Houdé d'un milligramme, pris à l'intérieur, un ou deux matin et soir, en agissant sur les muqueuses, diminuent la sécrétion du sperme et arrêtent les pertes comme la pulsatille; 3 à 5 milligrammes de citrate de cornutine agissent de même sur la spermatorrhée. Mais de tous ces remèdes, le plus sûr et le meilleur, dès qu'ils ont calmé et modéré les accidents, et que les malades sont plus forts et tranquilles, c'est de recourir à la femme avec modération pour éviter toute récidive des pertes.

Il n'y a pas à insister sur ces divers remèdes, ne devant jamais être prescrits ni employés sans l'examen et l'observation des malades par le médecin. Il serait dangereux d'agir autrement. S'astreindre, se forcer à prendre par la bouche une foule de médicaments : fer, toniques, excitants, stimulants, seigle ergoté, c'est s'exposer à fatiguer l'estomac et perdre l'appétit. Tous ces remèdes n'ont qu'un effet très indirect contre l'épuisement nerveux génital et les accidents locaux en résultant. Il est toujours préférable d'agir localement et topiquement, par l'anus en particulier, à cause de son voisinage des parties malades. Il est à propos, à cet effet, de prémunir les patients contre les cautérisations du fond du canal de l'urèthre et de la prostate, préconisées et pratiquées encore par certains charlatans contre les écoulements intarissables, pertes séminales ou spermatorrhée et prostatorrhée chroniques. Les résultats de cette dangereuse opération, dont les exemples sont consignés page 372, suffisent à édifier ceux qui seraient tentés de s'y soumettre. Outre la souffrance en résultant, il y a les dangers consécutifs de cette cautérisation, faite à l'aveuglette, sur des parties dont il est impossible d'apprécier l'état réel, ni en connaître les lésions. De là les hémorrhagies et autres accidents, sans que la guérison soit assurée ni en résulte toujours; ce qui entraîne l'hypocondrie, les idées noires, l'impuissance, sinon la stérilité.

Le traitement de la spermatorrhée, qu'elle provienne de la masturbation, d'abus ou d'excès vénériens de toutes sortes, ne diffère que par l'altération de la constitution résultant de son abondance le jour et la nuit. Au traitement local doivent s'ajouter les toniques astringents et réconfortants, sans aucun excitant, avec bains froids, douches, hygiène sociale et morale et continence proportionnée à l'état physique des malades. Il est parfois si grave, chez les esclaves de l'onanisme manuel des deux sexes, qu'ils ne sont plus maîtres d'eux-mêmes et qu'un traitement chirurgical s'impose par la castration.

Mais il est urgent auparavant de s'assurer si ces écoulements spermatiques, d'après les signes indiqués page 338, ne dépendent pas de l'irritation chronique des vésicules séminales. On s'en assure par un procédé nouveau et spécial, inauguré récemment avec succès aux États-Unis par le docteur Thompson. Au lieu de tenir le malade debout ou couché pour l'examen, suivant l'usage, le médecin assis derrière lui le fait pencher le tronc en avant, comme dans le jeu de la main-chaude ou de saute-mouton; il peut même appuyer les bras croisés sur un siège bas, pour éviter la fatigue et rendre les fesses plus saillantes. L'index, introduit dans l'anus, atteint plus facilement ainsi les vésicules séminales et peut les palper, en pénétrant en dedans et en haut, et tirant avec l'autre main sur les cuisses du patient pour mieux les explorer. La sensibilité, sinon la douleur des parties, et souvent l'écoulement même du sperme par l'urèthre, suffisent à déceler le siège du mal. Aussi est-il prudent de tenir un verre ou un vase quelconque sous le méat, pour recevoir le liquide qui peut s'en écouler pendant cette manœuvre, afin de procéder ensuite à son examen.

Le traitement local consiste à pratiquer, avec la pulpe du doigt graissé d'une pommade calmante et résolutive, une sorte de massage par la palpation de la vésicule malade pendant une ou deux minutes, suivie d'une copieuse douche rectale d'eau froide avec un injecteur ou l'irrigateur Éguisier. Répétée tous les jours, cette douche a paru l'adjuvant le plus efficace de ce massage qui n'est renouvelé que tous les cinq à sept jours. L'amélioration rapide qui s'ensuit exerce le plus favorable effet sur le moral des malades, souffrant souvent depuis longtemps, malgré divers autres traitements, à la suite d'onanisme ou d'excès sexuels. Quatre observations de spermatorrhéïques de trente-deux à quarante-huit ans, atteints depuis plusieurs années et présentant des phénomènes neurasthéniques avec épuisement génital, ont été guéris après deux à trois mois de ce traitement local. (*Boston med. journal*, n° 18, 1894.)

La cautérisation du clitoris et son excision même ont été pratiquées aussi chez les petites filles nerveuses, quand l'emploi des divers calmants et tous les obstacles mis à leur habitude restaient sans effet. Des exemples en sont relatés dans l'*Onanisme chez la femme*. La vulgarisation de l'ovariotomie a même fait tenter l'excision des ovaires par la voie vaginale, aux États-Unis, chez les femmes hystériques adonnées à la manuélisation seule ou à deux. C'est donc une véritable castration, analogue à l'excision des testicules chez l'homme.

Sans pratiquer cet enlèvement des testicules, chez des masturbateurs réduits au dernier degré d'épuisement, incapables d'aucun travail et menacés de succomber, le chirurgien américain Haynes l'a remplacé ingénieusement par une opération équivalente, légère et sans danger. Une petite incision étant faite sur le côté externe des bourses ou scrotum, il attire le cordon spermatique dont il excise ou retranche un demi-pouce environ. La circulation du sperme étant ainsi interrompue, tout désir vénérien cesse et la passion également, malgré la conservation des testicules, sans trace apparente de cette opération.

Trois applications en ont été faites avec succès de 1845 à 1872. La première chez un dément de vingt ans, qui devint ensuite un excellent garçon de ferme jusqu'en 1852, date de sa mort. Le dernier était un masturbateur de trente-six ans, atteint de pertes séminales interminables et dont l'esprit troublé le rendait incapable de travailler. Opéré le 21 mars 1872, il reprit bientôt de l'embonpoint et des forces lui permettant de se livrer à ses affaires. Les testicules sont restés normaux en apparence, sans aucun désir sexuel.

Publiés en détail dans la première édition de l'*Onanisme* en 1885, page 317, ces faits ne paraissent pas avoir été imités depuis en France. Un malade, dans les conditions de ce dernier, résolu à se soumettre à cette opération, vint de province se présenter à l'hôpital Necker vers 1889. Admis en payant, il la réclama du chirurgien qui, après plusieurs jours d'observation, refusa de la pratiquer, sans en donner la raison. Son épreuve expérimentale a lieu pourtant journellement en vétérinaire, par le *bistournage* des jeunes moutons pour les émasculer, en tordant le cordon sur lui-même, sans ouvrir la peau. N'est-ce pas le cas d'en faire autant chez des masturbateurs affolés, tombés dans le marasme, incapables de réagir contre leur passion, voués à l'impuissance et la stérilité ? Dès que l'opération ne menace pas la vie et peut contribuer au contraire à la leur conserver, il n'y a pas de scrupules à la faire, dès qu'ils la réclament; il y a loin de là à la castration par l'enlèvement des testicules, quoique souvent altérés, fondus ou ramollis déjà chez ces malades. C'est pourquoi nous l'avons proposée comme l'*ultima ratio* de la masturbation et ses conséquences sur les pertes séminales, la spermatorrhée intarissable, le priapisme et autres névroses génitales résistant à tous les moyens médicaux.

*
* *

D'après les cas relatés de manuélisation féminine, la femme est encore plus exposée au nervosisme génital par la prédominance de son système nerveux et l'hystérie venant s'y joindre et le compliquer. Or, depuis que ces douleurs nerveuses du bas-ventre ont été combattues aux États-Unis et en Angleterre, en asexuant les femmes par l'enlèvement des ovaires et jusqu'à la matrice, de jeunes chirurgiens français ont imité cette pratique sans plus de succès. Ces graves opérations, parfois mortelles, ne sont le plus souvent que palliatives. Pour une guérison définitive, il y a dix à vingt cas où les douleurs reparaissent peu de mois ou d'années après l'organe enlevé. Tels sont les résultats réels et scientifiquement constatés au grand jour des discussions publiques.

La patience ne saurait donc être trop recommandée aux victimes de ces affections nerveuses des organes génitaux internes. Des douleurs, même intolérables, doivent toujours être combattues médicalement par les calmants, les adoucissants locaux ou généraux, avec les topiques comme les ovules Chaumel, les

Péricols, les tampons Miesch, ou en injections, en lavements même. On a vu de ces longues douleurs disparaître longtemps après avoir été déclarées incurables. La femme ne doit donc pas se soumettre à de telles mutilations, en pareil cas, sans qu'une altération ou lésion de l'organe ait été constatée, établie scientifiquement et positivement reconnue.

FIN

TABLE

ALPHABÉTIQUE ET ANALYTIQUE

DES MATIÈRES

FIN DE LA TABLE DES MATIÈRES

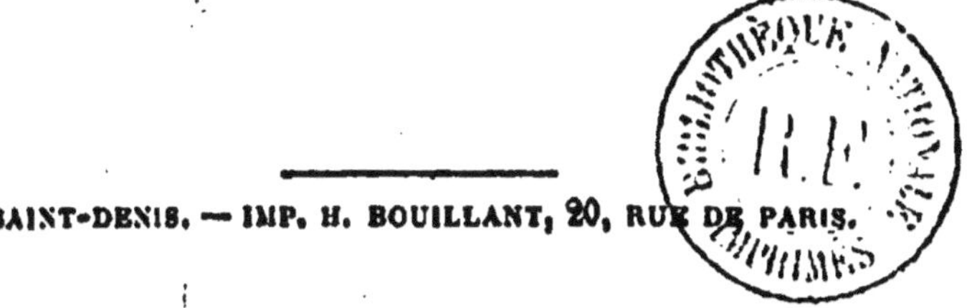

SAINT-DENIS. — IMP. H. BOUILLANT, 20, RUE DE PARIS.

GRAMMAIRES EN DEUX LANGUES

GRAMMAIRE DE LA LANGUE ANGLAISE. 1° Traité de la prononciation avec un *syllabaire*, exemples de lectures; — 2° Cours de thèmes complet sur les règles, difficultés de la langue; — 3° Idiotismes; — 4° Dialogues familiers, par CLIFTON et MERVOYER 1 vol. in-18...... 2 fr.

GRAMMAIRE PRATIQUE ET RAISONNÉE DE LA LANGUE ALLEMANDE, par H. GRÉGOIRE. 1 vol grand in-18............ 8 fr.

NEW ETYMOLOGICAL FRENCH GRAMMAR by A. CHASSANG. With introductory remarks for the use of English schools and colleges, by L. Paul BLOUNT B. A. French Master, St-Paul's School, Examiner at Christ's Hospital, London 1 vol. in-18. 5 fr.

GRAMMAIRE ALLEMANDE pratique et raisonnée. par H.-A. BIRMANN. 1 vol. in-18............. 1 fr. 50

RECUEIL DE LECTURES ALLEMANDES en prose et en vers, par H. BIRMANN et DREYFUS. 1 vol. in-18.......................... 1 fr. 50

GRAMMAIRE ESPAGNOLE-FRANÇAISE DE SOBRINO. Très complète et très détaillée, contenant toutes les notions nécessaires pour apprendre à parler et à écrire correctement l'espagnol. Nouvelle édition, refondue par A. GALBAN. 1 volume in-8 cartonné.......................... 4 fr.

NOUVELLE GRAMMAIRE ESPAGNOLE-FRANÇAISE. Avec des thèmes, grand nombre d'exemples dans chaque leçon, par A. GALBAN. 1 vol. in-18........................ 2 fr.

NOUVELLE GRAMMAIRE RUSSE à l'usage des Français, par N. SOKOLOFF 1 vol. in-18. 3 fr. 50

GRAMATICA DE LA LENGUA FRANCESA para los españoles, por CHANTREAU, corrigée avec le plus grand soin par A. GALBAN. 1 vol. in-8.. 4 fr.

GRAMMAIRE ITALIENNE en 25 leçons, d'après VERGANI, corrigée et complétée par C. FERRARI. 1 v. in-18. 2 fr.

NUOVA GRAMMATICA FRANCESE-ITALIANA di LUDOVICO GOUDAR. Nuova edizione, corretta e arrichita da Caccia. 1 vol in-18. 2 fr.

GRAMMAIRE ALLEMANDE à l'usage des Italiens, par ENENKEL. 1 vol. in-18........................ 2 fr.

GRAMMAIRE PORTUGAISE, raisonnée et simplifiée, par M. PAULINO DE SOUZA. 1 fort vol grand in-18. 6 fr.

ABRÉGÉ DE LA GRAMMAIRE PORTUGAISE de M. P. DE SOUZA, avec un cours gradué de thèmes, par L.-S. DE FONSECA. 1 vol. in-18. 3 fr.

GRAMMAIRE DE LA LANGUE D'OIL, français des XII° et XIII° siècles, par A. BOURGUIGNON. 1 v. in-18. 2 fr.

DICTIONNAIRE USUEL DE LA LANGUE FRANÇAISE

Comprenant: 1° Les mots admis par l'Académie, les mots nouveaux dont l'emploi est suffisamment autorisé, les archaïsmes utiles à connaître pour l'intelligence des auteurs classiques, la prononciation dans les cas douteux, les étymologies, la solution des difficultés grammaticales et un grand nombre d'exemples; — 2° L'histoire, la mythologie et la géographie, par MM. BESCHERELLE aîné et A. BOURGUIGNON 1 vol. gr. in-18, 1271 pages. Relié toile............... 6 fr.

DICTIONNAIRE USUEL DE TOUS LES VERBES FRANÇAIS

Tant réguliers qu'irréguliers, par MM. BESCHERELLE frères 2 forts vol in-8 à 3 col., 12 fr. Relié. 16 fr.

DICTIONNAIRE DES SYNONYMES DE LA LANGUE FRANÇAISE par A. BOURGUIGNON et H. BERGEROL. 1 vol. in-32 relié. 5 fr.

DICTIONNAIRE ÉTYMOLOGIQUE DE LA LANGUE FRANÇAISE, par MM BERGEROL et TOLOU. 1 vol. in-32, format Cazin, relié 5 fr.

NOUVEAU DICTIONNAIRE DES RIMES. Précédé d'un traité complet de la versification, par QUITARD. 1 vol. in-32. 2 fr.; relié........... 2 fr. 50

DICTIONNAIRE DES TERMES DE MARINE, par POUSSARD, officier de marine. Grav., Cartes. 1 vol. in-32 relié.................. 3 fr. 50

PETIT DICTIONNAIRE D'HISTOIRE, DE GÉOGRAPHIE ET DE MYTHOLOGIE, par QUITARD, faisant suite au *Petit Dictionnaire national* de M. BESCHERELLE. 1 vol. in-32 broché. 1 fr. 50; relié........ 2 fr.

NUOVO VOCABOLARIO UNIVERSALE della lingua italiana, storico, scientifico, etc Compilato da B. MELZI 1 vol. in-18 jésus. relié....... 6 fr.

NUOVO VOCABULARIO UNIVERSAL DA LENGUA PORTUGUEZA, Par LEVINDO CASTRO DE LA FAYETTE. Format Cazin, édition de luxe, 1 vol. grand in-32, petit caractère 1,200 pages........ 6 fr.

PETIT DICTIONNAIRE NATIONAL. Nouvelle édition entièrement refondue, d'après le nouveau Dictionnaire National et la 7° édition du Dictionnaire de l'Académie, par BESCHERELLE aîné. 1 vol in-32 élégamment relié toile souple............... 2 fr.

DICTIONNAIRES EN DEUX LANGUES

Avec la prononciation figurée, très complets et exécutés avec le plus grand soin, contenant chacun la matière d'un fort vol. in-8, à l'usage des voyageurs, des lycées, des collèges, de la jeunesse des deux sexes, et de toutes les personnes qui étudient les langues étrangères.

Nouveau dictionnaire anglais-français et français-anglais, par CLIFTON. 1 volume relié, revu par M. FENARD.................. 5 fr.

Nouveau dictionnaire allemand-français et français-allemand, par K. ROTTECK, revu par M. KISLER. 1 vol. relié.................... 5 fr.

Nouveau dictionnaire italien-français et français-italien, par C. FERRARI. 1 vol. relié.............. 5 fr.

Nouveau dictionnaire français-espagnol et espagnol-français par VICENTE SALVA. 1 vol. relié... 6 fr.

Nouveau dictionnaire portugais-français et français-portugais, par SOUZA PINTO. 1 fort vol. relié. 6 fr.

Nouveau dictionnaire français-russe et russe-français, par SOKOLOFF. 2 vol. reliés.......... 10 fr.

Nouveau dictionnaire latin-français, par de SUCKAU. 1 vol. relié. 5 fr.

Nouveau dictionnaire français-latin, par BENOIST. 1 vol. relié 5 fr.

Nouveau dictionnaire grec-français. Rédigé sur un plan nouveau, par A. CHASSANG. 1 vol. relié..... 6 fr.

Nouveau dictionnaire grec moderne-français et français-grec moderne, par Emile LEGRAND. 2 vol. reliés....................... 12 fr.

Diccionario español-inglés é inglés español portatil, por D. F. COLONA BUSTAMANTE. 2 vol. reliés.... 6 fr.

Nouveau dictionnaire español-aleman y aleman-español, por ARTURO ENENKEL. 1 vol. relié .... 6 fr.

Diccionario español-italiano é italiano español, por D.-J. CACCIA. 1 vol. relié......... .... 5 fr.

New dictionary of the english and italian languages, by ALPP. DE BIRMINGHAM. 1 vol. rel....... 6 fr.

Dictionnaire anglais-portugais et portugais-anglais, par CASTRO DE LAFAYETTE. 1 volume .... 6 fr.

Dictionnaire portugais-allemand et allemand-portugais, par ENENKEL. 1 vol. in-32 relié........ 8 fr.

GUIDES POLYGLOTTES

Manuels de la conversation et du style épistolaire, à l'usage des voyageurs et des écoles. Grand in-32, format dit Cazin, reliure élégante. . . . . 2 fr.

Français-anglais, par M. CLIFTON.
Français-italien, par M. VITALI.
Français-allemand, par M. EBELING.
Français espagnol, par BUSTAMANTE.
Español-francés, par BUSTAMANTE.
English-french, par CLIFTON.
Hollandsch-fransch, van A. DUFRICHE.
Español-inglés, por BUSTAMANTE y CLIFTON.
English-italian, par CLIFTON.
Español-aleman, por BUSTAMANTE y EBELING.
Deutsch-english, von EBELING.
Español-italiano, por BUSTAMANTE.
Italiano-tedesco, da GIOVANNI VITALI.
Portuguez-francez, por M. CAROLINO DUARTE.
English-portuguese, par CLIFTON et DUARTE.
Español-portugués, por BUSTAMANTE y DUARTE.

Par exception. Relié souple, **3** *fr.*

Français-roumain, par M. HASAN.

Grec moderne-français, par M. B. LEGRAND.

Russe-français, par le comte DE MONTEVERDE.

Anglais-russe, par le même.

Russe-allemand, par le même.

Russe-italien, par le même.

Guides en six langues français-anglais-allemand-italien-espagnol-portugais. . . . . . 5 fr.

Español-francés con la pronunciacion figurada de todas las palabras francesas, par CORONA BUSTAMANTE. 3 fr.

Français-espagnol, avec la *prononciation figurée des mots espagnols* 3 fr.

Français-anglais avec la *prononciation figurée des mots anglais.*

Polyglot guides manual of conversation. English and French with the figured pronunciation of the French, by M. CLIFTON.

Français-allemand, avec la prononciation figurée des mots allemands, par M. BIRMANN.

Guide en quatre langues français-anglais-allemand-italien.

GRANDS DICTIONNAIRES EN DEUX LANGUES

DICTIONNAIRE anglais-français et français-anglais. Composé sur un nouveau plan d'après les ouvrages spéciaux les plus récents, par CLIFTON et ADRIEN GRIMAUX. 2 vol. in-8, 2,200 pages à 3 colonnes, 20 fr. — Reliés, 2 volumes en un, 25 fr., en 2 vol. .... 28 fr.

GRAND DICTIONNAIRE français-allemand et allemand-français, par H. A. BIRMANN, 2 forts vol. grand in-18, 25 fr. Reliés .... 33 fr.

GRAND DICTIONNAIRE espagnol-français et français-espagnol. Avec la prononciation dans les deux langues, rédigé par D. VINCENTE SALVA et d'après les meilleurs dictionnaires anciens et modernes, par MM. NORIEGA ET GUIM. 1 fort vol. gr. in-8, 1,600 pages à 2 colonnes, 18 fr.; relié ...... 23 fr.

GRAND DICTIONNAIRE italien-français et français-italien. Rédigé d'après les ouvrages et les travaux les plus récents, avec la prononciation dans les deux langues, par MM. CACCIA et FERRARI. 2 forts vol. grand in-8 à 3 colonnes, réunis en 1 vol. 20 fr.; reliés .... 25 fr.

DICTIONARY spanish-english et inglés-español. Le plus complet de ceux publiés jusqu'à ce jour, rédigé d'après les meilleurs dictionnaires anglais et espagnols; *de l'Académie espagnole, Salva, Sequse, Clifton, Wouceslen, Webster*, etc., par LOPEZ et BENSLEY. 1 vol. gr. in-8 relié. 20 fr.

CODES ET LOIS USUELLES

classés par ordre alphabétique, contenant la législation jusqu'à ce jour collationnée sur les textes officiels, présentant en notes sous chaque article des Codes, ses différentes modifications, la corrélation des articles entre eux, la concordance avec le droit romain, l'ancienne législation française et les lois nouvelles précédée des *Lois Constitutionelles* et accompagnée d'une table chronologique et d'une table des matières.

Par MM. AUGUSTIN ROGER et ALEXANDRE SOREL

Président du Tribunal Civil de Compiègne, Chevalier de la Légion d'honneur

22e édition imprimée en caractères neufs, entièrement refondue et considérablement augmentée.

1 vol. grand in-8e d'environ 1,500 pages. — Broché, 20 fr. Relié demi-chagrin, 25 fr.

LE MÊME OUVRAGE, édition portative, format grand in-32 jésus, en deux parties. — Cette édition, entièrement refondue, est imprimée en caractères neufs, comme l'édition grand in-8e.

1re PARTIE. Les *Codes*, broché. 4 fr. »
Relié, 1/2 chagrin .... 5 fr. 25

2e PARTIE. Les *Lois usuelles*, b. 4 fr. »
Relié, 1/2 chagrin .... 5 fr. 25

RÉPÉTITIONS ÉCRITES SUR LE CODE CIVIL

Contenant l'exposé des principes généraux, leurs motifs et la solution des questions théoriques, par Mourlon, docteur en droit, avocat à la cour d'appel.

9e Édition, revue et mise au courant, par CH. DEMANGEAT, conseiller à la cour de cassation, professeur honoraire à la faculté de droit de Paris. 3 vol. in-8. 37 fr. 50

Chaque examen, formant 1 vol., se vend séparément . . . . 12 fr. 50

DICTIONNAIRE DE DROIT COMMERCIAL, INDUSTRIEL ET MARITIME

Par J. RUBEN DE COUDER, docteur en droit, président du tribunal civil de la Seine, 3e édition dans laquelle a été entièrement refondu et remis au courant l'ancien ouvrage de MM. GOUJET et MERGER. 6 forts vol. in-8. 60 fr. Bien reliés. 72 fr.

ŒUVRES COMPLÈTES DE BUFFON. Avec la nomenclature Linéenne et la classification de Cuvier; édition nouvelle : annotée par M. FLOURENS, membre de l'Académie française, nouvelle édition. 12 volumes. grand in-8, illustré de 150 planches, 400 sujets coloriés, dessins originaux de MM. TRAVIÈS et GOBIN. 150 fr.

ŒUVRES DE CUVIER. Suivies de celles du comte DE LACÉPÈDE, complément aux Œuvres complètes de BUFFON, annotées par M. FLOURENS. 4 forts vol. grand in-8, 150 sujets coloriés. 50 fr.

CHEFS-D'ŒUVRE DE LA LITTÉRATURE FRANÇAISE

Format in-8 cavalier, papier vélin, satiné du Marais. — Imprimés avec luxe, ornés de gravures sur acier; dessins par les meilleurs artistes. — 60 volumes sont en vente à 7 fr. 50. — On tire, de chaque volume de la collection, *150 exemplaires numérotés* sur papier de Hollande avec fig. sur Chine avant la lettre; le vol. 15 fr.

ŒUVRES COMPLÈTES DE MOLIÈRE

2e édition, très soigneusement revue sur les textes originaux, avec un nouveau travail de critique et d'érudition, aperçus d'histoire littéraire, examen de chaque pièce commentaire, vocabulaire par L. Moland 12 vol.

ŒUVRES COMPLÈTES DE J. RACINE

Avec une vie de l'auteur et un examen de chacun de ses ouvrages, par M. Saint-Marc-Girardin, de l'Académie française. 8 vol.

ŒUVRES COMPLÈTES DE LA FONTAINE

Nouvelle édition avec un nouveau travail de critique et d'érudition par M. Louis Moland. 7 vol. avec gravures.

ESSAIS DE MICHEL DE MONTAIGNE

Nouvelle édition, avec les notes de tous les commentateurs, complétée par M. J.-V.-L. Clerc, étude sur Montaigne par Prévost-Paradol. 4 vol. avec portrait.

ŒUVRES COMPLÈTES DE LA BRUYÈRE

Publiée d'après les éditions données par l'auteur, notice sur La Bruyère, variantes, notes et un lexique, par A. Chassang, lauréat de l'Académie française, inspecteur général de l'Instruction publique 2 vol.

ŒUVRES COMPLÈTES DE LA ROCHEFOUCAULD

Nouvelle édition, avec des notices sur la vie de La Rochefoucauld et sur ses divers ouvrages, variantes, notes, table analytique, un lexique, par A. Chassang. 3 vol.

ŒUVRES COMPLÈTES DE BOILEAU

Avec des commentaires et un travail de M. Gidel. Gravures de Staal. 4 vol.

ANDRÉ CHÉNIER

Œuvres poétiques. Nouvelle édition, vignettes de Staal. 2 vol.

ŒUVRES COMPLÈTES DE MONTESQUIEU

Textes revus, collationnés et annotés, par Edouard Laboulaye, membre de l'Institut. 7 vol.

ŒUVRES DE PASCAL

LETTRES ÉCRITES A UN PROVINCIAL

Nouvelle édition, introduction, notice, variantes des éditions originales, commentaire, bibliographie, p. L. Derome. Portraits des personnages importants de Port-Royal, gravés sur acier. 2 vol.

ŒUVRES CHOISIES DE PIERRE DE RONSARD

Avec notice, notes et commentaires, par Sainte-Beuve; nouvelle édition, revue et augmentée par Moland. 1 vol. avec portrait.

ŒUVRES DE CLÉMENT MAROT

Annotées, revues sur les éditions originales; Vie de Clément Marot, par Charles d'Héricault. 1 volume avec portrait.

ŒUVRES DE JEAN-BAPTISTE ROUSSEAU

Avec un nouveau travail de Ant. de Latour. 1 vol. orné du portrait de l'auteur.

HISTOIRE DE GIL BLAS DE SANTILLANE

Par Le Sage, avec les remarques des divers annotateurs; notice par Sainte-Beuve, les jugements et témoignages sur Le Sage et sur *Gil Blas*. 2 vol.

CHEFS-D'ŒUVRE LITTÉRAIRES DE BUFFON

Introduction par M. Flourens, de l'Académie française. 2 vol. avec portrait.

L'IMITATION DE JÉSUS-CHRIST

Traduction nouvelle avec des réflexions par M. de Lamennais. 1 vol.

ŒUVRES CHOISIES DE MASSILLON

Accompagnées de notes, notice par M. Godefroy. 2 vol. avec portrait.

Nous avions promis, dans le prospectus de *Molière*, de chercher à remettre en honneur les belles éditions de nos auteurs classiques. Les volumes qui ont paru permettent de juger si nous avons tenu parole.

Notre collection contiendra la fleur de la littérature française. Elle se composera de quatre-vingts volumes environ, imprimés avec le plus grand luxe, et dignes de tenir une place d'honneur dans les meilleures bibliothèques.

MOLIÈRE

SA VIE ET SES OUVRAGES, par M. Louis Moland. 1 vol. grand in-8°, orné de gravures dans le texte et hors texte, dessins de M. F.-A. Poirson, 1 volume grand in-8°, 15 fr.; relié doré.. 21 fr.

ŒUVRES COMPLÈTES DE VOLTAIRE

Nouvelle édition avec Notices, Préfaces, Variantes, Table analytique
LES NOTES DE TOUS LES COMMENTATEURS, ET DES NOTES NOUVELLES
Conforme pour le texte à l'édition de Beuchot

Enrichie des découvertes les plus récentes et mise au courant des travaux qui ont paru jusqu'à nos jours.

Cette nouvelle édition des *Œuvres complètes de Voltaire*, publiée sous la direction de M. LOUIS MOLAND, a supplanté celle de Beuchot : c'est un travail remarquable et digne de l'érudition de notre temps. 52 vol. in-8, y compris 2 v. de table, le vol. 7 fr.

SUITES DE 90 GRAVURES MODERNES

Dessins de STAAL, PHILIPPOTEAUX, etc.

Ces quatre-vingt-dix gravures modernes qui viennent s'ajouter aux gravures de l'édition de Kehl, sont des œuvres excellentes, pour lesquelles aucun soin n'a été épargné et qui représentent dignement l'art actuel à côté de l'art ancien.. 30 fr.

Il a été tiré 150 épreuves sur papier de Chine, 60 fr.

Suite de 109 gravures, d'après les dessins de MOREAU jeune.

Nouvelle édition tirée sur les planches originales.

Les gravures exécutées d'après les dessins de MOREAU jeune, pour la célèbre édition des ŒUVRES DE VOLTAIRE imprimée à Kehl à la fin du siècle dernier, jouissent d'une réputation qui en faisait désirer vivement la réimpression par les amateurs. Tirée sur les planches originales. Le travail de cette édition a été confié à un de nos meilleurs imprimeurs en taille-douce.. 30 fr.

Il a été tiré 150 épreuves sur papier de Chine et 150 sur papier Wathman, 60 fr.

ŒUVRES COMPLÈTES DE DENIS DIDEROT

COMPRENANT :

Tout ce qui a été publié à diverses époques et tous les manuscrits inédits conservés à la Bibliothèque de l'Ermitage. Revues avec soin sur les éditions originales. Notices, Notes, Table analytique,

Par J. ASSÉZAT

Cette édition, véritablement complète des Œuvres de Diderot, forme 20 volumes in-8 cavalier, imprimés par M. Claye sur beau papier du Marais à 7 fr. le volume.

Le mérite de cette édition a été proclamé par toute la critique. Les parties nouvelles qu'elle a introduites dans l'œuvre du grand philosophe ont produit une vive sensation dans le monde littéraire.

CORRESPONDANCE LITTÉRAIRE, PHILOSOPHIQUE ET CRITIQUE

Par GRIMM, DIDEROT, RAYNAL & MEISTER

Nouvelle édition collationnée sur les textes originaux, comprenant outre ce qui a été publié à diverses époques et les fragments supprimés en 1813 par la censure, les parties inédites conservées à la Bibliothèque ducale de Gotha et à l'Arsenal de Paris.

Notice, Notes, Table générale, par Maurice TOURNEUX

16 vol. in-8 cavalier ; le caractère et le papier sont semblables à ceux des *Œuvres complètes* de Diderot, le volume.. 7 fr.

Il a été tiré 150 exemplaires numérotés sur papier de Hollande, le volume. 15 fr.

RABELAIS

Illustré par GUSTAVE DORÉ

60 GRANDES COMPOSITIONS, 250 EN-TÊTES DE CHAPITRES, ENVIRON 240 CULS-DE-LAMPE ET NOMBREUSES VIGNETTES DANS LE TEXTE

Deux volumes in-4.............	70 fr.	Demi-chagrin, fers spéciaux..	90 fr.
Reliés toile, tranch. ébarb....	80 fr.	— avec coins, tête dorée.	100 fr.

Il a été tiré 50 exemplaires numérotés sur chine ; 200 fr.

Même ouvrage. *Première édition.* — Texte revu et collationné sur les éditions originales, accompagné d'une Vie de l'auteur et de notes. 2 v. in-folio colomb. 200 fr. 200 exemplaires numérotés sur papier de Hollande (50 ont été détruits). 300 fr.

ŒUVRES COMPLÈTES DE BÉRANGER

9 vol. in-8, format caval., magnifiquement imprimés, papier vélin satiné, contenant :

Les Œuvres anciennes, illustrées de 88 gravures sur acier, d'après CHARLET, JOHANNOT, RAFFET, etc. ... 24 fr.
Les Œuvres posthumes. Dernières chansons (1834 à 1851), illustrées de 14 gravures sur acier, de A. de LEMUD. 1 vol. ... 12 fr.
Ma Biographie, illustrée de 8 gravures. 1 vol. ... 12 fr.
Musique des chansons, airs notés anciens et modernes. Édition revue par F. BÉRAT, ill. de 80 gravures d'après GRANDVILLE et RAFFET. 1 vol. ... 10 fr.
MÊME OUVRAGE, sans gravures ... 6 fr.
Correspondance de Béranger. Un magnifique portrait gravé sur acier. 4 forts vol. 1.200 lettres et le catalogue analytique de 150 autres ... 24 fr.

CHANSONS DE BÉRANGER anciennes et posthumes Nouvelle édition populaire, illustrée de 161 dessins inédits de BAYARD, DARJOU, GODEFROY DURAND, PAUQUET, etc., gravés par les meilleurs artistes, vignettes par M. GIACOMELLI. 1 vol. gr. in-8. 10 fr.
COLLECTION DE GRAVURES, POUR LES ŒUVRES DE BÉRANGER. Pour les anciennes chansons, 53 gravures ... 18 fr.
Pour les œuvres posthumes. 23 gravures ... 12 fr.

MUSIQUE DES CHANSONS DE BÉRANGER, airs notés anciens et modernes. Nouvelle édition revue par FRÉDÉRIC BÉRAT, augmentée de la musique des chansons posthumes d'airs composés par BÉRANGER, HALÉVY, GOUNOD, LAURENT DE RILLÉ, 120 gravures d'après GRANDVILLE et RAFFET. 1 v. gr. in-8 ... 10 fr.
ALBUM BÉRANGER par **GRANDVILLE**. 80 dessins, 1 v. in-8 cav. 10 fr.
Ces gravures ne font pas double emploi avec les aciers.

CHANTS ET CHANSONS POPULAIRES DE LA FRANCE. Nouvelle édition, *avec musique*, illustrée de 339 belles gravures sur acier, d'après DAUBIGNY, M. GIRAUD, MEISSONIER, STAAL, STEINHEIL, TRIMOLLET, gravés par les meilleurs artistes. Notice par A. DE LAMARTINE. 3 vol. gr. in-8 ... 48 fr.
CHANTS ET CHANSONS POPULAIRES DES PROVINCES DE FRANCE. Notice par CHAMPFLEURY. Accompagnement de piano par J.-B. WECKERLIN Illustrés par BIDA, COURBET, JACQUE, etc. 1 vol. gr. in-8 ... 12 fr.
CHANSONS NATIONALES ET POPULAIRES DE LA FRANCE. Notes historiques et littéraires par DUMERSAN et NOEL SÉGUR, vignettes dans le texte, et gravures sur acier. 2 vol. gr. in-8 ... 20 fr.
L'ANCIENNE CHANSON POPULAIRE EN FRANCE aux seizième et dix-septième siècles, par J.-B. WECKERLIN, bibliothécaire au Conservatoire de musique. 30 anciens airs notés, gravures en chromotypographie. 1 vol. in-18. 5 fr.
Il a été tiré 50 exemplaires numérotés sur papier de Hollande ... 10 fr.

BIBLIOTHÈQUE D'UN DÉSŒUVRÉ

Série d'ouvrages in-32, format elzévirien.

ŒUVRES COMPLÈTES DE BÉRANGER, avec les 10 chansons publiées en 1847. 1 vol. ... 3.50
ŒUVRES POSTHUMES DE BÉRANGER. Dernières chansons et Ma Biographie, appendice, notes inédites de Béranger. 1 vol. ... 3.50
PIERRE DUPONT. Muse populaire, chants et poésies. 1 vol. 3 fr.
DÉSAUGIERS. Chansons et poésies. Notice sur Désaugiers, par MERLE, avec portrait et vig. 1 vol. 2 fr.
Chansons populaires de la France, anciennes et modernes, classées par ordre chronologique. Biographies et notices. 1 vol. ... 2 fr.
La Gaudriole. Chansonnier joyeux, facétieux et grivois, par BÉRANGER, DÉSAUGIERS, etc. 1 vol. ... 2 fr.

Lettres d'amour, avec portraits et vignettes. 1 vol. ... 2 fr.
Drôleries poétiques, avec portraits et vignettes. 1 vol. ... 2 fr.
Académie des jeux, l'historique, la marche, les règles, conventions et maximes des jeux. 1 vol. ... 2 fr.
La Goguette ancienne et moderne, choix de chansons guerrières, bachiques, joyeuses et populaires. 1 vol. portr. et vignettes ... 2 fr.
Les Poètes de l'Amour. Recueil de vers des XVe, XVIe, XVIIe, XVIIIe et XIXe siècles. L'amour. 1 vol. ... 2 fr.
Un million de Rimes gauloises, fleurs de la poésie drôlatique et badine depuis le quinzième siècle. 1 vol. 2 fr.
Reliure, fers spéciaux, dorés en 1/2 veau, à peigne, 1 fr. 25 par volume.

Ouvrages grand in-8° jésus, magnifiquement illustrés

GALERIES DE PORTRAITS

GRAVURES SUR ACIER

20 fr. le volume. — 1/2 reliure soignée, tranches dorées, 26 fr.

Galerie de Portraits historiques

Tirée des *Causeries du Lundi*, par SAINTE-BEUVE, de l'Académie française. Portraits gravés sur acier. 1 vol.

Galerie des grands Écrivains français

PAR LE MÊME, semblable au précédent pour l'exécution et les illustrations. 1 vol.

Nouvelle Galerie des grands Écrivains français

Tirée des *Portraits littéraires* et des *Causeries du Lundi*, par LE MÊME. 1 vol.

Galerie de Femmes célèbres

Tirée des *Causeries du Lundi*, des *Portraits littéraires*, des *Portraits de Femmes*, par LE MÊME. 1 vol.

Nouvelle galerie de Femmes célèbres

PAR LE MÊME, semblable pour l'exécution à ceux ci-dessus. 1 vol.

Ces 5 volumes se complètent l'un par l'autre. Ils contiennent la fleur des *Causeries du Lundi*, des *Portraits littéraires* et des *Portraits de Femmes*.

Poésies d'André Chénier

Avec notice et notes par M. L. MOLAND. grav. sur acier. Dessins de STAAL. 1 vol.

Lettres choisies de Madame de Sévigné

Avec une magnifique galerie de portraits sur acier. 1 volume.

Histoire de France

Depuis la fondation de la monarchie, par MENNECHET, ill. 20 grav. sur acier, gravées par F. DELANNOY, OUTHWAITE, etc. 1 volume.

La France guerrière

Récits historiques d'après les chroniques et les mémoires de chaque siècle, par CH. D'HÉRICAULT et L. MOLAND, gravures sur acier. 1 vol.

Dante Alighieri

La Divine Comédie, traduite en français par le chevalier ARTAUD DE MONTOR, préface de M. LOUIS MOLAND. Illustrée, dessins de YAN'DARGENT. 1 vol.

Galerie illustrée d'histoire naturelle

Tirée de Buffon, édition annotée par FLOURENS. 32 gravures sur acier, coloriées, dessins nouveaux de ED. TRAVIÈS et H. GOBIN. 1 vol.

Nouvelle Galerie d'Histoire naturelle

Tirée des œuvres complètes de Buffon et de Lacépède, vie de Buffon par FLOURENS, illustrée dans le texte, coloriée et hors texte, 30 planches sur acier de MM. TRAVIÈS et HENRY GOBIN. 1 fort volume.

Contes et Nouvelles de La Fontaine

Edition illustrée; 110 vignettes et 40 grandes hors texte, par TONY JOHANNOT, C. BOULANGER, ROQUEPLAN, STAAL, FRAGONARD, introduction de L. MOLAND. 1 vol.

La Femme jugée par les grands Écrivains des deux sexes

La Femme devant *Dieu*, devant la *Nature*, devant la *Loi* et devant la *Société*. Riche et précieuse mosaïque de toutes les opinions émises sur la femme depuis les siècles les plus reculés jusqu'à nos jours, par D.-J. LARCHER, introduction de BESCHERELLE AÎNÉ, 20 superbes gravures sur acier, dessins de STAAL. 1 volume.

Les Femmes d'après les Auteurs français

Par E. MULLER. Illustré des portraits des femmes les plus illustres, gravés au burin, dessins de STAAL. 1 vol.

Lettres choisies de Voltaire

Notice et notes explicatives par M. L. MOLAND, ornées de portraits historiques. Dessins de PHILIPPOTEAUX et STAAL, gravés sur acier. 1 vol.

Galeries historiques de Versailles

(Edition unique)

Ce grand et important ouvrage a été entrepris aux frais de la liste civile du roi Louis-Philippe, et rédigé d'après ses instructions. Il renferme la description de 1,200 tableaux; des notices historiques sur 676 écussons armoriés, 10 vol. in-8, accompagnés d'un atlas de 100 grav. in-folio....... 100 fr.

ALBUM (formant un tout complet) de 400 grav., avec notice. Relié doré. 60 fr.

CHEFS-D'ŒUVRE DU ROMAN FRANÇAIS

12 beaux volumes in-8 cavalier, illustr. de charmantes grav. sur acier, dessins de STAAL

Chaque volume sans tomaison se vend séparément 7 fr. 50

Œuvres de Mme de La Fayette ... 1 vol.
Œuvres de Mmes de Fontaines et de Tencin ... 1 vol.
Histoire de Gil-Blas de Santillane, par LE SAGE ... 1 vol.
Le Diable boiteux, suivi de *Estévanille Gonzalès*, par LE SAGE ... 1 vol.
Histoire de Guzman d'Alfarache, par LE SAGE ... 1 vol.
La Vie de Marianne, suivie du *Paysan parvenu*, par MARIVAUX ... 2 vol.
Œuvres de Mme Riccoboni. 1 vol.
Œuvres de Mme Élie de Beaumont, de Mme de Genlis, de Fiévée, de Mme de Duras.. 1 vol.
Œuvres de Mme de Souza.... 1 vol.
Corinne ou l'Italie, par Mme DE STAEL ... 1 vol.

ŒUVRES DE WALTER SCOTT

Traduction de M. DEFAUCONPRET, édition de luxe revue et corrigée avec le plus grand soin, illustrée de 59 magnifiques vignettes et portraits sur acier d'après RAFFET. 30 volumes in-8 cavalier, papier glacé et satiné ... 150 fr.
Chaque volume ... 5 fr.

TOMES.
1. Waverley.
2. Guy Mannering.
3. L'Antiquaire.
4. Rob-Roy.
5. Le Nain noir.
6. Les puritains d'Ecosse / La prison d'Edimbourg
7. La fiancée de Lamermoor. / L'officier de fortune.
8. Ivanhoë.
9. Le Monastère.
10. L'abbé.
11. Kenilworth.
12. Le Pirate.
13. Les aventures de Nigel.
14. Peveril du Pic.
15. Quentin Durward.
16. Eaux de Saint-Ronan.
17. Redgauntlet.
18. Connétable de Chester.
19. Richard en Palestine.
20. Woodstock.
21. Chronique de la Canongate.
22. La jolie fille de Perth.
23. Charles le Téméraire
24. Robert de Paris.
25. Le Château périlleux / La Démonologie.
26.–28. Histoire d'Ecosse.
29.–30. Romans poétiques.

LE MÊME OUVRAGE. 30 volumes in-8 carré, avec gravures sur acier. Chaque volume contient au moins un roman complet ... 3 fr. 50

ŒUVRES DE J. FENIMORE COOPER

Traduction de M. DEFAUCONPRET, avec 90 vignettes, d'après les dessins de MM. Alfred et Tony JOHANNOT. 30 volumes in-8 ... 150 fr.
On vend séparément chaque volume ... 5 fr.

TOMES.
1. Précaution.
2. L'Espion.
3. Le Pilote.
4. Lionel Lincoln.
5. Les Mohicans.
6. Les Pionniers.
7. La Prairie.
8. Le Corsaire rouge.
9. Les Puritains.
10. L'Ecumeur de mer.
11. Le Bravo.
12. L'Heidenmauer.
13. Le Bourreau de Berne
14. Les Monikins.
15. Le Paquebot.
16. Eve Effingham.
17. Le lac Ontario.
18. Mercédès de Castille.
19. Le tueur de daims.
20. Les deux Amiraux.
21. Le Feu-Follet.
22. A Bord et à Terre.
23. Lucie Hardinge.
24. Wyandotté.
25. Satanstoë.
26. Le Porte-Chaîne.
27. Ravensnest.
28. Les Lions de mer.
29. Le Cratère.
30. Les Mœurs du jour.

LE MÊME OUVRAGE. 30 vol. in-8 carré avec gravures sur acier. Chaque volume contient au moins un roman complet ... 3 fr. 50

HISTOIRE DES DEUX RESTAURATIONS

Jusqu'à l'avènement de Louis-Philippe (janvier 1813 à octobre 1830); par ACHILLE DE VAULABELLE. Nouvelle édition illustrée de vignettes et portraits sur acier, gravés par les premiers artistes, dessins de PHILIPPOTEAUX. 10 volumes in-8.. . 60 fr.

ŒUVRES COMPLÈTES D'AUGUSTE THIERRY

5 volumes in-8 cavalier, papier vélin glacé, le volume...... 6 fr.

Histoire de la Conquête de l'Angleterre ... 2 vol.
Lettres sur l'Histoire de France. — Dix ans d'Études historiques 1 v.
Récits des temps mérovingiens ... 1 vol.
Essai sur l'Histoire du Tiers-Etat ... 1 vol.

— —

ŒUVRES DE GRANDVILLE

9 vol. grand in-8 jés., brochés, 90 fr. — Reliure 1/2 chag. tranches dorées 6 fr. par vol.

FABLES DE LA FONTAINE. Illustrées de 240 gravures. Un sujet pour chaque fable. 1 vol. gr. in-8.. 18 fr.

LES FLEURS ANIMÉES. Texte par Alphonse KARR, TAXILE DELORD et le comte FŒLIX. Planches très soigneusement retouchées pour la gravure et le coloris. 2 volumes gr. in-8, 50 gravures coloriées.................. 25 fr.

LES PETITES MISÈRES DE LA VIE HUMAINE. Illustrées, texte par OLD-NICK, portrait de GRANDVILLE 1 fort vol. gr. in-8 jésus.... 15 fr.

LES MÉTAMORPHOSES DU JOUR. 70 gravures coloriées. Texte par MM. ALBÉRIC SECOND, TAXILE DELORD, LOUIS HUART, MONSELET. Notice sur Grandville, par Charles BLANC. 1 magnifique grand in-8. 18 fr.

CENT PROVERBES. Illustrés, gravures coloriées, texte par TROIS TÊTES DANS UN BONNET. Édition, revue et augmentée pour le texte, par QUITARD. 1 volume grand in-8........ 15 fr.

HISTOIRE DE FRANCE. Depuis les temps les plus reculés jusqu'à la révolution de 1789, par ANQUETIL, suivie de l'*Histoire de la Révolution* du *Directoire*, du *Consulat*, de l'*Empire* et de la *Restauration*, par GALLOIS, vignettes sur acier. 10 volumes in-8 cavalier à................. 7 fr. 50

HISTOIRE DE FRANCE (1830 à 1875). ÉPOQUE CONTEMPORAINE. Par GRÉGOIRE professeur d'histoire. 4 volumes in-8 cavalier, gravures sur acier, le vol. 7 fr. 50

HISTOIRE DE LA GUERRE Franco-Allemande (1870-1871) Par M. AMÉDÉE LE FAURE, illustrée portraits hist., combats, batailles. Cartes avec les positions stratégiques. 2 magnifiques volumes grand in-8 15 fr. Relié doré 2 volumes en un... 20 fr.

Atlas de la guerre (1870-1871). Cartes des batailles et sièges, par LE MÊME. 1 v. in-4°, 50 cart..... 5 fr.

HISTOIRE DE LA GUERRE D'ORIENT, par M. A. LE FAURE, cartes, plans, d'après l'état-major russe et autrichien, portraits grav., etc. 2 vol. in-8 colombier................ 15 fr.
— Relié, doré, 2 vol. en un.. 20 fr.

LE VOYAGE EN TUNISIE, de M. A. LE FAURE, préface de JÉZIERSKI, carte. 1 vol. gr. in-8, 70 pages. 1 fr.

HISTOIRE DE LA RÉVOLUTION FRANÇAISE, par LOUIS BLANC. 12 vol. in-8.................. 60 fr.

ENCYCLOPÉDIE THÉORIQUE-PRATIQUE DES CONNAISSANCES UTILES. Composée de traités sur les connaissances les plus indispensables avec 1,500 gravures dans le texte. 2 volumes gr. in-8 25 fr.

UN MILLION DE FAITS. Aide-mémoire universel des sciences, des arts et des lettres, par J. AICARD L. LALANNE, LUD. LALANNE, etc. 1 fort vol. in-18 1,720 col., avec grav. 9 fr.

BIOGRAPHIE PORTATIVE UNIVERSELLE. 29.000 noms, suivie d'une table chronologique et alphabétique, par LALANNE, A. DELLOYE, etc. 1 vol. de 2,000 col........ 8 fr.

MYTHOLOGIE DE LA GRÈCE ANTIQUE. Par Paul DECHARME, professeur de littérature grecque à la Faculté des lettres de Nancy, ancien membre de l'École française d'Athènes. 180 gravures et 4 chromolithographies, d'après l'antique. 1 vol. grand in-8 raisin...................... 16 fr.

GÉOGRAPHIE UNIVERSELLE. Par MALTE-BRUN. 6e édit. 6 vol. grand in-8, orné de grav. et cartes. 60 fr.

ATLAS DE LA GÉOGRAPHIE UNIVERSELLE. Ou description de toutes les parties du monde sur un plan nouveau, par MALTE-BRUN. 1 vol. gr. in-folio, de 72 cartes, dont 14 doubles, coloriées, 1 vol. in-folio. 20 fr.

LORD MACAULAY. Histoire d'Angleterre sous le règne de Jacques II. Traduit de l'anglais par le comte DE PEYRONNET, 3 volumes in-8....................... 15 fr.
— Histoire du règne de Guillaume III. Pour faire suite à l'Histoire du règne de Jacques II, traduit par PICHOT. 4 volumes in-8.. 20 fr.

HISTOIRE DES GIRONDINS. Par A. DE LAMARTINE. Illustrée, 300 gravures avec des portraits. 3 vol. grand in-8 jésus............ 24 fr.

RUDIMENT AGRICOLE UNIVERSEL

ou l'Agriculture enseignée par ses principes applicables à sa pratique en tous lieux

Par M. le marquis DE TRAVANET, agriculteur pratique. 1 volume in-18...... 2 fr.

COLLECTION D'OUVRAGES ILLUSTRÉS POUR LES ENFANTS

86 jolis volumes grand in-18 à 2 fr. 50; reliés dorés, 3 fr. 50

ANDERSEN. La Vierge des Glaciers, etc. 1 vol.
— Histoire de Valdemar Daa. — Petite-Poucette, etc. 1 vol.
— Le Camarade de voyage. — Sous le saule. — Les Aventures, etc. 1 vol.
— Le Coffre volant, les Galoches du bonheur, etc. 1 vol.
— L'Homme de neige, le Jardin du Paradis, les deux Coqs. 1 vol.
BAYARD (Histoire du bon chevalier sans peur et sans reproches), par LE LOYAL SERVITEUR. 2 vol.
BELLOC (LOUISE SW.). 7 vol.
— La Tirelire aux histoires. 2 vol.
— Histoires et contes. 1 vol.
— Contes familiers. 1 vol.
— Grave et gai. Rose et Gris. 1 v.
— Lectures enfantines. 1 vol.
— Contes pour le 1er âge. 1 vol.
BERNARDIN DE SAINT-PIERRE. Paul et Virginie. Chaumière indienne. 1 vol.
BERQUIN. Ami des enfants. 1 vol.
— Sandford et Merton. 1 vol.
— Le petit Grandisson. 1 vol.
— Théâtre choisi. 1 vol.
BOCHET. Le premier livre des enfants. Alphabet illustré. 1 vol.
BOISGONTIER. Choix de nouvelles, DE GENLIS, BERQUIN. 1 vol.
BOUILLY (Œuvres de J.-N.). 7 v.
— Contes à ma fille. 1 vol.
— Conseils à ma fille. 1 vol.
— Les Encouragements de la jeunesse. 1 vol.
— Contes populaires. 1 vol.
— Contes aux enfants de France. 1 vol.
— Causeries et nouvelles causeries. 1 vol.
— Contes à mes petites amies. 1 vol.
BUFFON (Le petit) illustré. Histoire et description des animaux. 1 fort v.
CAMPE. Histoire de la découverte de l'Amérique. 1 vol.
COZZENS (S. W.). Voyage dans l'Arizona, traduction. 1 vol.
— Voyage au nouveau Mexique. Traduction de W. BATTIER. 1 vol.
DEMESSE (Henri). Zizi, histoire d'un moineau de Paris. 1 vol.
DESBORDES-VALMORE. Contes et scènes, vie de famille. 2 vol.
— Les poésies de l'enfance. 1 vol.
DU GUESCLIN (La Vie de). D'après la chanson et la chronique. Texte rajeuni par MOLAND. 2 vol.
FÉNELON. Aventures de Télémaque. 1 vol.
FLORIAN. Fables. 1 vol.
— Don Quichotte de la jeunesse. 1 vol.
FOË (de). Aventures de Robinson Crusoé. 1 vol.
FOURNIER. Animaux historiques. 1 vol.
GENLIS. Veillées du Château. 3 v.
GRIMM. Contes. 1 vol. illustré.
HÉRICAULT et **L. MOLAND.** La France guerrière. 4 vol.
— Vercingétorix à Duguesclin. 1 vol.
— Jeanne d'Arc à Henri IV. 1 vol.
— Louis XIV à la République. 1 v.
— Rivoli à Solférino. 1 vol.
HÉRODOTE. — Récits historiques extraits par M. L. HUMBERT. 1 vol.
HERVEY. Petites histoires. 1 vol.
JACQUET (l'abbé). L'Année chrétienne, la vie d'un saint pour chaque jour, approuvée de NN. SS. les Archevêques et Évêques. 2 vol.
LA FONTAINE. Fables. 1 vol.
LAMBERT. Lectures de l'enfance. 1 vol.
LE PRINCE DE BEAUMONT. Le Magasin des enfants. 2 vol.
LOIZEAU DU BIZOT. Cent petits contes pour les enfants. 1 vol.
MAISTRE (de). Œuvres complètes. Voyage autour de ma chambre. Cité d'Aoste. La Jeune Sibérienne, etc. 1 v.
MANZONI. Les Fiancés. Hist. milanaise. 2 vol.
MONTGOLFIER. Mélodies du Printemps. 1 vol.
MONTIGNY (Mlle DE). Grand'mère chérie. 1 vol.
— Mille et une Nuits des Familles (Les). 2 vol.
— Les Mille et une Nuits de la jeunesse. 1 vol.
NODIER. Neuvaine de la Chandeleur, génie Bonhomme. 1 vol.
PELLICO (Silvio). Mes prisons, suivi des Devoirs des hommes. 1 vol.
PERRAULT, Mme **D'AULNOY.** Contes des fées. 1 vol.
PLUTARQUE Vies des Grecs célèbres, par M. L. HUMBERT. 1 vol.
SACHOT. Inventeurs et Inventions. 1 vol.
SCHMID. Contes, 4 vol. se vendant séparément.
SÉVIGNÉ. Lettres choisies. 1 vol.
SWIFT. Voyages de Gulliver. 1 v.
THÉATRE DE L'ENFANCE ET DE LA JEUNESSE. 1 vol.
CONTES ET HISTORIETTES. Par UN PAPA. 1 volume illustré, *gros caractères.*
VAULABELLE. Ligny, Waterloo. 1 vol.
WISEMAN. Fabiola. Trad. 1 vol.
WYSS. Robinson Suisse. 2 vol.

COLLECTION DE
43 BEAUX VOLUMES ILLUSTRÉS

GRAND IN-8 RAISIN, 7 FR. 50

Demi-reliure en maroquin, plats toile, doré sur tranche, le volume, 11 fr.
Toile dorée, fers spéciaux, 10 fr.

Cette charmante collection se distingue non seulement par l'excellent choix des auteurs et l'élégance du style, mais encore par un grand nombre de gravures dans le texte et hors texte, exécutées par les premiers artistes. Jamais livres édités à ce prix n'ont offert autant de belles illustrations.

ANDERSEN. Contes Danois. Traduits du danois par M. L. MOLAND et E. GRÉGOIRE. 1 vol.
— Nouveaux Contes Danois. traduits par les mêmes. 1 vol.
— Les Souliers rouges et autres contes. trad. par les mêmes. 1 vol.
BAYARD. La très joyeuse, plaisante et récréative histoire du Gentil (seigneur de), composée par Le Loyal Serviteur. introduct. par L. MOLAND. 1 vol.
BELLOC. Le fond du sac de la grand'mère, contes et histoires. 1 vol.
— La tirelire aux histoires. Lectures choisies. 1 vol.
J.-R. BELLOT. Journal d'un voyage aux mers polaires à la recherche de SIR JOHN FRANKLIN. 1 vol.
Bernardin DE SAINT-PIERRE. Paul et Virginie suivi de la Chaumière indienne. 1 vol.
BERQUIN. L'Ami des Enfants. 1 v.
BERQUIN Sandford et Merton. — Le Petit Grandisson. — Le Retour de Croisière. — Les Sœurs de lait. L'honnête Fermier. 1 vol.
BERTHOUD (Œuvres de S. Henry). La Cassette des sept amis. 1 vol.
Les Hôtes du Logis 1 vol.
Soirées du docteur Sam. 1 vol.
Le Monde des Insectes. 1 vol.
L'homme depuis cinq mille ans. 1 vol.
Contes du docteur Sam. 1 vol.
BUFFON des familles. Histoire et description des animaux, extraites des *Œuvres de Buffon* et de *Lacépède*. 1v.
CAMPE. Découverte de l'Amérique. vol.
COZZENS (S.-W.). La contrée merveilleuse, voyage dans l'Arizona et le Nouveau Mexique, trad. de W. BATTIER. 1 vol.
DESNOYERS. Aventures de Robert-Robert et de son fidèle compagnon Toussaint Lavenette. 1 vol
DU GUESCLIN (Histoire). Introduction par L. MOLAND 1 vol.
FABRE. Histoire de la Bûche. Récits sur la vie des plantes. 1 vol.
FÉNELON. Aventures de Télémaque. 1 vol.
FLORIAN. Don Quichotte de la jeunesse. 1 vol.
— Fables. 1 vol.
FOË. Aventures de Robinson Crusoé. 1 vol.
GALLAND. Les Mille et une Nuits des familles. Contes arabes 1 vol.
GENLIS. Les Veillées du château. 1 vol.
JACQUET (l'abbé). Vie des Saints les plus populaires et les plus intéressants, avec l'approbation de plusieurs archevêques et évêques. 1 v.
LE PRINCE DE BEAUMONT. Le Magasin des enfants. 1 vol.
LEVAILLANT. Voyages dans l'intérieur de l'Afrique. 1 vol.
LONLAY (DICK DE). Au Tonkin, récits anecdotiques. 1 vol.
MAISTRE (DE). Œuvres complètes du comte Xavier. Voyage autour de ma chambre, le Lépreux de la cité d'Aoste, les Prisonniers du Caucase, la Jeune Sibérienne, préface par SAINTE-BEUVE 1 vol.
NODIER. Le Génie Bonhomme. — Séraphine. — François-les-bas-bleus. — La Neuvaine de la Chandeleur. — Trilby. — Trésors des Fèves. 1 vol.
PELLICO. Mes prisons, suivi des *Devoirs des hommes*. 1 vol.
PERRAULT, D'AULNOY, LE PRINCE DE BEAUMONT et HAMILTON Contes des fées. 1 v.
SCHMID. Contes. Traduction de l'abbé MACKER, la seule approuvée par l'auteur. 2 beaux vol. Chaque volume complet se vend séparément.
SWIFT. Voyages de Gulliver. 1 vol.
WISEMAN. Fabiola ou l'Église des Catacombes. 1 vol.
WYSS. Robinson suisse, avec la suite. Notice de NODIER. 1 vol.

ALBUMS POUR LES ENFANTS

In-4°, impr. en *chromo*, cartonné, dos toile, couv. chromo.................. 6 fr.
Relié toile, tranche dorée, plaque spéciale.................................. 8 fr.

DON QUICHOTTE. Gravures chromo, vignettes 1 vol.
VOYAGES DE GULLIVER à Lilliput et à Brobdingnab. Ouvrage illustré de chromotypographie.
LES HÉROS DU SIÈCLE. — Récits militaires anecdotiques, par DICK DE LONLAY, dessins de BOMBLED. 1 vol.
NOUVEAU VOYAGE EN FRANCE, par un PAPA, gravures couleurs. 1 vol.
JE SAURAI LIRE, illustré par LIX, grav. chromo. 1 vol.
JE SAIS LIRE. — Contes et historiettes, gravures chromo, par LIX. 1 v.
PETIT VOYAGE EN FRANCE. Gravures chromo. 1 volume.
CONTES DE MADAME D'AULNOY. Chromo. 1 vol.
CHOIX DE FABLES DE LA FONTAINE. — Illustrations, gravures chromo, par DAVID. 1 volume.
CONTES DE PERRAULT. — Gravures chromolithographie de LIX. Illustrations par STAAL. 1 volume.
ANIMAUX SAUVAGES ET DOMESTIQUES. — 1 volume.
ROBINSON CRUSOÉ. — Gravures chromolithographie. 1 volume.

CHANSONS ET RONDES ENFANTINES

Album illustré, format in-8 colombier, notices et accompagnement de piano par J.-B. WECKERLIN. Chromotypographies, par Henri PILLE. Dessins de J. Blass Trimole, gravés par Lefman, élégamment relié étoffe, tr. dorée......... 10 fr.

CHANSONS ET RONDES ENFANTINES DES PROVINCES DE LA FRANCE

Par J.-B. WECKERLIN

Album illustré, format in-8° colombier, avec notices et accompagnement de piano. Chromotypographies par LIX. relié étoffe riche..................... 10 fr.

NOUVELLES CHANSONS ET RONDES ENFANTINES

Musique de WECKERLIN, dessins de SANDOZ, POIRSON, etc.

Album in-8 colombier, illustrations. Élégamment relié étoffe, tr. dorées... 10 fr.

ŒUVRES DE TOPFFER

PREMIERS VOYAGES EN ZIGZAG

Ou Excursions d'un pensionnat en vacances dans les cantons suisses, etc. 55 grands dessins par CALAME. 1 vol. grand in-8. . . . . 12 fr. — Relié, 18 fr.

NOUVEAUX VOYAGES EN ZIGZAG

A la Grande Chartreuse, au Mont-Blanc, etc. 48 grav. tirées à part et 320 sujets dans le texte, par MM. CALAME, GIRARDET, DAUBIGNY. 1 vol. in-8, 12 fr. — Relié. 18 fr.

LES NOUVELLES GÉNEVOISES

40 gravures hors texte grav. par BEST, LELOIR, HOTELIN. 1 v. in-8, 10 fr.; relié, 16 fr.

ALBUMS TOPFFER

Formant chacun un grand volume in-8 jésus oblong, à............... 7 fr. 50
Relié toile, plaque spéciale, dorés sur tranche, le volume............ 10 fr. 50

MONSIEUR JABOT........ 1 vol.
MONSIEUR VIEUX-BOIS.. 1 vol.
MONSIEUR CRÉPIN....... 1 vol.
MONSIEUR PENCIL....... 1 vol.
LE DOCTEUR FESTUS.... 1 vol.
ALBERT.................. 1 vol.
HISTOIRE DE M. CRYPTOGAME........... 1 vol.

ALBUMS DES PETITS ENFANTS

Richement illustrés et imprimés en couleur. Grand in-8, cart. 3 fr.; relié doré, 5 fr.

JEUX DE L'ENFANCE, par un PAPA, dessins de LE NATUR. 1 vol.
ALPHABET DES ANIMAUX. Dessins de TRAVIÈS et GOBIN. 1 vol.
ALPHABET DES OISEAUX. Dessins de TRAVIÈS et GOBIN. 1 vol.
VOYAGE DU MANDARIN KA-LI-KO ET DE SON SECRÉTAIRE PA-TCHOU-LI, par Eugène LE MOUEL. 1 album in-4° oblong 32 grav. chromo, relié plaque spéciale.

BIBLIOTHÈQUE PATRIOTIQUE ET INSTRUCTIVE

23 volumes in-8° carré, broché, 3 fr. 50 — Relié toile, tranches dorées, 5 fr.

FRANÇAIS ET ALLEMANDS. — Histoire anecdotique de la guerre de 1870-71, par DICK DE LONLAY.

1er volume. — Niederbronn, Wissembourg, Frœschwiller, Châlons, Reims, Buzancy, Bazeilles, Sedan. 50 dessins de l'auteur, 1 volume.

2e volume. — Sarrebruck, Spickeren, La Retraite sur Metz, Pont-à-Mousson, Borny. Dessins de l'auteur, cartes et plans de batailles, 1 volume.

3e volume. — Gravelotte, Rezonville, Vionville, Mars-la-Tour, Saint-Marcel, Flavigny. Dessins de l'auteur, cartes et plans de batailles, 1 volume.

4e volume. — Les lignes d'Amanvillers, Saint-Privat, Sainte-Marie-aux-Chênes, Les Fermes de Moscou et de Leprick, Saint-Hubert, le Point-du-Jour. Dessins de l'auteur, cartes et plans de batailles, 1 volume.

5e volume. — L'investissement de Metz, la Journée des Dupes, Servigny, Noisseville, Flanville, Nouilly, Coincy. Dessins de l'auteur, cartes et plans de batailles, 1 volume.

6e volume. — Le blocus de Metz, Peltre Mercy-le-Haut, Ladonchamps, La Capitulation. Dessins de l'auteur, cartes et plans de batailles, 1 volume.

PLUTARQUE. — Les Romains illustres, par Louis HUMBERT, professeur au lycée Condorcet. 1 fort vol. in-8° illustré de nombreux dessins.

JOURNAL D'UN AUMONIER MILITAIRE pendant la guerre franco-allemande, par M. l'abbé DE MESSAS, 1 volume.

L'ALLEMAGNE EN 1813, par GALLI, gravures d'après les dessins de DICK DE LONLAY. 1 vol.

GALERIE DES ENFANTS CÉLÈBRES, par François TULOU. — Du Guesclin, Jeanne d'Arc, Turenne, Duguay-Trouin, Watteau, Mozart, Béranger, Lamartine, etc., illustré de 16 dessins hors texte, par DAVID, 1 v.

NOUVELLE GALERIE DES ENFANTS CÉLÈBRES. — V. Hugo, Vaucanson, Michel-Ange, Bayard, Newton, Mme Desbordes-Valmore, Rossini, etc., 1 volume in-8° carré, par F. TULOU, illustré par Jules DAVID.

LES GÉNÉRAUX DE VINGT ANS. Hoche, Marceau, Joubert, Desaix, par François TULOU, 1 volume illustré de 20 gravures, dessins de DICK DE LONLAY.

LES MARINS FRANÇAIS depuis les Gaulois jusqu'à nos jours, par DICK DE LONLAY. Combats, batailles, Biographie, souvenirs anecdotiques. 1 v. illust. 110 dessins par l'auteur.

ORIGINAUX ET BEAUX ESPRITS par SAINTE-BEUVE. Aggrippa d'Aubigné, Voiture, Chapelle, Santeuil, De Chaulieu, Nodier, 1 volume.

LETTRES DE MADAME DE SÉVIGNÉ. — Notice par SAINTE-BEUVE, accompagnées de notes. Illustrées de vignettes et portraits. 1 vol.

DERNIERS RÉCITS, par Mme BELLOC Mathurin, Une Nuit terrible, Orléans en 1829, Malemort, Le Père Kelers, la Grève, Josette et Josan. 1 volume.

BÊTES ET PLANTES par SANTINI, officier d'Académie. 1 volume.

LA CASE DE L'ONCLE TOM, par Mistress BEECHER-STOWE, traduit par MICHIELS, illustré par DAVID. 1 vol.

A TRAVERS LA BULGARIE. — Souvenirs de guerre et de voyage, par DICK DE LONLAY. Illustré de 20 dessins par l'auteur. 1 volume.

LES LEÇONS D'UNE JEUNE MÈRE. — Contes et récits par Mme BELLOC. 1 volume.

L'ARMÉE RUSSE EN CAMPAGNE. Schipka, Lovtcha, Plevna, par DICK DE LONLAY. 1 vol. illustré de 28 dessins par l'auteur.

LES FRANÇAIS EN ALLEMAGNE. Campagne de 1806, par GALLI 1 vol. illustré de nombreux dessins par DICK DE LONLAY.

EN ASIE CENTRALE A LA VAPEUR. — De Paris à Samarkand en 43 jours. Impressions de voyage, par Napoléon NEY, préface par Pierre VÉRON, illustré de dessins de DICK DE LONLAY. 1 volume.

PAUL BONHOMME

LE GRAND FRÈRE

1 beau volume grand in-8° jésus de 540 pages, orné de 75 gravures de Louis BOMBLED Cartonné toile, plaque en couleur, tranches dorées. Paris, J. Lévy..... 12 fr.

BIBLIOTHÈQUE CHOISIE

Collection des meilleurs auteurs français et étrangers, anciens et modernes, grand in-18 (dit anglais). Cette collection est divisée par séries. La première contient des volumes à 3 fr. 50. La deuxième à 3 fr. le volume.

PREMIÈRE SÉRIE, volumes grand in-18 jésus à 3 fr. 50

BELLOT. Voyage aux mers polaires; portrait et carte. 1 volume.
BÉRANGER (Œuvres complètes), avec gravures. 4 volumes.
— Chansons anciennes. 2 volumes.
— Œuvres posthumes. Dernières chansons (1834 à 1851), 1 volume.
— Ma Biographie: Ouvrages posthumes de Béranger. 1 volume.
BOURGOIN. Les maîtres de la critique. 1 volume.
CHARPENTIER. La Littérature française au dix-neuvième siècle. 1 volume.
DARBOY (Mgr). Les Femmes de la Bible. 1 fort volume. Gravures.
DUFAUX. Ce que les maîtres et domestiques doivent savoir. 1 v.
DUPONT (Pierre). Chansons et Poésies 4e édition. 1 volume.
ELGET. Guide pratique des ménages 2000 recettes. 1 volume.
FAVRE Conférences littér. 1 vol.
FLOURENS (Œuvres de). 10 vol.
— De l'unité de composition, du Débat entre Cuvier et Saint-Hilaire. 1 volume.
Examens du livre de M. Darwin sur l'origine des espèces. 1 vol.
Ontologie naturelle, 3e édition. 1 v.
Psychologie comparée. 1 volume.
De la Phrénologie. 1 volume.
De la longévité humaine. 1 volume.
De l'instinct des animaux. 1 volume.
Histoire des travaux et des idées de Buffon. 1 volume.
Des manuscrits de Buffon. 1 vol.
FRANÇOIS DE SALES (Saint) Nouveau choix de Lettres. 1 v.
GARNIER (Le Dr P.). 6 volumes.
— Le Mariage. 1 vol. fig. 9e édition.
— La Génération universelle. 1 vol.
— Impuissance physique et morale chez les deux sexes. 1 vol. fig.
— La Stérilité humaine et l'Hermaphrodisme. 1 vol. avec figures.
— Onanisme. Seul ou à deux. 1 vol.
— Le Célibat et célibataires. 1 vol.
— Anomalies sexuelles apparentes ou cachées. 1 volume
— Contagions du mal d'amour. 1 v.
GERUZEZ. Essai de littérature française. 2 volumes.
JAMES. Toilette d'une Romaine. 1 volume.
JOUVENCEL. Les Déluges. 1 vol.
LAMARTINE. Histoire de la Révolution de 1848. 4e édition. 2 vol.
LAMENNAIS. L'Imitation de J.-C.; gravures sur acier. 1 volume.
MAROT (Œuvres choisies de). Etude sur la vie, de ce poète, notes, par Voizard. doct. ès lettres. 1 vol.
MARTIN. Education des mères de famille. Ouvrage couronné par l'Académie française. 1 volume.
MENNECHET (Œuvres). 8 volumes.
Matinées littéraires. Cours de littérature moderne. 4 volumes.
Nouveau Cours de littérature grecque, revu et complété par M. Charpentier. 1 volume.
Nouveau Cours de littérature romaine, revu par le même. 1 vol.
Histoire de France, depuis la fondation de la monarchie. 2 vol. Ouvrage couronné par l'Académie française.
NECKER DE SAUSSURE. Education progressive, 2 volumes.
OLLIVIER de l'Académie française.
Michel-Ange. 1 volume....... 3 50
1789-1889. 1 volume......... 3 50
Lamartine. 1 volume......... 3 50
Principes et conduite. 1 vol. gr. in-18..................... 3 50
L'Eglise et l'Etat au concile du Vatican. 2 volumes........... 8 fr.
PARDIEU (M.) Excursion en Orient l'Egypte. 1 volume.
PRÉVOST. Manon Lescaut. Notice par J. Janin. 150 grav. 1 volume.
RICARD (Adolphe). L'Amour, les Femmes et le Mariage. 1 volume.
ROUSSEAU. (J.-J.) Lettre à d'Alembert sur les spectacles, texte revu d'après les anciennes éditions, introduction, notes, par M. Fontaine, à la Faculté des Lettres. 1 volume.
SAINTE-BEUVE (Œuvres de) 20 v.
Causeries du lundi. 15 volumes. Chaque volume se vend séparément.
Portraits littéraires et derniers portraits, suivis des *Portraits de Femmes*. Nouvelle édition. 4 volumes.
Table générale et analytique des *Causeries du lundi*, des *Portraits littéraires* et des *Portraits de Femmes* 1 v.
— Extraits des causeries du lundi, par Robert et Pichon. 1 volume.
Discours prononcé au collège de France, cours de poésie latine. 1 vol.. 0 75
SAINTE BIBLE traduite par Le Maistre de Sacy. 2 forts volumes.
TALLEMANT DES REAUX. Historiettes. 2e édit., par M. Monmerqué. 5 volumes avec portraits.

DEUXIÈME SÉRIE, vol. in-18 à 3 fr. — Relié veau, genre antique. 5 fr.

ARIOSTE. Roland furieux. Trad. par Hippeau. 2 vol.
ARISTOPHANE. Théâtre. Trad. de Brotier, revue par Humbert. 2 vol.
ARISTOTE. La politique. Traduc. de Thurot, revue par Bastien. 1 vol.
— Poétique et Rhétorique. Trad. nouvelle par Ch. Ruelle. 1 vol.
AURIAC. Théâtre de la foire. 1 vol.
BACHAUMONT. Mémoires secrets revus, avec notes. 1 vol.
BARTHELEMY. Némésis. 1 vol.
BEAUMARCHAIS. Mémoires. 1 vol.
— Théâtre. 1 vol.
BEECHER-STOWE. La Case de l'Oncle Tom Trad. par Michiels. 1 v.
BÉORALDE DE VERVILLE. Le moyen de parvenir, contenant la raison de ce qui a été, est et sera, notes, notice, table analytique. 1 vol.
BÉRANGER des familles, vignettes sur acier. 1 vol.
BERNARDIN DE SAINT-PIERRE. Paul et Virginie; La Chaumière indienne, vign. 1 vol.
BERTHOUD. Les petites Chroniques de la Science, 10 vol.
— Légendes et traditions surnaturelles des Flandres. 1 vol.
— Les femmes des Pays-Bas et des Flandres. 1 vol.
BOCCACE. Contes, traduits par Sabatier de Castres. 1 vol.
BOILEAU (Œuvres de), notice de Sainte-Beuve, notes de Gidel. 1 vol.
BONAVENTURE DES PERIERS. Le Cymbalum mundi. Nouvelles récréations et Joyeux devis. 1 vol.
BOSSUET (Œuvres de). 11 vol.
— Discours sur l'histoire universelle. 1 vol.
— Élévations à Dieu, sur les mystères de la Religion. 1 vol.
— Méditations sur l'Évangile. 1 v.
— Oraisons funèbres, panégyriques 1 vol.
— Sermons (Edition complète), 4 vol.
— Sermons choisis. Nouv. édit. 1 vol.
— Traité de la connaissance de Dieu et de soi-même. 1 vol.
— Traité de la Concupiscence. Maximes et réflexions sur la comédie. La logique. Libre arbitre 1 vol.
BOURDALOUE. Chefs-d'œuvre oratoires. 1 vol.
BRANTOME. Vie des Dames galantes. Notes historiques. 1 vol
— Vie des Dames illustres, françaises et étrangères Notes 1 vol.
BRILLAT-SAVARIN. Physiologie du goût. *Gastronomie* par Berchoux. 1 vol.
BUSSY-RABUTIN. Histoire amoureuse des Gaules, suivie de la France galante. 2 vol.
BYRON (Œuvres complètes de lord). Trad. de Amédée Pichot. 18e édition. 4 vol.
CAMOENS. Les Lusiades. Traduction nouvelle avec une étude sur la vie et les œuvres de Camoëns, par Ed. Hippeau. 1 vol.
CANTU. Abrégé de l'Histoire universelle. Traduit par L. Xavier de Ricard, portrait de l'auteur. 2 vol.
CASANOVA (Mémoires de J.) Ecrits par lui-même. 8 vol.
CENT NOUVELLES NOUVELLES, texte revu. 1 vol.
CERVANTES. Don Quichotte. Trad. par Delaunay. 2 vol.
CHASLES (Philarète). 4 vol.
— Etudes sur l'Allemagne. 1 vol.
— Voyages, Philosophie et Beaux-Arts. 1 vol.
— Portraits contemporains. 1 vol.
— Encore sur les contemporains. 1 vol.
CHATEAUBRIAND. (10 vol.)
— Génie du Christianisme, suivi de la *Défense du Génie du Christianisme*. Avec notes. 2 vol.
— Les Martyrs ou le Triomphe de la Religion chrétienne 1 vol.
— Itinéraire de Paris à Jerusalem. 1 vol.
— Atala. — René. — Le dernier Abencerrage, Natchez. 1 vol.
— Voyages en Amérique, en Italie et au Mont-Blanc. 1 vol.
— Paradis perdu. Littér. anglaise. 1 v.
— Etudes historiques. 1 vol.
— Histoire de France. — Les Quatre Stuarts. 1 vol.
— Mélanges historiques et politiques. Vie de Rancé. 1 vol.
CHÉNIER (André). Œuvres poétiques. Nouvelle édition. 2 vol.
— Œuvres en prose. 1 volume.
COLIN D'HARLEVILLE. Théâtre. Introduction par L. Moland 1 vol.
CORNEILLE Edition collationnée sur la dernière publiée du vivant de l'auteur, notes. 2 vol.
— Théâtre. 1 vol.
COURIER. Œuvres. Essai sur sa vie et ses écrits, par Armand Carrel. 1 v.
COUSIN. Instruction publique en France. 2 vol.
— Enseignement de la médecine. 1 vol.
— Jacqueline Pascal. 1 vol.
CRÉQUY (La marquise de). Souvenirs (1710-1803). 5 vol., 10 portraits.
CYRANO DE BERGERAC. Histoire de la Lune et du Soleil. 1 vol.
DANTE. La divine Comédie. Trad. par Artaud de Montor. 1 vol.

DASSOUCY. Aventures burlesques, avec préface et notes. 1 vol.
DELILLE (Œuvres), avec notes, 2 vol.
DEMOUSTIER. Lettres à Emilie sur la mythologie Notice. 1 vol.
DÉSAUGIERS (Théâtre choisi). Introduction par MOLAND. 1 vol.
DESCARTES. Œuvres choisies. Discours de la méthode. Méditations métaphysiques. 1 vol.
DESTOUCHES. Théâtre. Notes de MOLAND. 1 vol.
DIDEROT. Œuvres choisies, sa vie, par Mme de VANDEUL. — *Ier vol. La Religieuse.*
— *IIe vol.* Le neveu de Rameau. *Salons, Correspondance avec Mlle Voland.* 2 vol.
— Jacques le fataliste et son Maître. Notes par J. ASSÉZAT. 1 vol.
— Les Bijoux indiscrets. Notice et notes, par J. ASSÉZAT 1 vol.
DIODORE DE SICILE. Traduction avec notes. 4 vol.
DONVILLE. Mille et un calembours et bons mots, *histoire du Calembour.* 1 vol.
DUPONT. Muse juvénile, vers et prose. 1 vol.
DU PUGET. Romans de famille, trad. du suédois, sur les textes originaux.
— Les Voisins, par Mlle BREMER. 4e édit. 1 vol.
— Le Foyer domestique, par Mlle BREMER, ou *Chagrins et Joies de la famille,* 2e édit. 1 vol.
Les filles du Président, par Mlle BREMER, 3e édit. 1 vol.
La Famille H., par BREMER. 1 vol.
— Un journal, par Mlle BREMER. 1 v.
— Guerre et Paix. Le voyage de la Saint-Jean, par BREMER. 1 vol.
— Abrégé des voyages de Bremer dans l'Ancien et le Nouveau-Monde. 1 v.
— La Vie de la famille dans le Nouveau-Monde. Lettres écrites pendant un séjour dans l'Amérique du Nord et à Cuba. 3 vol.
— Les Cousins, par Mme la baronne de KNORRING, 2e édit. 1 vol.
— Une femme capricieuse, par Mme CARLEN. 2 vol.
— L'Argent et le Travail, tableau de genre, par l'ONCLE ADAM. 1 vol.
— La Veuve et ses Enfants, par Mme SCHWARTZ.
— Histoire de Gustave II Adolphe, par A. FRYXELL. 1 vol.
— Fleurs scandinaves, poésies. 1 v.
— La Suède depuis son origine jusqu'à nos jours. 1 vol.
— Chroniques du temps d'Erick de Poméranie, par BERNHARD. 1 v.
DUPUIS. Origine de tous les Cultes. 1 vol.
ESCHYLE. Théâtre. Trad. revue par HUMBERT. 1 vol.

FÉNELON. Œuvres choisies. — De l'existence de Dieu. — Lettres sur la religion, etc. 1 vol.
— Dialogue sur l'Eloquence. — De l'éducation des Filles. Fables. Dialogues des morts. 1 vol.
— Aventures de Télémaque, notes géographiques, littéraires. Grav. 1 v.
FLEURY. Discours sur l'histoire ecclésiastique. Mœurs des Israélites, etc. 2 v.
FLORIAN. Fables, suivies de son Théâtre, notice par SAINTE-BEUVE. Illustrées par Grandville. 1 vol.
— Don Quichotte de la jeunesse, vignettes, dessins de Staal. 1 vol.
FONTENELLE. Eloges, introduction et notes par F. BOUILLIER. 1 vol.
FOURNEL. Curiosités théâtrales. 1 vol.
FURETIÈRE. Le Roman bourgeois. Ouvrages comique. Notice et notes, par F. TULOU. 1 vol.
GENTIL-BERNARD. L'art d'aimer. — Les Amours, par BERTIN. — Le Temple de Guide, par LÉONARD. — Les Baisers, par DORAT. — Zélis au bain, par PEZAY. — Pièces. Notices et notes, par F. de DONVILLE. 1 vol.
GILBERT (Œuvres de). Notice historique, par Ch. NODIER. 1 vol.
GŒTHE. Faust et le second Faust, choix de poésies de Gœthe, Schiller, etc. trad. par GÉRARD DE NERVAL. 1 vol.
— Werther suivi de Hermann et Dorothée 1 vol.
GOLDSMITH. Le Vicaire de Wakefield. Texte et traduction. 1 vol.
GRESSET. Œuvres choisies. 1 v.
HAMILTON. Mémoires de Gramont. Préface par SAINTE-BEUVE. 1 v.
HELOISE et ABELARD. Lettres. Traduit par M. GRÉARD. 1 vol.
HEPTAMÉRON (L') Contes de la Reine de Navarre. 1 vol.
HÉRICAULT. Maximilien et le Mexique. L'Empire Mexicain. 1 vol.
HÉRODOTE. Histoire. Trad. de LARCHER, notes, commentaires, index, par L. HUMBERT 2 vol.
HOMÈRE. Iliade. Trad. DACIER. Nouvelle édition, revue. 1 vol.
— Odyssée. Trad. par le même, revue, petits poëmes attribués à Homère. 1 v.
JACOB (P. L.) bibliophile. Curiosités infernales. Diables, bons Anges, Follets et Lutins, possédés. 1 vol.
— Curiosités des sciences occultes. Alchimie, Talismans, Amulettes, Astrologie, Chiromancie, Secrets d'amour. 1 vol.
— Curiosités théologiques. Légendes, Miracles, Superstitions bizarres, Brahmanes, Mahométans, Diables. 1 vol.
— Paris ridicule et burlesque. Au XVIIe siècle, par Claude SCARRON. 1 vol.
JACOB (P.-L.). Recueil de Farces, soties et moralités du XVe siècle. Maître

Pathelin. Moralité de l'Aveugle, etc. 1 volume.

LA BRUYÈRE. Les caractères de Théophraste. Notice de S.-Beuve. 1 v.

LAFAYETTE. Romans, nouvelles. — Zaïde. — Princesse de Clèves. — Princesse de Montpensier. 1 vol.

LA FONTAINE. — Fables, 1 vol.

— Contes et nouvelles. Edition revue, notes explicatives. 1 vol.

LAMENNAIS. 9 vol.

— Essai sur l'indifférence en matière de religion. 4 vol. le 1er vol. se vend séparément.

— Paroles d'un Croyant. — *Le Livre du Peuple*. 1 vol.

— Affaires de Rome. 1 vol.

— Les Évangiles, trad., notes et réflexions. 1 vol.

— De l'Art et du Beau, tiré de l'*Esquisse d'une Philosophie*. 1 vol.

— De la Société première et de ses lois. 1 vol.

LA ROCHEFOUCAULD. Réflexions, sentences et maximes morales. *Œuvres choisies de Vauvenargues*, notes de Voltaire. 1 vol.

LAVATER et GALL. Physiognomonie et Phrénologie, par A. Ysabeau, 150 figures. 1 vol.

LE SAGE. Hist. de Gil Blas de Santillane. 1 vol.

— Le Diable boiteux. 1 vol.

— Guzman d'Alfarache. 1 vol.

LONLAY (Dick de). En Bulgarie. Sistova, Tirnova, Souvenirs de guerre, 67 dessins. 1 vol. in-18.

LOUVET DE COUVRAY. Les Amours du chevalier de Faublas. Nouvelle édition, 2 vol.

MACHIAVEL. Le Prince. Traduction Guiraudet, maximes extraites des Œuvres de Machiavel. Notes. 1 vol.

MAHOMET. Le Koran. 1 vol.

MAISTRE (J. de). Les Soirées de St-Pétersbourg. 2 vol.

MAISTRE (Xavier de). Œuvres complètes, nouv. édit. *Voyage autour de ma chambre. La jeune Sibérienne*. Préface par Sainte-Beuve. 1 vol. illus.

MALEBRANCHE. De la recherche de la vérité, notes et études de François Bouillier. 2 vol.

MALHERBE. Œuvres poétiques, vie de Malherbe, par Racan. 1 vol.

MANZONI. Les Fiancés. Histoire milanaise. 2 vol. illustrés.

MARCELLUS. Souvenirs de l'Orient. 3e édit. 1 vol.

MARIVAUX. Théâtre choisi. Introduction par Moland. 1 vol.

MARMIER. Lettres sur la Russie. 2e édit. 1 vol.

— Les Voyageurs nouveaux. 3 vol.

— Lettres sur l'Adriatique, Montenegro. 2 vol.

MAROT. Œuvres complètes. 3 vol.

MARTEL. Recueil de proverbes français. 1 vol.

MARTIN. Le Langage des Fleurs, gravures coloriées. 1 vol.

MASSILLON. Petit Carême. Sermons divers. 1 vol.

MASSILLON, FLÉCHIER, MASCARON. Oraisons. 1 vol.

MAURY. Essai sur l'éloquence de la Chaire. 1 vol.

MÉNIPPÉE (La Satire). Par Pichon Rappin, Passerat, Gillot, Florent Chrétien. 1 vol.

MERLIN COCCAIE. Histoire macaronique, prototype de Rabelais, plus l'horrible bataille advenue entre les mouches et les fourmis. 1 vol.

MICHEL. Tunis. L'Orient Africain. Arabes, Maures, Intérieurs, Sérails, Harems. 1 vol.

MILLE ET UNE NUITS. Contes arabes. Trad. par Galland. 3 vol.

MILLE ET UN JOURS. Contes arabes. 1 vol.

MILLEVOYE. Œuvres. Notice par M. Sainte-Beuve. 1 vol.

MIRABEAU. Lettres d'amour. Etude sur Mirabeau, par Mario Proth. 1 vol.

MOLIÈRE (Œuvres complètes), avec des remarques nouvelles, par Lemaistre; vie de Molière, par Voltaire. 3 vol.

MONTAIGNE (Essais de), notes de tous les commentateurs. 2 vol.

MONTESQUIEU. L'esprit des lois, notes de Voltaire, de La Harpe. 1 vol.

— Lettres Persanes, suivies de Arsace et Isménie et du *Temple de Gnide*. 1 v.

— Considérations sur les causes de la grandeur des Romains et de leur décadence. 1 vol.

MOREAU. Œuvres, *le Myosotis*. 1 v.

NINON DE LENCLOS (Lettres de). Mémoires sur sa vie. 1 vol.

OVIDE. — Les Amours. — L'Art d'aimer, études par Jules Janin. 1 vol.

PARNY. Œuvres, élégies et poésies. Préface de M. Sainte-Beuve. 1 vol.

PASCAL. Pensées sur la Religion. Edition conforme au véritable texte de l'auteur, additions de Port-Royal. 1 vol.

— Lettres écrites à un Provincial. Essai sur les *Provinciales*. 1 vol.

PELLICO. Mes Prisons, suivies des Devoirs des hommes, 6 grav. 1 vol.

PÉTRARQUE. Œuvres amoureuses. Sonnets, triomphes, traduits en français, texte en regard. 1 vol.

PICARD. Théâtre. Note. notices, par L. Moland. 2 vol.

PINDARE et les lyriques grecs, traduction par M. C. Poyard. 1 vol.

PIRON. Œuvres choisies, par Trébat, notice de Sainte-Beuve. 1 vol.

PLATON. L'Etat ou la République. Trad. de Bastien. 1 vol.

PLATON. Apologie de Socrate. — Criton-Phédon-Gorgias. 1 vol.
PLUTARQUE. Les vies des Hommes illustres. Traduites par RICARD. Vie de Plutarque, etc. 4 vol.
POETES moralistes de la Grèce, Hésiode. Théognis, etc. 1 vol.
QUINZE joyes du mariage, notices et notes. 1 vol.
QUITARD. L'Anthologie de l'Amour, choix de pièces érotiques. 1 vol.
— Proverbes sur les femmes, l'amitié, l'amour, le mariage. 1 vol.
RABELAIS. Œuvres complètes. Vie de l'auteur, bibliographie, glossaire, par L. MOLAND. 1 vol.
RACINE. Théâtre complet, remarques littéraires, notes class. par LEMAISTRE. 1 vol.
REGNARD. Théâtre. Notes et notices. 1 vol.
REGNIER. Œuvres complètes. 1 v.
ROMANS GRECS. Les Pastorales de Longus. — Les Ethiopiennes d'Héliodore. Etude sur le roman grec, par A. CHASSANG. 1 vol.
RONSARD. Œuvres choisies. Notices, notes, par SAINTE-BEUVE. Edition revue par MOLAND. 1 vol.
ROUSSEAU. Les Confessions. Nouv. édit. 1 vol.
— Emile. Nouvelle édit. revue. 1 vol.
— La nouvelle Héloïse. 1 fort vol.
— Contrat social, ou Principes de droit politique, lettres à d'Alembert sur les spectacles. 1 vol.
RUNEBERG. Le roi Fialar. Le Porte-Enseigne Stole. — La Nuit de Noël. Traduit par VALMORE. 1 vol.
SAINT-EVREMONT. Œuvres choisies. Vie et ouvrages de l'auteur, par A.-CH. GIDEL. 1 vol.
SCARRON. Le Roman comique. 1 v.
— Virgile travesti en vers burlesques, avec la suite de MOREAU DE BRAZY. Edit. rev., introd. par VICTOR FOURNEL. 1 v.
SEDAINE. Théâtre, introduction par L. MOLAND. 1 vol.
SEVIGNÉ. Lettres choisies. Notes explicatives sur les faits et les personnages du temps et observations littéraires, par SAINTE-BEUVE. 1 vol.
SOPHOCLE. Tragédies. Traduction par L. HUMBERT. 1 vol.
SOREL. La vraie Histoire comique de Francion. 1 vol.
STAEL. Corinne ou l'Italie, observations par Mme NECKER DE SAUSSURE et SAINTE-BEUVE. 1 vol.
— De l'Allemagne. Edit. revue. 1 vol.
— Delphine. Nouv. édit. revue. 1 vol.
STERNE. Tristram Shandy. Voyage sentimental. 2 vol.
TABARIN (Œuvres de), *Aventures du Capitaine Rodomont*, la *Farce des Bossus*, pièces tabariniques. 1 v.
TASSE. Jérusalem délivrée. Trad. de LE PRINCE LEBRUN. 1 vol.

THÉATRE DE LA RÉVOLUTION. — Charles IX. — Les victimes cloîtrées. — Madame Angot. — Madame Angot dans le sérail, introduction, notes par M. MOLAND. 1 vol.
THIERRY (Œuvres d'Augustin). Edit. définitive revue par l'auteur. 9 v.
— Histoire de la conquête de l'Angleterre. 4 vol.
— Lettres sur l'Histoire de France. 1 vol.
— Dix ans d'études historiques. 1 v.
— Récits des Temps mérovingiens. 2 vol.
— Essai sur l'histoire du Tiers-Etat. 1 vol.
THIERS. Histoire de la Révolution de 1870. 1 vol.
THUCYDIDE. Histoire. Traduction LOISEAU. 1 vol.
VADÉ. Œuvres. La Pipe cassée. — Chansons. — Bouquets poissards. etc. Notice par J. LEMER. 1 vol.
VAUQUELIN DE LA FRESNAYE. (Œuvres poétiques de). Texte conforme à l'édition de 1605. 1 vol.
VAUX DE VIRE d'OLIVIER BASSELIN et de JEAN DE HOUX, poète virois. Notices et notes par Ch. Nodier. 1 v.
VILLENEUVE-BARGEMONT. Le livre des affligés. 2 vol.
VILLON. Poésies complètes, notes par L. MOLAND. 1 vol.
VOISENON. Contes et poésies fugitives. Notice sur sa vie. 1 vol.
VOLNEY. Les Ruines. — La loi naturelle. — L'histoire de Samuel. Edition revue. 1 vol.
VOLTAIRE. 11 vol.
— Théâtre, contenant tous les chefs-d'œuvre dramatiques. 1 vol.
— Le Siècle de Louis XIV. Edition revue. 1 vol.
— Siècle de Louis XV, histoire du Parlement. 1 vol.
— Histoire de Charles XII. Edition revue. 1 vol.
— La Henriade. Le Poème de Fontenoy. 1 vol.
— Pucelle d'Orléans. Poème, 21 chants. Variantes. Notes. 1 vol.
— Romans et contes en vers. 1 vol.
— Epîtres, contes, satires, épigrammes. 1 vol.
— Lettres choisies. Notice et notes sur les faits et sur les personnages du temps, par L. MOLAND. 2 vol.
— Le Sottisier, suivi des remarques sur le discours sur l'inégal. des condit. 1 vol.
WAREE. Curiosités judiciaires, historiques, anecdotiques. 1 vol.
WEKERLIN. Musiciana. Extraits d'ouvrages rares, bizarres, etc. 1 vol.
— Nouveau Musiciana. 1 vol.
YSABEAU (Docteur). Le Médecin du Foyer. *Guide médical des Familles*. 1 vol.

XVII. — Tusculanes; De l'amitié; De la demande du consulat.
XVIII. — Des Devoirs; Dialogue de la vieillesse; De la nature des Dieux.
XIX. — De la Divination; Du Destin; De la République; Des Lois.
XX. — Fragments; Fragments des Discours de M. CICÉRON; Fragments des Lettres; Fragments du Timée, du Protagoras, de l'Economique; Fragments des ouvrages philosophiques; Fragments des poèmes. Ouvrages apocryphes : Discours sur l'amnistie; Discours au peuple; Invective de SALLUSTE contre CICÉRON; Invective de CICÉRON contre SALLUSTE. Lettre à OCTAVE; La Consolation.

CORNELIUS NEPOS. Traduct. par M. AMÉDÉE POMMIER. **EUTROPE**. Abrégé de l'histoire romaine, traduit par DUBOIS. 1 vol.

HORACE (Œuvres complètes). Traduction revue par LEMAISTRE. Etude sur Horace, par RIGAULT. 1 vol.

JORNANDES. De la succession du royaume, origine et actes des Goths. Trad. de SAVAGNER. 1 vol.

JUSTIN (Œuvres complètes). Abrégé de l'Histoire universelle de Trogue Pompée. Trad. par PIERROT. Revue par PESSONNEAUX. 1 vol.

JUVENAL ET PERSE (Œuvres complètes), suivie des fragments de *Turnus* et de *Sulpicia*, traduction de DUSSAULX, LEMAISTRE. 1 vol.

LUCAIN. **La Pharsale**. Trad. de MARMONTEL, revue par DURAND. 1 v.

LUCRÈCE (Œuvres complètes), traduction de LAGRANGE, revue par BLANCHET. 1 vol.

MARTIAL (Œuvres complètes), traduction de MM. V. VERGER, DUBOIS et J. MANGEART. Précédée des *Mémoires de Martial*, par JULES JANIN. 2 vol.

OVIDE. — **Œuvres**. — **Les Amours**. — **L'Art d'aimer**. — Edition revue par LEMAISTRE. *Etude sur Ovide et la Poésie amoureuse* par Jules JANIN. 1 v.
— **Les Fastes, les Tristes**, édition revue par M. PESSONNEAUX. 1 vol.
— **Les Héroïdes**. — **Le Remède d'amour**. — **Les Pontiques**. — **Petits Poëmes**. Edit. revue. 1 vol.

PETITS POÈTES. ARBORIUS, CALPURNIUS, EUCHARIA, GRATIUS FALISCUS, LUPERCUS, SERVASTUS, NEMESIANUS, PENTADIUS, SABINUS VALERIUS CATO, VESTRITIUS SPURINA et le *Pervigilium Veneris*, traduction de CABARET-DUPATY. 1 vol.

PÉTRONE (Œuvres complètes). traduites par M. HEGUIN DE GUERLE. 1 vol.

PHÈDRE (Fables), suivie des **Œuvres d'Avianus, de Denis Caton, de Publius Syrus**. Edition revue, par M. E. PESSONNEAUX. 1 vol.

PLAUTE. Son théâtre. Traduction nouvelle de M. NAUDET, membre de l'Institut. 4 vol.

PLINE L'ANCIEN. L'Histoire des animaux, traduction de GUÉROULT. 1 v.

PLINE LE JEUNE, (Lettres). Trad. par M. CABARET-DUPATY. 1 vol.

PLINE LE NATURALISTE (Morceaux extraits). Traduction de GUEROULT. 1 vol.

QUINTE-CURCE (Œuvres complètes). Edition revue par M. E. PESSONNEAUX. 1 vol.

QUINTILIEN (Œuvres complètes). Traduction de OUISILLE. Revue par CHARPENTIER. 3 vol.

SALLUSTE (Œuvres complètes). Traduction DU ROZOIR. Revue par M. CHARPENTIER. 1 vol.

SÉNÈQUE LE PHILOSOPHE (Œuvres complètes), édition revue par CHARPENTIER et LEMAISTRE. 4 v.
— (Tragédies). Edition, revue par CABARET-DUPATY. 1 vol.

SUETONE (Œuvres). Trad. refondue par CABARET-DUPATY. 1 vol.

TACITE (Œuvres complètes), traduction de DUREAU DE LA MALLE revue par M. CHARPENTIER. 2 vol.

TITE-LIVE (Œuvres complètes), traduites. Edition revue par E. PESSONNEAUX et BLANCHET. Etude sur Tite-Live, par M. CHARPENTIER. 6 v.

VALÈRE MAXIME (Œuvres complètes), traduction de FRÉMION. Edition revue par M. CHARPENTIER. 2 v.

VELLEIUS PATERCULUS, traduction refondue avec le plus grand soin par M. GRÉARD. — **FLORUS** (Œuvres). Notice sur Florus, par M. VILLEMAIN. 1 vol.

VIRGILE. Œuvres complètes, traduites en français. Nouvelle édition, refondue par M. Félix LEMAISTRE, précédée d'une Étude sur Virgile par M. SAINTE-BEUVE. 2 vol.

Nouveau Dictionnaire complet des COMMUNES DE LA FRANCE

Algérie, Tunisie, Tonkin, et toutes les Colonies françaises

La nomenclature de toutes les communes, les châteaux les bureaux de poste, les stations de chemins de fer, etc., par M. GINDRE DU MANOY. Nouvelle édition. 1 fort vol. gr. in-8 à 2 col., 15 fr.; relié 1/2 chagr. 18 fr. — Relié toile... 17 fr.

BIBLIOTHÈQUE D'UTILITÉ PRATIQUE

Format in-18, avec planches, vignettes explicatives, gravures.

NOUVEAU GUIDE en AFFAIRES. Le droit usuel ou l'avocat de soi-même, concernant toutes les notions de droit et tous les modèles d'actes dont on a besoin pour gérer ses affaires, soit en matière civile, soit en matière commerciale, etc., par DURAND DE N..., 18e édition, augmentée. 1 fort vol. gr. in-18, 552 pages. 4 fr 50. — Relié .... 5 fr.

GUIDE PRATIQUE des GARDES CHAMPÊTRES et des Gardes particuliers, par M. MARCEL GRÉGOIRE, sous-préfet. 1 vol in-18........ 2 fr.

MANUEL PRATIQUE des JUGES DE PAIX. Précis raisonné et complet de leurs attributions judiciaires, extra-judiciaires, civiles, ouvrage entièrement neuf. Par M. GEORGES MARTIN, juge de paix. 1 vol. grand in-18........................ 6 fr.

LA TENUE DES LIVRES, apprise sans maître, en partie simple et en partie double, mise à la portée de toutes les intelligences : comptabilité des Commerçants, Banquiers, Industriels, Propriétaires, Entrepreneurs, Agents de change, Courtiers, Agriculteurs, Sociétés, etc. Un cours complet de contentieux commercial, par Louis DEPLANQUE, expert, prof. de comptabilité, 20e éd. 1 fort vol. in-8. 7 fr. 50

LA TENUE DES LIVRES rendue facile ou méthode raisonnée pour l'enseignement de la comptabilité, comprenant une instruction pratique pour l'application à toute espèce de compte des règles de la comptabilité en partie double et en partie simple, la méthode du journal-grand livre pour simplifier les écritures, par DEGRANGE. Edition revue par LEFEBVRE. 1 vol. in-8. 5 fr.

TENUE DES LIVRES, rendue facile à l'usage des personnes destinées au commerce; instruction pratique pour l'application à toute espèce de compte des règles de la comptabilité en partie double et en partie simple, par un ANCIEN NÉGOCIANT. 1 vol..... 3 fr.

NOUVEAU MANUEL ÉPISTOLAIRE en français et en anglais. Théorie, pratique, modèles, lettres d'invitations, billets de faire-part, félicitations, condoléances, pétitions, demandes d'emplois, conseils, remerciements, excuses, recommandations, introductions, affaires, lettres d'amitié, lettres d'enfants. Par J. MC LAUGHLIN, Officier d'académie, Professeur au collège Sainte-Barbe. 1 fort volume in-18, contenant 558 pages, broché 3 fr. 50 Elégamment relié............. 4 fr.

NOUVEAU GUIDE DE LA CORRESPONDANCE COMMERCIALE contenant 515 lettres : circulaires, offres de service, entrée en relations, lettres d'introduction et prise d'informations, ordres de bourse, ordres de fabriques, en entrepôts, demandes d'argent à des non-commerçants, remises, traites, lettres de change, avaries, etc., par HENRI PAGE. 1 volume in-8.................................. 6 fr.

LE SECRÉTAIRE COMMERCIAL par HENRI PAGE. Extrait du précédent. 1 vol in-18...................... 3 fr.

MANUEL DU CAPITALISTE ou Comptes faits des intérêts à tous les taux, pour toutes sommes, de un jusqu'à 366 jours, ouvrage utile aux négociants banquiers, commerçants de tous les états, trésoriers, receveurs généraux, comptables, aux employés des administrations de finances et de commerce et à tous le particuliers, par BONNET. Notice sur l'intérêt, l'escompte, etc., par M. Joseph GARNIER, revue pour les calculs, par M. X. RYMKIEWICZ, calculateur au Crédit foncier. 1 volume in-8, 6 fr Relié........... 7 fr. 50

GUIDE DU CAPITALISTE ou Comptes faits d'intérêts à tous les taux, pour toutes les sommes, de un à 366 jours, par BONNET. 1 vol. in-18, 3 fr. Relié................ 4 fr.

BARÊME UNIVERSEL. Calculateur du négociant. Comptes faits des prix par pièces, mesures, nombres, kilogr., etc., et des salaires payés à l'heure, au jour et au mois, tableaux relatifs aux poids, mesures et monnaies, etc., par DONCKER et HENRY. 1 v. in-8. 8 fr.

LE LIVRE DE BARÊME ou Comptes faits. Comptes faits depuis 0,02 jusqu'à 100 fr. Tableau des jours écoulés et à parcourir du 1er janvier au 31 décembre. Mesures légales, etc. Revu par PONS. 1 vol. in-18, 3 fr. — Relié toile. 4 fr.

GUIDE DU CHASSEUR AU CHIEN D'ARRÊT sous ses rapports théoriques, pratiques et juridiques, par F. CASSASSOLES. 1 volume in-18 grav.......................... 3 fr. 50

LE PÊCHEUR A LA MOUCHE ARTIFICIELLE ET LE PÊCHEUR A TOUTES LIGNES, par MASSAS. Edition revue, étude sur le repeuplement des cours d'eau et la pisciculture, par LARBALÉTRIER. 80 vignettes, 1 vol........................ 2 fr.

LA PÊCHE EN MER ET LA CULTURE DES PLAGES. Pêches côtières à la ligne et aux filets. Pêches à pied. — Grandes pêches, par ALBERT LARBALÉTRIER. 1 vol. in-18 illustré, 140 gravures ..... 3 fr. 50

GUIDE PRATIQUE
DES MAIRES
des Adjoints,
des Secrétaires de Mairie et des Conseillers municipaux

Lois, décrets, arrêtés, par DURAND DE NANCY, édit. mise au courant, par RUBEN DE COUDER, conseiller à la Cour de cassation, 12e édition. 1 fort volume in-18. 7 fr. 50. — Relié 8 fr. 50.

LOI MUNICIPALE
Du 5 avril 1884, comprenant

La circulaire ministérielle. 1 vol. in-18, 175 pages........... 1 fr. 25

CODE DES COMMUNES

Recueil annoté des Lois et décrets sur l'administration municipale; par SOUVIRON, 1 fort vol. in-8......... 5 fr.

NOUVEAU TRAITÉ PRATIQUE
DU JARDINAGE
par A. YSABEAU. 1 vol. in-18... 2 fr.

TRAITÉ PRATIQUE DE LA LAITERIE. Lait, beurre, fromages, par Albert LARBALÉTRIER, professeur à l'école d'agriculture du Pas-de-Calais. Orné de 73 gravures. 1 vol in-18. 2 fr.

CHEVAL DE CHASSE ET DE SERVICE. Par le baron de FLEURY, suivi de Maughty-boy, dressage d'un cheval. 1 volume in-18 3 fr. 50

MANUEL PRATIQUE de l'ACHAT ET DE LA VENTE DU BÉTAIL. Bœufs, veaux, moutons, porcs. Élevage, engraissement, police sanitaire, foires et marchés, vices rédhibitoires, boucherie, etc., par Henri VILLIERS, professeur vétérinaire, et Albert LARBALÉTRIER, professeur d'agriculture du Pas-de-Calais. Nombreuses gravures. 1 vol. in-18................ 2 fr. 50

LES VACHES LAITIÈRES. Choix, races, entretien, habitation, alimentation, reproduction, élevage, lait, produits, par Albert LARBALÉTRIER, professeur à l'École pratique d'agriculture du Pas-de-Calais. 36 figures. 1 vol. in-18.......... ...... 2 fr.

LES ANIMAUX DE BASSE-COUR. Élevage des Poules et Coqs, Dindons, Pintades, Oies, Canards, Cygnes, Paons, Pigeons, Cobayes et Lapins, Léporides, par LE MÊME 1 vol. in-18. 3 fr. 50

LE NOUVEAU
JARDINIER FLEURISTE

Avec les principaux arbres d'ornement, la nomenclature des fleurs de parterre, de bordure, de massif, etc., par HIPP. LANGLOIS. 258 figures. 1 fort volume in-18.............................. 3 fr. 50

TARIF POUR CUBER LES BOIS
en grume et équarris

D'après les mesures anciennes, avec leur réduction en mesures métriques, tableau servant à déterminer les produits en nature, par PRUGNAUX, arpenteur forestier. Édition revue. 1 vol. in-18. 2 fr.

TARIF DE CUBAGE DES BOIS
Équarris et Ronds

Évalués en stères et fractions décimales du stère, par J.-A. FRANÇON, cubeur juré de la ville de Lyon. 1 fort vol. in-18........................ 2 fr. 50

DICTIONNAIRE PORTATIF
DES COMMUNES DE LA FRANCE ET DE L'ALGÉRIE
et des autres Colonies françaises

Par GINDRE DE MANCY. Édition revue par P. ORSINI. 1 fort vol. in-32, 600 pages, relié.......................... 5 fr.

LE JARDINIER
DE TOUT LE MONDE

Traité complet de toutes les branches de l'horticulture, par A. YSABEAU. 1 fort vol. in-18, illustré........ 4 fr. 50

COURS
D'ARBORICULTURE

1re *Partie.* — Principes généraux d'arboriculture. Par DU BREUIL. 175 figures, carte en couleur. 7e édition. 1 vol. in-18............. 3 fr. 50

Le même. 2e *Partie.* — Culture des arbres et arbrisseaux à fruits de table, 555 figures et 4 pl. 1 vol. in-18, 7e édition.............. 8 fr.

CULTURE DES ARBRES
ET
ARBRISSEAUX D'ORNEMENT

Plantations et lignes d'ornement. — Parcs et jardins, par DU BREUIL. 1 v. in-10, tableaux, plans, 90 figures. 7e édition........................ 5 fr.

INSTRUCTION ÉLÉMENTAIRE
SUR LA
CONDUITE DES ARBRES FRUITIERS

Par LE MÊME. — Ouvrage destiné aux jardiniers, aux élèves des fermes-écoles et des écoles normales primaires. 1 vol. in-18, ill., 207 fig., 9e édition. 2 fr. 50

TRAITÉ ÉLÉMENTAIRE
D'AGRICULTURE

Par GIRARDIN, directeur et professeur de chimie agricole et industrielle de l'École supérieure des sciences, etc. et A. DUBREUIL, professeur d'arboriculture et de viticulture. 4e édition, 998 grav. 2 forts vol. grand in-18. 16 fr.

ÉLÉMENTS de BOTANIQUE.

Première partie. ORGANOGRAPHIE, par M. PAYER, de l'Institut, professeur de botanique. 1 v. in-18. 663 figures. 4 fr.

GASTON BONNEFONT. La Machine à coudre. Ses principales applications, son rôle dans la famille et dans l'industrie. 1 volume in-18, orné de nombreux dessins. .... 1 fr.

NOUVELLE FLORE FRANÇAISE. Description des plantes qui croissent spontanément en France et de celles qu'on y cultive en grand, indication de leurs propriétés, etc., par M. Gillet, vétérinaire principal de l'armée, et par M. J.-H. Magne, professeur de botanique. 1 beau vol. in-18, 97 planches, plus de 1,200 fig. 6e édit. 8 fr.

LE PETIT CUISINIER MODERNE, ou les secrets de l'art culinaire, par Gustave Garlin (de Tonnerre), élève des premiers cuisiniers de Paris. 1 vol. in-8° illustré, 976 pages, relié. 8 fr.

TRAITÉ PRATIQUE DE L'ÉLEVAGE DU PORC ET DE CHARCUTERIE, par Aug. Valessert, ancien charcutier, par Alb. Larbalétrier, professeur d'agriculture. 1 beau vol. in-18, orné de gravures. 3 fr. 50

CAUSERIES CHEVALINES, par Gaume, propriétaire-éleveur. 1 volume grand in-18. .... 3 fr. 50

L'ÉCONOME. Manuel hygiénique de la santé des animaux domestiques, par E. Bellot, maréchal-expert. 1 v. 3 fr.

LE CUISINIER EUROPÉEN. Ouvrage contenant les meilleures recettes des cuisines françaises et étrangères, par Jules Breteuil, ancien chef de cuisine, 1 fort volume grand in-18, illustré 300 grav., 748 pages, relié. 5 fr.

LE CUISINIER DURAND. Cuisine du Nord et du Midi, 9e édition revue par C. Durand, petit-fils de l'auteur. 1 vol. in-18 illustré, 160 figures. 6 fr.

TRAITÉ DE L'OFFICE, par T. Berthe, ex-officier de bouche, 1 vol. in-18. .... 3 fr. 50

L'ENFANT — Hygiène et soins médicaux pour le premier âge. A l'usage des jeunes mères et des nourrices, par Hépance Dufaux de la Jonchère. Précédé d'une introduction par le docteur Blache. Nombreuses grav. 1 vol. in-18. 4 fr.

LE CONSERVATEUR OU LIVRE DE TOUS LES MÉNAGES, d'après les travaux de Carême, Appert, etc., par Léon Kruss. 150 gr. 1 vol. 3 fr. 50

RACES CHEVALINES ET LEUR AMÉLIORATION. Entretien, élevage du cheval, de l'âne et du mulet. 1 vol. in-18. .... 8 fr.

JEUX DE SOCIÉTÉ. Jeux de salon. — Jeux d'enfants. — Jeux d'esprit et d'improvisation. — Patiences. — Jeux divers. — Rondes et danses de société, par L. de Valaincourt. 1 vol. illustré de nombr. vign. 3 fr. 50

RACES BOVINES ET LEUR AMÉLIORATION. Entretien, multiplication, élevage, engraissement du bœuf. 1 vol. in-18. .... 5 fr.

CHOIX ET NOURRITURE DU CHEVAL, ou description de tous les caractères à l'aide desquels on peut reconnaître l'aptitude des chevaux. 1 vol. in-18, avec vignettes. 3 fr. 50

MÉDECINE VÉTÉRINAIRE RURALE. Suivie d'un Formulaire pharmaceutique, par un vétérinaire. 1 fort vol. in-18. .... 4 fr. 50

CH. LE BRUN-RENAUD. Manuel pratique d'équitation, à l'usage des deux sexes. Ouvrage orné de 45 fig. 1 beau volume. .... 2 fr.

TRAITÉ PRATIQUE DE LA FABRICATION DES EAUX-DE-VIE par la distillation des vins, cidres, marcs, etc. Fabrication des eaux-de-vie communes avec le trois-six d'industrie, etc., par Ch. Steiner, chimiste-distillateur. 50 figures dans le texte. 1 vol. grand in-18. .... 3 fr. 50

LES NOUVELLES MÉTHODES DE LA CULTURE DE LA VIGNE, et de vinification, par A. Bedel. 1 volume in-18 orné de nombreuses gravures. .... 3 fr. 50

NOBILIAIRE DE NORMANDIE. Publié sous la direction de de Magny. 2 vol. grand in-8. .... 40 fr.

ABRÉGÉ MÉTHODIQUE DE LA SCIENCE DES ARMOIRIES, etc., par M. Maigne. Edit. augmentée, ill. 1 v. in-18. .... 10 fr.

Imprimé à 154 exemplaires numérotés sur papier de Hollande...... 20 fr.

MANUEL PRATIQUE DE L'AMATEUR DE CHIENS. Chiens de chasse, chiens de garde, chiens de berger, chiens d'agrément. 1 volume in-18. .... 2 fr.

CE QUE LES MAITRES ET DOMESTIQUES DOIVENT SAVOIR, par Mlle Dufaux. 1 vol. in 18. 3 fr. 50

MEUNERIE ET BOULANGERIE. Par Léon Hendoux, nombreuses vignettes explicatives. 1 vol. in-18, 20 feuilles. .... 5 fr.

TRAITÉ COMPLET DE MANIPULATION DES VINS. Par A. Bedel, 2e édition, 1 beau vol. in-18, avec gravures .... 3 fr. 50

ÉLÉMENTS GÉNÉRAUX DE LÉGISLATION FRANÇAISE. — par A. Bourguignon. 1 fort vol. in-18, 720 pages. .... 6 fr.

LETTRES D'ABÉLARD ET D'HÉLOISE. Trad. nouv. d'après le texte de Victor Cousin, introduction par Octave Gréard, inspecteur général de l'instruction publique. 1 vol. in-8..... .... 7 fr. 50

L'INSTRUCTION SANS MAITRE. Grammaire, arithmétique, géométrie, topographie, géographie, histoire de ance.. Par A. Bourguignon et . Bergerol. 1 vol. de 400 pages. 3 fr.

TÉ PRATIQUE D'AGRICUL-. Par A. Bourguignon, 1 vol. -18 de 400 pages........... 3 fr.

E DU COMMERÇANT, par . Roger, avocat à la Cour d'appel de 's. 1 vol. in-18 de 450 pages. 3 fr.

USTRIE. Par Arthur Mangin. gravures intercalées dans le texte. volume in-16 de 460 pages... 3 fr.

NOUVELLE LOI MILITAIRE promulguée le 16 juillet 1889, contenant les décrets, modèles de certificats à l'usage des jeunes soldats ou de leurs parents, annotée et commentée par M. E. Sergent. 1 volume in-32 d'environ 300 pages.. 1 fr. 50

LOI SUR LE RECRUTEMENT DE L'ARMÉE votée par la chambre des députés et par le Sénat, et promulguée le 16 juillet 1889, par le président de la République. 1 volume de 64 pages in-32........... 0 fr. 30

ITÉ ÉLÉMENTAIRE PRATIQUE D'ARCHITECTURE

étude des cinq ordres d'après Jacques Barozzio de Vignole. Ouvrage divisé en 72 planches, comprenant les cinq ordres, composé, dessiné et mis en ordre par J.-A. Leveil, architecte, gr. sur acier par Hibon........................ 10 fr.

Le beau travail de M. Leveil est le plus complet, le mieux exécuté, en même ps que le plus exact qu'on ait publié jusqu'ici d'après Barozzio de Vignole. planches se distinguent par une élégance et un fini remarquables. Le texte se ve au bas des pages auxquelles il s'applique.

TRAITÉ THÉORIQUE ET DESCRIPTIF

DES ORDRES D'ARCHITECTURE

vrage servant d'introduction développée à l'*Architecture rurale*, avec 42 planches par Saint-Félix. 1 volume in-4 cartonné................. 15 fr. Net 10 fr.

LA SCIENCE DES ARMES

'ASSAUT ET LES ASSAUTS PUBLICS — LE DUEL ET LA LEÇON DE DUEL

Par GEORGES ROBERT

PROFESSEUR D'ESCRIME AU LYCÉE HENRI IV ET AU COLLÈGE SAINTE-BARBE

otice sur Robert aîné, par Ernest Legouvé. Lettre de M. Hébrard de Villeneuve, président de la Société d'Encouragement de l'escrime. 1 volume grand in-8, 7 grands tableaux............................ 12 fr.

CUISINIER MODERNE. Ou les secrets de l'art culinaire. Suivi d'un index des termes techniques, par Gustave Garlin (de Tonnerre). Ouvrage complet illustré (60 planches, 330 dessins), comprenant 5,000 titres et 100 observations. 2 vol. in-4°. 36 fr.

LE PATISSIER MODERNE, suivi d'un traité de confiserie d'office, par Gustave Garlin (de Tonnerre). Ouvrage illustré de 262 dessins gravés par M. Blitz, 1 volume grand in-8°, relié toile..................... 20 fr.

COLLECTION D'ANTONIN CARÊME

CHEF DES CUISINES DU PRINCE RÉGENT D'ANGLETERRE, DE L'EMPEREUR ALEXANDRE, DE M. LE BARON DE ROTHSCHILD, ETC.

ANTONIN CARÊME. L'Art de la cuisine française au dix-neuvième siècle, par Carême et Plumerey. 5 vol. in-8.

— *Les Tomes IV et V*, composés par M. PLUMEREY, chef des cuisines, contiennent les entrées chaudes, les rôts en gras et en maigre, entremets.................. 18 fr.

— Le Maître d'hôtel français, par Carême. Nouvelle édition. 2 vol. in-8, ornés de 10 grandes planches. 16 fr.

— Le Cuisinier parisien, p' Carême; 3e édit. 1 vol. in-8, 25 planches. 9 fr.

— Le Pâtissier national parisien, ou Traité élémentaire et pratique de la Pâtisserie ancienne et moderne, par Carême. Edition revue, fig. 2 forts vol. in-18... 8 fr.

— Le Pâtissier pittoresque, 4e édition. 1 volume grand in-8, 126 planches........................ 10 fr. 50

Traité de la fabrication des liqueurs économiques. — Vins, Bières, Cidres, Poirés, Liqueurs de table, Ratafias, etc., par L. Krebs, 1 volume.................. 3 fr. 50

OUVRAGES DE JOSEPH GARNIER

MEMBRE DE L'INSTITUT

PROFESSEUR D'ÉCONOMIE POLITIQUE A L'ÉCOLE NATIONALE DES PONTS ET CHAUSSÉES
SECRÉTAIRE PERPÉTUEL DE LA SOCIÉTÉ D'ÉCONOMIE POLITIQUE, ETC.

PREMIÈRES NOTIONS D'ÉCONOMIE POLITIQUE, SOCIALE OU INDUSTRIELLE. *La Science du bonhomme Richard*, par Franklin; *l'Économie politique en une leçon*, par Frédéric Bastiat; *Vocabulaire de la science économique*. 8ᵉ édition. 1 vol. in-18.................. 2 fr. 50

TRAITÉ D'ÉCONOMIE POLITIQUE, SOCIALE OU INDUSTRIELLE. Exposé didactique des principes et des applications de cette science, avec des développements sur le Crédit, les Banques, le Libre-Échange, la Production, l'Association, les Salaires. — 9ᵉ édition revue, fort vol. gr. in-18.................. 7 fr. 50

TRAITÉ DE FINANCES. — L'impôt en général. — Les diverses espèces d'impôts. — Le Crédit public. — Emprunts. — Dépenses publiques. — Les Réformes financières. 4ᵉ édition. 1 vol. in-8.................. 8 fr.

NOTES ET PETITS TRAITÉS faisant suite au *Traité d'économie politique* et au *Traité de finances*. — Éléments de statistique et Opuscules divers : Notice et questions sur l'économie politique ; — La Monnaie, la Liberté du travail, du Commerce ; les Traités de commerce, l'Accaparement, les Changes, l'Agiotage. 3ᵉ édition augmentée. 1 volume in-18. 4 fr. 50

TRAITÉ COMPLET D'ARITHMÉTIQUE *théorique et appliquée au commerce, à la Banque, aux finances, à l'industrie*. Problèmes raisonnés, notes et notions. 3ᵉ édit. 1 v. in-8. 8 fr.

TRAITÉ ÉLÉMENTAIRE DES OPÉRATIONS DE BOURSE. Par A. COURTOIS fils, membre de la Société d'économie politique de Paris. 10ᵉ édition remaniée et augmentée. 1 vol. gr. in-18.................. 4 fr.

MANUEL DES FONDS PUBLICS ET DES SOCIÉTÉS PAR ACTIONS. Par LE MÊME. 8ᵉ édition complètement refondue et considérablement augmentée. 1 fort vol. in-8 raisin 1,300 pages.................. 20 fr.

TABLEAU DES COURS DES PRINCIPALES VALEURS. Négociées et cotées aux bourses des effets publics de Paris, Lyon et Marseille, du 17 janvier 1797 (28 nivôse an V) à nos jours, par LE MÊME. 3ᵉ édition. 1 vol. grand in-8 oblong, relié.... 15 fr.

ÉTUDES SUR LA CIRCULATION ET LES BANQUES, par M. Alfred Spens. 1 vol. grand in-18. 3 fr. 50

BANQUES POPULAIRES. Associations coopératives de Crédit. Par Alph. COURTOIS. 1 volume in-18, portrait.................. 3 fr. 50

GUIDE COMPLET DE L'ÉTRANGER DANS PARIS. Nouvelle édition, illustrée, vignettes des monuments, plan de Paris. Description des 20 arrondissements, avec un plan à chacun. 1 vol. relié.......... 4 fr.

NOUVEAU GUIDE PRATIQUE DANS PARIS, à l'usage des étrangers. 1 vol. relié.......... 2 fr.

GUIDE UNIVERSEL DE L'ÉTRANGER A LYON, avec les renseignements nécessaires au voyageur. Illustré. PLAN DE LYON. 1 volume in-32 toile.................. 2 fr. 50

GUIDE GÉNÉRAL A MARSEILLE. Description de ses monuments, places. Dictionnaire des rues, illustré, vues, plan. 1 volume in-32, relié.

NOUVEAU GUIDE GÉNÉRAL EN ITALIE. Sicile, Sardaigne et autres îles de la Péninsule. A l'usage des personnes qui font en ce pays un voyage d'affaires, d'agrément ou d'études. Plans et vues, carte générale des chemins de fer. 1 volume in-32, relié.................. 6 fr.

ATLAS UNIVERSEL DE GÉOGRAPHIE PHYSIQUE ET POLITIQUE

Par M. L. GRÉGOIRE

Docteur ès lettres, Professeur d'Histoire et de Géographie, auteur du *Dictionnaire des Lettres et des Arts*, du *Dictionnaire d'Histoire et de Géographie*, de la *Géographie illustrée*, etc. 1 volume in-4ᵒ cartonné, contenant 80 cartes coloriées et environ 70 petites cartes ou plans en cartouches.................. 25 fr.

Volumes grand in-18 à 2 francs.

BRANTOME. Vie des dames galantes. Edit. revue. 1 vol.
CAGLIOSTRO. Le grand interprète des songes, par le dernier de ses descendants. 1 vol.
DELORD et HUART. Les Cosaques. Relation charivarique, comique. 100 vignettes par CHAM. 1 vol.
DUNOIS. Le Secrétaire des Familles et des Pensions, contenant : 1° les règles du style épistolaire ; 2° des exercices sur les sujets de lettres. 1 vol.
— Le Secrétaire universel, modèles de lettres sur toutes sortes de sujets, 1 beau vol. 422 p.
— Le Secrétaire des compliments, lettres de bonne année, lettres de fêtes, compliments par DUNOIS. 1 vol.
FRAISSINET. Le Japon, Histoire et descriptions, mœurs. 1 carte. 2 vol.
LAMARTINE. Raphaël, pages de la vingtième année, 3e édition. 1 vol.
LAMBERT. Le Galant Secrétaire, encyclopédie à l'usage des amants. 1 vol.
LUCAS. Curiosités dramatiques et littéraires. 1 vol.
MAGUS. L'Art de tirer les cartes. Illustré 150 grav. 1 vol.
MERLIN. Le grand Livre des Oracles. 1 vol.
Zodiaque magique ou Oracle du beau sexe. 1 fort vol.
MULLER. La Politesse, manuel des bienséances et du savoir-vivre. 1 vol.
PHILIPON DE LA MADELAINE. Manuel épistolaire à l'usage de la jeunesse, exemples puisés dans les meilleurs écrivains. 17e édition. 1 vol.
PREVOST. Histoire de Manon Lescaut et du chevalier des Grieux. Notice par J. JANIN. 1 vol.
REGNAULT. Histoire de Napoléon Ier, 8 gravures. 4 vol.
Nouveau Secrétaire des amants. Recueil complet de lettres à l'usage des amoureux. 1 vol.

Volumes in-32, dit Cazin, à 1 franc, net 75 cent.

CHAUVERON et S. BERGER. Du travail des enfants mineurs. 1 v.
CONSTANT. Adolphe 1 vol.
GODWIN. Caleb Williams. 3 vol.
EUGÈNE SUE. Arthur. 4 vol.
REVEL (TH.). Manuel des Maris. 1 v.
MAITRE PIERRE. Vie de Napoléon, par MARCO DE SAINT-HILAIRE. 1 v.
VOLTAIRE. Epitres, stances et odes. 2 vol.
— Temple du Goût. 1 vol.
SAINT-REAL. Œuvres. 2 vol.
DUCIS. Œuvres. 7 vol.
Jongleurs, Tours, etc.... 1 fr. 50
DESTOUCHES. Œuvres. 3 vol.
J. MEUGY. De l'extinction de la prostitution. 1 vol.
Les Allopathes et les Homœopathes devant le Sénat, par DUPIN et BONJEAN. 1 vol.
Les Mois, poème en douze chants, par ROUCHER. 2 vol.
La Natation, Art de nager appris seul, avec figures, par P. BRISSET. 1 vol.
GIRARDIN. Dossier de la guerre de 1870-1871. 1 vol.
BONJEAN. Conservation des oiseaux. 1 vol.

Volumes grand in-18 à 1 fr. 50.

BALSAMO. Les Petits mystères de la destinée, illustré. 1 vol.
BARÊME OU COMPTES FAITS en francs et centimes. 1 v. in-32.
BELLOC. Alphabet de la Grand'-mère. 1 vol.
BOCHET. Le Livre du Jour de l'An. Recueil de compliments et de lettres pour fêtes et anniversaires. 1 vol.
CAGLIOSTRO. L'interprète des songes, par le dernier de ses descendants. 1 vol.
DUNOIS. Le Petit Secrétaire français. 1 vol.
— Petit Secrétaire des compliments, lettres de fête. 1 vol.
ESMAEL. Manuel de cartomancie, ou l'art de tirer les cartes mis à la portée de tous. 182 figures. 1 vol.
MARTIN. Le Langage des fleurs. 1 v.
MERLIN. Le Livre des Oracles. 1 v.
MULLER. Petit traité de la politesse française. 1 vol.
PÉRIGORD. Le Trésor de la Cuisinière et de la Maîtresse de maison. 7e édition revue. 1 vol.
LE PETIT SECRÉTAIRE DES AMANTS. 1 vol.
DICK DE LONLAY. Le Siège de Tuyen-Quan. 20 gravures. 1 vol.
— Les Combats du général de Négrier au Tonkin. 30 grav. 1 vol.
— La Marine française en Chine, l'amiral Courbet et « Le Bayard ». 40 gravures. 1 vol.
— La Défense de St-Privat, dessins de l'auteur. 1 vol.
— Les Zouaves à l'armée du Rhin, dessins de l'auteur. 1 vol.
— Souvenirs de Frédéric III (examens critiques et commentaires). 1 v.
— La Cavalerie française à la bataille de Rézonville. 1 vol.
HUMBERT. Le Fablier de la jeunesse, ou choix de fables de LA FONTAINE, FLORIAN ; vignettes. 1 volume.
Petit Zodiaque magique ou Oracle infaillible du beau sexe. 1 vol

LE SAVOIR-VIVRE

Dans la vie ordinaire et dans les cérémonies civiles et religieuses

Par Ermance Dufaux. 1 vol. in-18, 3 fr.

Cet ouvrage est un travail neuf par la forme et par le fond, rempli d'appréciations personnelles, et décelant à chaque page un auteur appartenant à la bonne compagnie.

DICTIONNAIRE GÉNÉRAL

DES SCIENCES THÉORIQUES ET APPLIQUÉES

Comprenant les mathématiques, la physique et la chimie, la mécanique et la technologie, l'histoire naturelle et la médecine, l'économie rurale et l'art vétérinaire, par MM. Privat-Deschanel et Ad. Focillon, professeur des sciences physiques et naturelles, 2e édition, 2 forts vol. gr. in-8°; brochés, 32 fr. Reliés 40 fr.

CHIROMANCIE NOUVELLE EN HARMONIE AVEC LA PHRÉNOLOGIE ET LA PHYSIOGNOMONIE. **LES MYSTÈRES DE LA MAIN**, art de connaître la destinée de chacun d'après la seule inspection de la main, par A. Desbarolles. 17e édition, figures. 1 vol. in-18. . . . . 5 fr.

GRAPHOLOGIE *ou les Mystères de l'Ecriture* par Desbarolles et Jean Hippolyte; autographies. 1 volume in-18. . . . . 4 fr.

MANUEL DU DRAINAGE, par le le baron Van der Brakell. 1 volume in-18. 7 cart . . . . 3 fr. 50

MANUEL DES CHAUFFEURS ET DES CONSTRUCTEURS DE MACHINES A VAPEUR, par Th. Bureau, ingénieur des ponts et chaussées, 3e édit 111 fig. et 5 pl. 1 volume in-18. . . . . 5 fr.

LE BARREAU AU XIXe SIÈCLE, par M. O. Pinard, avocat (ex-ministre de l'intérieur). 2 vol. in-8. 6 fr.

SUPPLÉMENT AU DICTIONNAIRE DE LA CONVERSATION ET DE LA LECTURE

16 vol. in-8 de 500 p. ou livraisons pareilles à celles des 52 v., publ. de 1833 à 1839. 80 fr.

DICTIONNAIRE DE LA CONVERSATION ET DE LA LECTURE

6 volumes grand in-8, de 500 pages, à 2 colonnes, 200 fr. . . . . . Net 120 fr.

60,000 volumes complets de l'ILLUSTRATION

DIVISÉS EN 4 CATÉGORIES DE PRIX

1° Volumes 27, 28, 29, 30, 31, 32, 33, 34, 35, 36, 37 à 47, 56 à 60. Le volume 18 fr. Net. . . . . 6 fr.

2° Série de 46 volumes, 27 à 70, 72 et 73 inclusivement, contenant les *guerres de Crimée, des Indes, de la Chine, d'Italie, du Mexique*, le vol. 18 fr. Net . . . . 12 fr.

3° Les collections complètes dont il ne nous reste plus qu'un petit nombre d'exemplaires restent fixées au même prix que précédemment. 2 vol. 18 fr.

4° Volumes 55 à 70, 72 et 73. (Le tome 71 est épuisé) à. . . . . . . 18 fr.

Reliure et tranches dorées. Le vol. 6 fr.

NOUVELLE ACADÉMIE DES JEUX. Contenant un dictionnaire des jeux anciens, le nouveau jeu de Croquet, le Besigue chinois et une étude sur les jeux et paris de courses, par Jean Quinola. 1 fort vol avec fig. 3 fr.

TRAITÉ DU WHIST, par M. Deschapelles. 1 vol. . . . . . 3 fr. 50

ANALYSE DU JEU DES ÉCHECS, par A.-D. Philidor. Edit. augmentée de 68 parties jouées par Philidor, du traité de Greco, des débuts de Stamme et de Ruy Loppez, par C. Sanson. 1 fort volume in-18, planches. 5 fr.

LE JEU DE TRICTRAC, rendu facile, par J. L., ancien élève de l'Ecole polytechnique. Règles et tables servant à calculer les chances. 2 vol. in-8. 8 fr.

ENCYCLOPEDIANA. Recueil d'anecdotes anciennes, modernes et contemporaines, etc., édition illustrée de 128 vign., 1 vol. in-8 de 840 p. 6 fr.

COLLECTION DE NOUVELLES CARTES

Itinéraire *à l'usage des voyageurs et des gens du monde*, chemins de fer et routes, dressées, coloriées, par BERTHE, grand colombier, chacune.... 1 fr.
Europe. États de l'Europe.
France en 86 départements.
Espagne et Portugal.
Hollande et Belgique.
Italie et ses divers États, en une feuille.
Confédération Suisse, en 22 cantons.
Russie d'Europe.
Grèce actuelle et Morée.
Turquie d'Europe et d'Asie.
Angleterre, Écosse et Irlande.
Empire d'Allemagne.
Mappemonde
Suède et Norvège.
Amérique méridionale.
Amérique septentrionale.
Asie.
Afrique, plan de l'île Bourbon.
Océanie et Polynésie, Égypte et Palestine.
Amérique méridionale et septentrionale.

Carte de Tunisie. 1 feuille col. 2 fr.

CARTES MURALES écrites, coloriées.
Carte de France en 89 départements. 1 feuille grand monde. . . . . 4 fr. 50
Carte d'Europe. 1 f. gr. monde. 4 fr. 50
Les MÊMES, collées sur toile, vernies et montées sur gorges et rouleaux. 10 fr.
Mappemonde en deux hémisphères. Haut. 0m90, largeur 1m80... 6 fr. 50
Collée sur toile, montée sur gorge et rouleau. . . . . 14 fr.

Le Rhin et les pays voisins, de Constance à Cologne. 1 f. jés. 2 fr.

Carte des environs de Paris. Villes, communes et châteaux desservis par les chemins de fer. 1 f. col.... 2 fr.

Carte du Tong-King, de l'Annam, Cochinchine, Cambodge, plan d'Hanoï, demi-colombier... 60 cent.

Carte de l'Algérie et de la Tunisie, colorié, 1 demi-colombier... 60 cent.

Carte de la Belgique, demi-jés. 1 fr.

Carte de la Hollande, demi-jés. 1 fr.

Nouvelle carte de l'Italie.... 2 fr.

Carte de l'Angleterre, de l'Irlande et de l'Écosse. 1 feuil. jés... 2 fr.

Nouvelle carte de l'Espagne et du Portugal. 1 feuille jésus..... 2 fr.

Nouvelle carte de la Suisse.. 2 fr.

Nouvelle carte de l'Allemagne. 1 feuille jésus. . . . . 2 fr.

Carte physique et politique du Portugal. 1 feuille demi-jésus. 1 fr.

Paris fortifié et ses environs. Les nouveaux forts au $\frac{800}{100}$ 1 f. 1/2 jés. 1 fr.

CARTE GÉNÉRALE DES CHEMINS DE FER FRANÇAIS, par CHARLE. Colombier........... 2 fr.

NOUVELLE CARTE ITINÉRAIRE DES CHEMINS DE FER DE L'EUROPE CENTRALE. Les communications entre les villes capitales, par A. VUILLEMIN. 1 f. 2 fr.

NOUVELLE CARTE ROUTIÈRE ET ADMINISTRATIVE DE LA FRANCE, chemins de fer, stations, divisions civiles et militaires, navigation, d'après celle des Ponts et Chaussées, par BERTHE, 1 feuille col. 3 fr.

NOUVELLE CARTE PHYSIQUE ET POLITIQUE DE L'EUROPE, routes et chemins de fer, dressée par FREMIN. Feuille grand monde. 3 fr.

PLANISPHÈRE TERRESTRE, nouvelles découvertes, les colonies européennes et les parcours maritimes, par VUILLEMIN. 1 f. gr. monde, chromo 5 fr.

CARTE PHYSIQUE ET POLITIQUE DE L'ALGÉRIE, divisions administratives et militaires, par M. A. VUILLEMIN. 1 feuille col..... 2 fr.

NOUVEAU PLAN DE PARIS ET DES COMMUNES DE LA BANLIEUE. 1 f. gr. monde, chrom. 4 fr. 50

PARIS ET SES NOUVELLES DIVISIONS MUNICIPALES Plan-Guide à l'usage de l'étranger, par A. VUILLEMIN. 1 feuille gr.-aigle. 1 fr. 60

PLAN DE PARIS. Illustré, itinéraire des rues, demi-colombier,.... 1 fr.

NOUVEAU PARIS MONUMENTAL. Itinéraire pratique des étrangers dans Paris. Feuille chrom. 1 fr.

ITINÉRAIRE DES OMNIBUS ET TRAMWAYS DANS PARIS. Feuille, colorié, plié .... 1 fr. 20

PLAN GÉNÉRAL DE MARSEILLE, travaux en voie d'exécution, par PEPIN MALHERBE. 1 feuille. 1 fr.

PLAN ILLUSTRÉ DE LYON et de ses faubourgs. 1 feuille grand colombier, indication des tramways. 2 fr.
LE MÊME, sur colombier, en file. 1 fr.

DICTIONNAIRE GÉNÉRAL DES SCIENCES THÉORIQUES ET APPLIQUÉES, les mathématiques, la physique et la chimie, la mécanique et la technologie, l'histoire naturelle et la médecine, l'économie rurale et l'art vétérinaire, par PRIVAT-DESCHANEL et AD. FOCILLON, 2 forts vol. in-8. 32 fr.
Relié. . . . . 40 fr.

LEÇONS PRIMAIRES DE LAVIS DES PLANS. Par M. GILLET-DAMITTE, professeur. In-12. . . 75 c.

TRAITÉ ÉLÉMENTAIRE DE TOPOGRAPHIE et de lavis des plans, illustré planches coloriées, notions de géométrie, avec gravures, par M. TRIPON, professeur de topographie. 1 vol. in-4, relié. . . . . 10 fr.

AVENTURES DE SIX FRANÇAIS AUX COLONIES

Par Gaston BONNEFONT

1 fort volume in-8° jésus de 850 pages, orné de 200 dessins. — Broché, 12 fr. Relié toile, plaque spéciale, 16 fr. Demi-chagrin, 18 fr.

NOTRE ARMÉE

Histoire populaire et anecdotique de l'Infanterie française, depuis Philippe-Auguste jusqu'à nos jours

Par DICK DE LONLAY

Illustrée, dessins en couleur dans le texte, par l'auteur, augmentée de 16 gravures chromotypographiques hors texte représentant les scènes des principales batailles depuis les Gaulois jusqu'à nos jours.

1 vol. grand in-8° jésus, 12 fr. Relié, 16 fr. Demi-chagrin, tranches dorées. 18 fr.

L'ESPACE CÉLESTE ET LA NATURE TROPICALE

Description physique de l'univers, d'après des observations personnelles faites dans les deux hémisphères, par L. Liais, ancien astronome de l'Observatoire de Paris, avec une préface de Babinet, de l'Institut. Illustrée de dessins de Yan Dargent. Un magnifique volume grand in-8 jésus . . . . 15 fr.
Relié demi-doré, 21 fr.; — Toile, fers spéciaux. . . . . 20 fr.

FRANÇAIS ET ALLEMANDS

HISTOIRE ANECDOTIQUE DE LA GUERRE 1870-71

Par DICK DE LONLAY

Format grand in-8° jésus. — Chaque volume contient de nombreux dessins, plans de batailles, et 120 gravures, en couleur, broché 12 fr. — Relié toile, plaque spéciale, tranches dorées, 16 fr. — Demi-chagrin, tranches dorées . . . . 18 fr.

1re partie. — Niederbronn, Wissembourg, Frœschwiller, Chalons, Buzancy, Bazeilles, Sedan.

2e partie. — Sarrebruck, Spickeren, La Retraite sur Metz, Pont-à Mousson, Borny.

3e partie. — Gravelotte, Rezonville, Vionville, Mars-la-Tour, Saint-Marcel, Flavigny, Les Lignes d'Amanvillers, St-Privat, Sainte-Marie-aux-Chênes, Les Fermes de Moscou et de Leipsick, St-Hubert, Le Point-du-Jour.

4e partie. — L'investissement de Metz, la Journée des Dupes, Servigny, Noisseville, Flanville, Nouilly, Coincy, le blocus de Metz, Peltre, Mercy-le-Haut, Ladonchamps, la Capitulation.

CONTES GAILLARDS & NOUVELLES PARISIENNES

Édités par Édouard ROUVEYRE

Cette collection illustrée se compose de douze volumes, format in-12, imprimés avec grand luxe sur papier vélin teinté. Titre rouge et noir, couverture en bronze vert et couleurs. — Le volume, 5 fr. Net 3 fr.

Brio. Chattes et Renards. Illustrations de Japhet. 1 vol.

Brio. A Huis-Clos. Illustrations de Marius Perret. 1 vol

O'Cantin (W.). Peine de cœur. Illustrations d'Elzinore. 1 vol.

Flirt. Doux Larcins. Illustrations de Le Natur. 1 vol.

Maizeroy. Le Mal d'aimer. Illustrations de Courboin. 1 vol.

Maizeroy. Mire Lon La. Illustrations de Jeanniot 1 vol.

Massiac. Joyeux Devis. Illustrations de Le Natur. 1 vol.

Meunier. Chair à plaisir. Illustrations de A. Ferdinandus. 1 vol.

Meunier. Miettes d'Amour. Illustrations d'A. Ferdinandus. 1 vol.

Meunier. Baisers tristes. Illustrations de R.-V. Meunier. 1 vol.

Silvestre. Le Péché d'Eve. Illustrations de Rochegrosse. 1 vol.

Thilda. Pour se damner. Illustrations de Henriot. 1 vol.

ŒUVRES DE P.-J. PROUDHON

De la Célébration du Dimanche. 1 volume .... 75 c.
Résumé de la Question sociale. Banque d'échange. 1 vol. 1 fr. 25
Intérêt et principal. discussion entre *Proudhon* et *Bastiat*. 1 vol. 1 fr. 50
Idée générale de la Révolution au XIXe siècle. 1 volume...... 3 fr.

La Révolution sociale démontrée par le coup d'État. 1 volume.... 2 fr. 50
Des Réformes à opérer dans l'exploitation des Chemins de fer et de leurs conséquences. 1 volume................ 3 fr. 50
Proposition relative à l'impôt sur le revenu. 1 volume....... 75 c.

LAMENNAIS. **Essai sur l'Indifférence en matière de religion.** 4 vol. in-8.................. 20 fr.
— **Esquisse d'une philosophie.** 4 vol. in-8...................... 20 fr.
— **Amschaspands et Darvands.** 1 vol. in-8.................. 2 fr.
— **Discussions critiques.** 1 vol. in-8.......................... 1 fr
— **Correspondance,** notes et souvenirs de l'auteur, 1818 à 1840, 1859. 2 vol. in-8....................... 10 fr.
ROBERTSON, œuvres complètes, notice, par Buchon. 2 v. gr. in-8. 20 fr.
MACHIAVEL, œuvres complètes, notices, par Buchon. 2 v. gr. in-8. 20 fr.
L'ITALIE CONFÉDÉRÉE. Histoire de la campagne de 1859, par Amédée de Césena. 4 volumes grand in-8, illustrés.................... 24 fr.
LAMARTINE. Histoire de la Révolution de 1848. 2 vol. in-8. 12 fr.
LAMARTINE. **Raphaël,** pages de la 20e année. 2e éd 1 vol. in-8... 5 fr.
— **Histoire de la Russie,** par le même. 2 vol. in-8........... 10 fr.

COUR MARTIALE DU SERASKERAT, procès de **SULEIMAN PACHA,** portraits et cartes, par A. Le Faure. 1 vol gr. in-8. 7 fr. 50
TRAITÉ ÉLÉMENTAIRE DE MINÉRALOGIE, par Beudant. 2 vol. in-8, 1,300 pages. — 24 planches. — 4,000 sujets.—Paris, Verdière. net. 6 f.
TABLEAU DE LA LITTÉRATURE ESPAGNOLE depuis le XIIe siècle jusqu'à nos jours, par M.-F. Piferrer. 1 vol. Net.................. 3 fr.
CASTERA. Histoire de Catherine II, Impératrice de Russie. 4 vol. 10 fr.
ÉTUDES SUR L'HISTOIRE DES ARTS. Des progrès et de la décadence de la statuaire et de la peinture antiques, la Grèce et l'Italie, par P.-T. Dechazelle. 2 vol in-8...... 8 fr.
DE L'UNITÉ SPIRITUELLE ou de la Société et de son but au delà du temps, par Blanc de Saint-Bonnet. 2e édit. 3 forts vol. in-8..... 24 fr.
DANAÉ, par Granier de Cassagnac. 1 vol. in-8............... 2 fr. 50

COURS COMPLET DE LANGUE ESPAGNOLE

Par l'abbé Pedro Maria de Torrecilla. 4 vol. in-8...... 19 fr. Net. 15 fr.

Grammaire complète de la langue espagnole d'après celle de l'Académie de Madrid, complément pour les éléments de la poétique. 1 vol. 6 fr.
Texte grammatical espagnol, indicateur et une liste alphabétique des mots du texte classés par ordre. 1 vol. 3 fr.

Exercices pour l'application du texte à la grammaire et pour le génie comparé des deux langues. 1 vol.................. 6 fr.
Lexicologie espagnole. Traité de la formation des racines et des familles des mots espagnols. 1 volume. 4 fr.

HISTORIA DE GIL BLAS DE SANTILLANA. Traducida por el P. Isla. Bella edición con laminas de acero. 1 tome in-8........ 7 fr. 50
— Même ouvrage. 1 vol. in-18.. 5 fr.
EL INGENIOSO HIDALGO DON QUIJOTE DE LA MANCHA. Edición conforme á la última corregida por la Academia española. Un tomo en 8. *Con retrato y láminas*.... 10 fr.
— Même ouvrage. 1 v. in-18... 5 fr.
LE MIE PRIGIONI. Memorie di Silvio Pellico da Saluzzo, con ritratto ill. in-18............. 2 fr.
— Même édition augm. du *Devoir des hommes*. 1 vol. in-18........ 3 fr.

IL VERO SEGRETARIO ITALIANO, o guida a scrivere ogni sorte di lettere, per cura di B. Melzi. 1 v. grand in-18 jésus .... 2 fr.
IL NUOVISSIMO SEGRETARIO ITALIANO, o guida a scrivere ogni sorta di lettere, per cura di B. Melzi. 1 vol. grand in-18 jésus... 1 fr. 50
NUOVISSIMA SCELTA DI PROSE ITALIANE. Tratte da più celebri autori antichi e moderni, con brevi notizie sopra la vita e gli scritti di ciascheduno, por uso dei dilettanti della lingua italiana, da Tola. 1 gr. in-18.................. 1 fr. 50

PRINCIPES DE GÉOLOGIE

Ou illustrations de cette science empruntée aux changements modernes que la Terre et ses habitants ont subis, par CHARLES LYELL, baronnet, traduit de l'anglais, sur la 10e édition par M. Jules GINESTOU. 2 volumes in-8.... 25 fr.

ÉLÉMENTS DE GÉOLOGIE

Ou changements anciens de la terre et de ses habitants, tels qu'ils sont représentés par les monuments géologiques, par LE MÊME. Traduit de l'anglais par M. GINESTOU. 6e édition, augmentée, illustrée 770 grav. 2 beaux vol. in-8.. 20 fr.

ABRÉGÉ DES
ÉLÉMENTS DE GÉOLOGIE

Par LE MÊME. Traduit par M. Jules GINESTOU. Ouvrage illustré de 644 grav. 1 fort volume grand in-18 jésus.......................... 10 fr.

GUIDE DU SONDEUR

Ou traité théorique et pratique des sondages, par MM. DEGOUSÉE et CH. LAURENT, ingénieurs civils, fabricants d'équipages de sonde, entrepreneurs de sondages. 2 forts volumes in-8. Gravures dans le texte et accompagné d'un atlas de 62 planches grav. sur acier. 30 fr.

COURS ÉLÉMENTAIRE
D'HISTOIRE NATURELLE

A l'usage des lycées et des maisons d'éducation, rédigé conformément au programme de l'Université. 3 forts vol. in-12, 2,000 figures intercalées dans le texte. Le cours comprend :

Zoologie, par M. MILNE EDWARDS, membre de l'Institut, professeur au Jardin des Plantes. 1 vol..... 6 fr.

Botanique, par M. A. de JUSSIEU de l'Institut, professeur au Jardin des Plantes. 1 vol................ 6 fr.

Minéralogie et Géologie, par M. F.-S. BEUDANT, de l'Institut, inspecteur gén. des études 1 vol.. 6 fr.

La Géologie seule. 1 volume. 4 fr.

GÉOLOGIE

Par M. E.-B. DE CHANCOURTOIS. 1 volume...................... 1 fr. 25

COURS ÉLÉMENTAIRE DE CHIMIE

Par V. REGNAULT, de l'Institut, directeur de la Manufacture nationale de Sèvres. 4 v. in-18, 700 fig., 5e édit. 20 fr.

TRAITÉ DE
MÉCANIQUE RATIONNELLE

Éléments de mécanique exigés pour l'admission à l'École polytechnique et toute la partie théorique du cours de mécanique et machines de cette école, par M. DELAUNAY. 6e édition. 1 vol. in-8.......................... 8 fr.

COURS ÉLÉMENTAIRE DE
Mécanique Théorique et Appliquée

A l'usage des Facultés, des établissements d'enseignement secondaire, des écoles normales et des écoles industrielles, par LE MÊME. 1 vol in-8 illustré, 551 figures. 9e édition.......................... 8 fr.

COURS ÉLÉMENTAIRE D'ASTRONOMIE

Concordant avec les articles du programme officiel pour l'enseignement de la cosmographie dans les lycées, par LE MÊME. 1 vol. in-18, illustré de planches en taille-douce, vignettes. 6e édit. 7 f.50

NOTIONS ÉLÉMENTAIRES DE
MÉCANIQUE RATIONNELLE

A l'usage des candidats à l'École forestière et à l'École navale, des aspirants au baccalauréat ès sciences et au certificat de capacité des sciences appliquées, par M. G. PINET, inspecteur des études à l'École polytechnique. 1 vol. in-18..................... 2 fr.

TRAITÉ D'ASTRONOMIE

Appliquée à la géographie et à la navigation, par EMM. LIAIS, astronome, auteur de l'*Espace céleste*. 1 fort vol. gr. in-8...................... 10 fr.

POMOLOGIE FRANÇAISE

Recueil des plus beaux fruits cultivés en France, magnifiques gravures, avec un texte descriptif et usuel, rédigé par M. A. POITEAU, botaniste, membre des Sociétés d'agriculture de la Seine, etc., ancien jardinier en chef du château de Fontainebleau et des pépinières de Versailles. Chaque livraison, planche noire, 421 livraisons à 75 cent.

Planche imprimée en couleur et retouchée au pinceau, 421 livraisons à. 1 fr. 50

Complet en 4 forts vol. in-folio, figures noires....................... 315 fr.

Même ouvrage colorié........ 630 fr.

DE L'EXPLOITATION DES CHEMINS DE FER

Leçons faites à l'École nationale des ponts et chaussées par F. JACQMIN, directeur de la Compagnie des chemins de fer de l'Est. 2 vol. in-8 cavalier.. 16 fr.

LES MACHINES A VAPEUR

Leçons faites à l'École nationale des ponts et chaussées, par LE MÊME. 2 forts vol. grand in-8 cavalier..... 16 fr.

TRAITÉ ÉLÉMENTAIRE
DES CHEMINS DE FER

Par AUGUSTE PERDONNET. 3e édition, considérablement augmentée. 4 très forts volumes in-8, avec 1,100 figures, tableaux, etc .... 70 fr.

PARIS. — SOC. ANON. DE PUB. PÉRIOD. P. MOUILLOT, IMP. — 07715

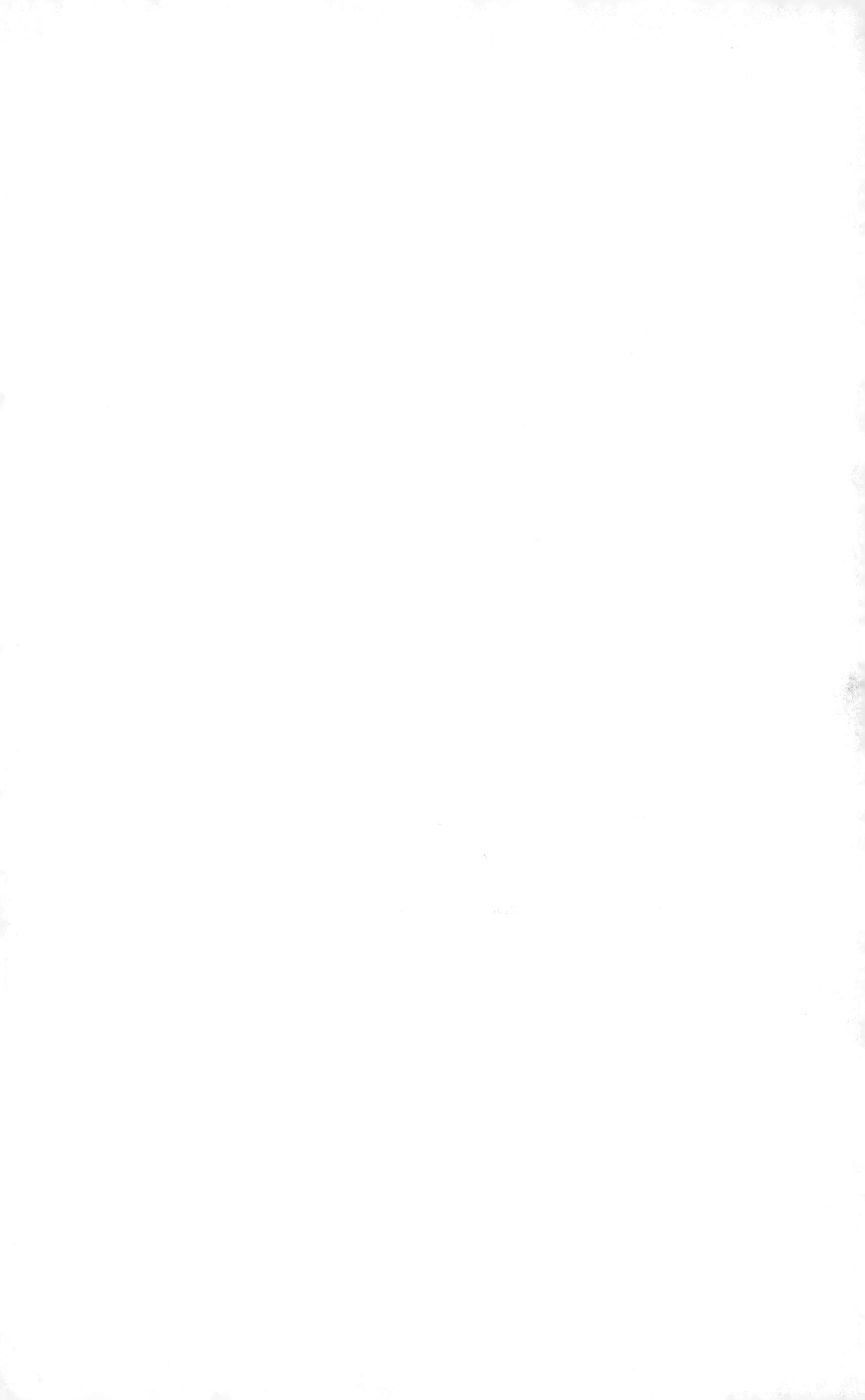

www.ingramcontent.com/pod-product-compliance
Lightning Source LLC
Chambersburg PA
CBHW031612210326
41599CB00021B/3147